Dr. med. Andreas C. Pauly

Doc Paulys POWER PLAN
Das Ernährungs-Geheimnis der Rocklegenden

Dr. med. Andreas C. Pauly

Doc Paulys
POWER PLAN
Das Ernährungs-Geheimnis der Rocklegenden

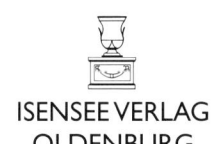

ISENSEE VERLAG
OLDENBURG

Abbildungsnachweis

Seite 62: viktoriya89 – stock.adobe.com
Seite 41 und 205: Ernährungspyramide von Dr. Pauly für das Diagnostik Zentrum
Fleetinsel Hamburg, Fotos: Fotolia
Seite 108 bis 203: Jan C. Brettschneider

Umschlag

Titel: Jan C. Brettschneider, DWP – stock.adobe.com
Rückseite: Jan C. Brettschneider, Tine Acke

Bibliografische Information Der Deutschen Bibliothek

Die Deutsche Nationalbibliothek verzeichnet diese Publikation in der
Deutschen Nationalbibliografie; detaillierte bibliografische Daten
sind im Internet über http://dnb.d-nb.de abrufbar.

ISBN 978-3-7308-1568-7

© 2019 Isensee Verlag, Haarenstraße 20, 26122 Oldenburg –
Alle Rechte vorbehalten
Gedruckt bei Isensee in Oldenburg

Inhaltsverzeichnis

5

7

9

= Vegetarische Gerichte

Vorwort

»Man muss die Welt nicht verstehen, man muss sich nur darin zurechtfinden« hat Albert Einstein einmal gesagt. Genau das wird aber bei dem Wunsch, sich gesund und ausgewogen zu ernähren, immer schwerer. Selten ist in den Verpackungen drin, was drauf steht, oder mehr verborgen, als wir ahnen, insbesondere an Zucker und Kalorien. Um da noch durchzublicken, braucht es einen Experten, der sich in diesem Dschungel auskennt und bewiesen hat, dass er den Weg kennt: den Weg zu einer gesunden Ernährung.

Der Ernährungsmediziner Dr. Andreas Pauly legt mit diesem Buch etwas Neues vor, das besser ist als alle bisherigen Ratgeber zu diesem Thema. Er vermittelt ein Grundwissen zur Physiologie der Ernährung in einer verständlichen Sprache. Er spricht als Arzt und Experte, aber auch als Freund und Begleiter. Dabei ist er ehrlich, kennt die Tücken und Schwierigkeiten auf dem steinigen Weg, alte Gewohnheiten zu verlassen. Er vermittelt neben vielen Aha-Erlebnissen auch ein Gefühl für Lebensmittel und gesunde Ernährung. Er geht mit dem Leser auf Reisen in die Vergangenheit und zeigt, wie Zucker von einem Luxusgut zu einem Stoff wurde, der im »Zuckerzeitalter« heute fast überall drin ist - mit schlimmen Nebenwirkungen. Er erklärt, wie Fehlernährung mit den wichtigsten Volkskrankheiten (Übergewicht, Zucker, Bluthochdruck und Herz-Kreislauf) in direktem Zusammenhang steht. Weitere Wirkungen werden deutlich, wenn es um die Fragen von Übergewicht, gesundem Schlaf oder dem Einfluss von Sonnenstrahlen auf den Vitaminhaushalt geht.

»Die reinste Form des Wahnsinns ist es, alles beim Alten zu belassen und zu hoffen, dass sich etwas ändert«, mahnte Albert Einstein. Nach und mit dieser Lektüre wird jeder Leser befähigt zu entscheiden, ob er etwas ändern will. Dabei belässt es der Autor nicht bei der Analyse und Hinweisen, sondern bietet im zweiten Teil viele schmackhafte Rezepte, mit deren Hilfe jeder das Empfohlene peu á peu umsetzen kann.

Ich selbst hatte das Glück, einige der Rezepturen auszuprobieren. Als wir gemeinsam Udo Lindenberg auf der Tournee 2019 begleitet haben, begab ich mich in Sachen Ernährung in die Obhut von Doc Pauly. Ich nahm nur das zu mir, was der Kollege empfahl, also eine gesunde, energetisch ausgewogene Kost ohne überflüssige Kohlenhydrate. In nur zwei Wochen konnte ich ohne Hunger gut drei Kilo abnehmen. Schon beeindruckend!

Ich empfehle jedem dieses Buch, der das Gefühl hat, an einem Punkt angekommen zu sein, an dem er mehr für eine gesunde Ernährung und ein gesundes Leben machen sollte. Er findet hier alle theoretischen Grundlagen neben ganz praktischen Hinweisen nicht nur für die Ernährung, sondern für das Leben schlechthin. Um mit zwei Zitaten von Dr. Pauly zu schließen... »Wer Ziele hat und noch etwas bewegen will... sollte sich auf den Weg machen zu einem neuen Leben« ... »Geben Sie sich einen Ruck und wagen Sie das Experiment«... Ihr Leben und Ihre Ernährung umzustellen. Sie werden es nicht bereuen. Einen besseren Ratgeber werden Sie nicht finden.

Prof. Dr. med. Hans Behrbohm
HNO-Arzt/Umweltmediziner

GUT ESSEN, BESSER LEBEN

Verkehrte Welt!

EINE ART VORWORT

Wenn ich mit Udo Lindenberg auf Tournee bin, erlebe ich einen »Rocker in den besten Jahren«, der mit unglaublicher Energie drei Stunden lang über die Bühne tobt und die größten Konzerte seiner Karriere gibt: Mit 68 erstmals auf Stadion-Tournee ging. Im Alltag stehen mir dann in meiner Praxis Kinder gegenüber, die bereits im Grundschulalter so übergewichtig sind, dass sie an jener Form des Diabetes leiden, die noch vor ein paar Jahren nur als Alterszucker bekannt war, weil sie von einer Überlastung des Stoffwechsels herrührt, die gewöhnlich erst bei älteren, meist übergewichtigen Menschen aufzutreten pflegt.

Natürlich ist jemand wie Udo ein Phänomen. Doch ob wir noch im Alter jede Bühne rocken oder bereits in verhältnismäßig jungen Jahren von Krankheiten und Beschwerden gebeutelt werden, liegt zu einem Großteil in unserer eigenen Hand. Das gilt vor allem für jene zahlreichen Probleme, die nicht auf die individuelle genetische Ausstattung oder unkontrollierbare Umwelteinflüsse zurückzuführen sind, sondern auf falsche Ernährung und mangelnde Bewegung. Gerade diese Wohlstandskrankheiten aber nehmen in jüngster Zeit dramatisch zu.

In Deutschland haben mittlerweile zwei Drittel der erwachsenen Männer und mehr als die Hälfte aller Frauen Übergewicht. Fast ein Viertel aller Erwachsenen weisen sogar einen Body-Mass-Index (BMI) von mehr als 30 auf. Spätestens ab diesem Wert sehen wir Mediziner Fettleibigkeit inzwischen nicht mehr als Schönheitsmakel, sondern als ernst zu nehmende Krankheit an; der Fachterminus dafür lautet Adipositas. Besonders betroffen macht es mich, wenn sogar schon Kinder mit einem BMI von 30 oder mehr in meine Praxis kommen. Schätzungsweise 15 Prozent aller Minderjährigen in Deutschland sind übergewichtig und über 6 Prozent sogar adipös. Das sind wahrhaft alarmierende Zahlen. Denn Übergewicht führt unter anderem zu Bluthochdruck, an dem etwa 20 Millionen der Deutschen leiden, sowie zu ernährungsbedingtem *Diabetes mellitus*, von dem hierzulande mittlerweile geschätzte acht Millionen Menschen betroffen sind. Bluthochdruck und Diabetes ziehen wieder andere schwere Krankheiten wie Schlaganfall, Herzinfarkt, Durchblutungsstörungen und sogar Krebs nach sich.

Wie aber konnte es dazu kommen? Immerhin ist gesunde Ernährung in nahezu allen westlichen Industrieländern ein Riesenthema. Die Wissenschaft beschäftigt sich intensiv damit. Der Staat fördert eine Vielzahl von Programmen. Es gibt eine Schwemme von Ratgebern und Diäten. In den Supermärkten überfluten Low-Fat- und Zero-Zucker-Produkte die Regale. Der Fettkonsum ist in den letzten Jahrzehnten ebenfalls nachweislich gesunken. Also, alles im Lot auf dem Riverboat?

Mitnichten! Nach Schätzung vieler Wissenschaftler sind mehr als 70 Prozent aller chronischen Krankheiten auf falsche Ernährung und ungesunde Lebensgewohnheiten zurückzuführen – und ihre Zahl nimmt kontinuierlich zu. Denn unser Organismus ist ein Wunderwerk, das wesentlich komplizierter funktioniert als bislang angenommen. Lange Zeit haben die Ernährungsexperten nur das im Blick gehabt, was auf offener Bühne abgeht, aber zahlreiche Prozesse »backstage« übersehen. Das führte dann zu falschen Empfehlungen, die das Problem nicht lösen konnten.

Inzwischen setzt sich jedoch mehr und mehr die Erkenntnis durch, dass besonders Kohlenhydrate das Problem der modernen Fehlernährung sind. Das mag Sie überraschen, denn sind nicht in allzu vielen Ernährungslehren, auch der der Deutschen Gesellschaft für Ernährung, Kohlenhydrate die »Guten«, während es außer Frage scheint, dass Fett fett macht? Doch so einfach ist es nicht. Natürlich ist auch eine zu fettreiche Ernährung ein Problem – darauf werde ich später noch eingehen –, doch die eigentlichen und leider immer noch verkannten »Übeltäter« hinter all den Gewichtsproblemen sind Zucker und Stärke.

Der Franzose Michel Montignac machte sich als einer der ersten bereits in den 1980-er Jahren für eine kohlenhydrat-reduzierte Ernährung stark. Auch ich empfehle eine ähnliche Ernährungsweise, die ich Ihnen im Folgenden genauer vorstellen werde. In meiner Praxis tue ich das bereits seit vielen Jahren und habe miterleben können, wie kranke und übergewichtige Patienten ihre Probleme erstaunlich schnell loswurden, wenn sie Pizza, Reis und Nudeln, Kuchen, Limonade und anderes von ihrem Speiseplan strichen und auch den Brotkonsum einschränkten.

Nun mag es für viele von uns schwer vorstellbar sein, auf »unser tägliches Brot«, die gängigen Sättigungsbeilagen und süße »Sünden« zu verzichten. Doch mit diesem Buch möchte ich Ihnen zeigen, dass der Verzicht auf das eine neue kulinarische Entdeckungen auf der anderen Seite bedeutet.

Es verhält sich auch keineswegs so, dass Sie nun den »bösen« Kohlenhydraten für immer Lebewohl sagen müssen. Je weniger gesundheitliche Probleme sie haben, desto lockerer dürfen Sie mit den Regeln umgehen. Wollen Sie allerdings ernsthaft abnehmen oder gar ernährungsbedingte Krankheiten wie Diabetes in den Griff bekommen, dann ist – zumindest für eine gewisse Zeit – vermehrt Disziplin gefordert.

Ich will auch nicht verschweigen, dass für ein gesundes Leben ohne Übergewicht und ernährungsbedingte Krankheiten noch ein weiterer Faktor wichtig ist. Die Energiezufuhr durch die Nahrung muss in Einklang mit dem tatsächlichen Bedarf gebracht werden. Wer ständig deutlich mehr Kalorien zu sich nimmt, als er verbraucht, wird auch mit der besten Ernährung zu dick. Allerdings ist es mit einer kohlenhydrat-reduzierten, eiweißreichen Ernährung wesentlich leichter, Maß beim Essen zu wahren ohne zu hungern.

Sie sehen also: Ich stelle Ihnen keine neue Diät vor – jedenfalls nicht im herkömmlichen Sinne – sondern genau das, was das griechische »diaita«, von dem sich unser Wort Diät ableitet, eigentlich bedeutet: eine gesunde Lebensweise, die uns schlanker, fitter und deutlich weniger krankheitsanfällig macht. Bitte erwarten Sie jedoch keine Wunder! Meine Patienten verlieren ihre Kilos nicht über Nacht – was auch gar nicht gesund wäre –, sondern nehmen in der Regel zwei bis vier Kilo im Monat ab. Dieser Erfolg jedoch ist dauerhaft. Vorausgesetzt natürlich, sie halten sich langfristig an bestimmte Ernährungsregeln.

Wenn auch Sie den Versuch wagen wollen, ihr Essverhalten umzustellen, sollten Sie sich ein paar Monate Zeit nehmen. Denn jahrelange falsche Gewohnheiten verlieren sich nicht über Nacht. Der sicherste Weg, sie loszuwerden sind in der Regel viele kleine Schritte und ausreichend Zeit. Danach jedoch werden Sie nicht mehr anders leben wollen, weil Sie sich einfach besser fühlen, leistungsfähiger sind und jünger aussehen.

Manche der Älteren unter uns zweifeln vielleicht, ob sich das noch lohnt. Das Leben, vielleicht sogar die Exzesse in der Jugend, scheinen unweigerlich ihren Tribut gefordert zu haben, und man ist halt keine Zwanzig mehr … Wieder kann ich nur auf Udo verweisen, der es, wie seine Fans zu genüge wissen, richtig hat krachen lassen und durchaus Raubbau mit seiner Gesundheit getrieben hat. Trotzdem verfügt er heute über eine Fitness, die die vieler Jüngeren in den Schatten stellt. Auch die Erfahrungen aus meiner Praxis zeigen, dass es wirklich nie zu spät ist, sich auf eine gesündere Lebensweise einzulassen.

Genauso ist es auf der anderen Seite aber auch nie zu früh. Natürlich will ich niemanden dazu bewegen, sich schon in der Blüte seiner Jugend von möglichen Altersgebrechen den Schlaf rauben zu lassen. Andererseits ist es mit zwanzig oder dreißig extrem uncool, sich mit überflüssigen Krankheiten und Beschwerden herumzuschlagen. Wer sich fit und gesund erhält, hat auch in diesem Alter eindeutig mehr vom Leben und kann alle Power auf die Sachen verwenden, die wirklich Spaß machen.

Geben Sie sich also einen Ruck und wagen Sie das Experiment! Ich werde Sie mit diesem Buch als Ihr Ernährungscoach und ärztlicher Ratgeber dabei begleiten. Sie bekommen das nötige Grundwissen für eine veränderte Lebensweise sowie zahlreiche praktische Tipps und Hilfen zur leichteren Umsetzung. Und natürlich viele schmackhafte Rezeptvorschläge. Aktiv werden müssen Sie jedoch selbst. Aber ich verspreche Ihnen: Es lohnt sich!

Dr. med. Andreas C. Pauly

Immer noch crazy nach all den Jahren

GESUNDHEIT IST KEIN PRIVILEG DER JUGEND

Erinnern Sie sich? »Und wenn ich sechzig bin«, versprach Udo Lindenberg 1978, »dann spring ich auf die Bühne und zeig' den Jungs wie wild die Siebziger waren und sie sagen: Ganz schön verrückt – immer noch crazy nach all den Jahren.« Verrückt war es, damals ein solches Lied überhaupt nur zu schreiben. Schließlich galt Alter im Nachklang der Studentenrevolten als grauenerregender Zustand, den man besser nie erreichen sollte. Menschen ab dreißig galten als Gruftis, mit denen nichts mehr anzufangen war, und für viele Junge, gerade in der Rockszene, war es ernsthaft eine verlockende Aussicht, auf dem Gipfel des Ruhms zu sterben. Dass sie vielleicht auch noch mit 70 im Zenit stehen könnten, mochten sie sich damals einfach nicht vorstellen.

Udo war da schon immer anders. Er gehört zu den Menschen, die schon früh eine Energie in sich spürten, die nicht verloren geht, sondern immer weiter wirkt. »Das Leben soll sich nach meinen Träumen richten und nicht umgekehrt«, war seit jeher sein Motto und das hat er auch nicht aufgegeben, als die ersten grauen Haare kamen. Seine Vision, mit 60 noch auf die Bühne zu springen und es den Jungen zeigen zu können, hat er verwirklicht – genauso wie andere Größen der Branche auch. Was in den Siebzigerjahren undenkbar schien, ist heute Realität: Udo Lindenberg, die Rolling Stones, die Scorpions, AC/DC, Peter Maffay, Eric Clapton, Pink Floyd, Alice Cooper, Paul McCartney, Rod Stewart, Marianne Faithfull, Tina Turner, Bob Dylan, Patti Lee Smith und viele andere dominieren weiterhin die Bühnen der Welt. Und zwar – auch wenn Udo gerne über »betreutes Rocken« witzelt – nicht mit gemütlichen Rentnerbands, die schweren Schritts ihre Wampen über die Bühne schieben und für die letzten treuen Fans die alten Hits spielen. Nein, sie spielen mit einer Energie, die sie immer wieder neue Scharen junger Fans finden lässt.

Überhaupt hat sich die allgemeine Einstellung zum Alter gründlich geändert. Was für ein Glück! Immer mehr Menschen weigern sich, sich einfach beiseite schieben zu lassen, nur weil sie sechzig, siebzig oder achtzig Jahre alt geworden sind. Wer es soweit gebracht hat, ist heute meist weniger »alt«, als es noch die Eltern oder Großeltern mit den gleichen Lebensjahren waren. Man sehnt sich nicht mehr danach, sich zur Ruhe zu setzen – weder körperlich noch mental – und will auch nicht für den Rest des Lebens beigegrau und Gesundheitsschuhe tragen.

Stattdessen haben viele die Einstellung: »Jetzt erst recht«. Endlich die großen Reisen machen, von denen man immer geträumt hat. Noch einmal durchstarten, Jugendträume verwirklichen, die auf der Strecke geblieben sind, nicht nur den Enkelkindern Märchen vorlesen und endlich wirklich die Zeit für gesellschaftliches und politisches Engagement finden: Das sind die Träume der neuen Generation Sechzig Plus. Hinter allen Horizonten geht es für sie im-

»Wer Ziele hat und noch etwas bewegen will, wirkt niemals alt.«

mer weiter und viele fühlen sogar eine erhöhte Risikobereitschaft, weil sie weniger zu verlieren haben als früher. »Wenn Alter einhergeht mit Meisterschaft und Radikalität, bin ich durchaus damit einverstanden, alt zu werden«, ist Udos Devise, die immer mehr Menschen teilen.

Diese neue Einstellung zum Alter macht auch bei den Jüngeren Eindruck. Anstatt die ältere Generation durchweg als altes Eisen abzutun, wie das früher vielfach der Fall war, erkennen sie, dass ein Mix der Generationen für beide Seiten inspirierend ist. Auch das Panikorchester bekam immer wieder durch neue, junge Musiker frische Impulse, während andererseits die alten Kämpen ihre ganze Lebenserfahrung einbringen und für Kontinuität sorgen.

Gruß aus der Steinzeit

Die Regelkreisläufe des menschlichen Körpers stammen noch aus der Steinzeit. Bekanntestes Beispiel: Wenn irgendwo eine Gefahr droht, dann schüttet unser Organismus Adrenalin aus. Adrenalin bringt uns dazu, zu reagieren ohne nachzudenken. Entweder zuschlagen oder weglaufen. Angesichts eines Säbelzahntigers war das eine prima Lebensversicherung. Dass die Menschen heutzutage eher mit Problemen konfrontiert sind, die Coolness und gründliches Nachdenken erfordern, hat unser Körper noch nicht so recht mitbekommen. Während wir Angst haben, dass beim nächsten falschen Wort die Freundin ihre Koffer packt, während auf der Arbeit drei Probleme gleichzeitig an uns herangetragen werden, während gerade die Deadline für ein wichtiges Projekt droht, produzieren unsere Nebennieren fröhlich Adrenalin, das zu radikalen Maßnahmen drängt, von denen unser Verstand genau weiß, dass sie das Falscheste sind, was man nur tun kann. Denn leider hinkt die menschliche Physis der kulturellen Entwicklung hinterher. Und zwar ganz gewaltig.

Was das Alter angeht, ist unsere Biologie genauso wenig auf der Höhe der Zeit. Sie geht noch immer davon aus, dass man sich mit etwa 30, 35 Jahren seinen Platz in der Gesellschaft erkämpft und erfolgreich fortgepflanzt hat. Alles, was danach kommt, ist aus Steinzeitsicht nicht mehr so wichtig und deswegen glaubt unser Organismus, runterschalten zu können. Statt Muskeln aufzubauen, lagert er plötzlich vermehrt Fett ein, und schafft es, mit deutlich weniger Kalorien als bislang, sein Gewicht zu halten. Wer also fröhlich weiter futtert, wie während seiner – aus Steinzeitperspektive – besten Jahre, legt in unseren Zeiten sehr schnell an Gewicht zu. Gleichzeitig wird er feststellen, dass es nicht mehr so einfach wie früher ist, die überflüssigen Pfunde wieder loszuwerden. Überhaupt steckt man Exzesse und eine ungesunde Lebensweise nicht mehr so leicht weg wie früher.

Natürlich ist nicht jeder gleichermaßen betroffen. Manche Menschen verfügen über eine erstaunlich robuste Physis und können ihrem Körper Dinge zumuten, die für

DIE 3 ULTIMATIVEN
ANTI-AGING-TIPPS

1. Auf Bewegung und gesunde Ernährung achten!

Unser Körper ist unser Kapital. Was nützen uns die schönsten Pläne und die radikalsten Gedanken, wenn wir nicht mehr die Kraft haben, sie umzusetzen? Es lohnt sich deshalb, die Maschine, die alles bewegt, sorgfältig zu warten. Merkwürdigerweise trifft man trotzdem immer wieder Menschen, die den Motor ihres Autos besser pflegen als ihren eigenen. Machen Sie diesen Fehler nicht! Nehmen Sie Prävention ernst und gehen Sie nicht erst zum Arzt, wenn Sie krank sind. Vor allem aber: Bewegen Sie sich ausreichend und ernähren Sie sich vernünftig.

2. Pläne haben!

Wer Ziele hat und noch etwas bewegen will, wirkt niemals alt. Die attraktivsten Menschen sind immer die, die ganz bei sich sind und Begeisterung für das ausstrahlen, was sie tun. Daran ändern auch Falten und graue Haare nichts. Oder was gefällt Ihnen besser: leuchtende Augen von Winkeln und Fältchen umgeben oder ein stumpfer Blick aus einem faltenfreien Gesicht, womöglich noch mit Botox glattgespritzt? Wer Pläne hat, hat keine Zeit sich alt zu fühlen. Er ist ja mit viel Wichtigerem beschäftigt, als mit irgendwelchen Wehwehchen und Zipperlein. Und Sinnkrisen kommen ihm schon gar nicht in den Kopf.

3. Kontakt mit Jüngeren suchen!

Was gibt es Öderes, als immer nur mit Seinesgleichen die ewig gleichen generationentypischen Probleme und Problemchen zu diskutieren? Wenn man stets nur mit Menschen der eigenen Altersgruppe zusammentrifft, dann gerät man leichter auf so einen Trip, als man denkt und merkt es oft noch nicht einmal. Natürlich ist es irgendwie bequem, mit Menschen zusammen zu sein, die auf der gleichen Wellenlänge sind. Anregender jedoch sind die, die ganz anders sind – andere Generation, anderes Geschlecht, andere Herkunft, anderer sozialer Background. Sie bringen neue Erfahrungen und Ideen mit sich und beflügeln so auch die eigene Kreativität. Denn Innovationen entstehen meist nur dort, wo Gegensätze aufeinander prallen. Es muss ja nicht gleich wirklich krachen, aber doch zumindest ein bisschen knistern. Die bunte Republik, das ist es, was wir wollen.

andere undenkbar sind. Es gibt Glückspilze, die scheinbar essen können, was sie wollen, ohne nennenswert zuzunehmen, während die weniger Begünstigten ein Stück Torte nur anschauen müssen und schon bewegt sich der Zeiger auf der Waage nach oben. Es wäre völlig verfehlt, übergewichtigen oder krankheitsanfälligen Menschen generell weniger Disziplin und Gesundheitsbewusstsein zu unterstellen. Viele schinden sich mehr als so mancher Dünne und kommen trotzdem nicht gegen die überflüssigen Pfunde an. Die genetischen Voraussetzungen sind da leider ungerecht verteilt. Trotzdem ist es keine gute Idee, Übergewicht und seine fatalen Folgen als Schicksal einfach hinzunehmen. Mit den richtigen Mitteln kann ihm jeder beikommen, auch wenn sich manch einer vielleicht schwerer tut als andere.

Aber auch die, die scheinbar keine Probleme haben, sollten sich nicht zu sicher fühlen. So mancher schlanke Adonis wurde schon von der Diagnose Diabetes überrascht, weil seine Bauchspeicheldrüse ganz im Geheimen seit Jahren gegen eine Überforderung gekämpft hat und nun plötzlich schlapp macht. Nicht immer treten ein zunehmender Bauchumfang und abnehmende Leistungsfähigkeit als warnende Vorboten auf.

Träume nicht nur träumen, sondern auch erleben

Wir alle geben uns gerne der Illusion hin, das Leben könne nur aus Party bestehen. Oder aus Sex, Drogen und Rock'n'Roll. No Limits! Genuss ohne Reue! Born to be wild! Totales Paradies, eintauchen ins Meer der Träume, auf goldenen Flügeln schweben, den Daumen im Wind! Doch das funktioniert nicht einmal bei den Stars. Selbst diejenigen, die mit einem außergewöhnlichen Talent gesegnet sind, bleiben ohne harte Arbeit und viel Selbstdisziplin nicht auf der Sonnenseite des Lebens. Wer sich allein auf seine Gaben verlässt, der kommt meist nicht einmal aus dem Kaff raus, in dem er geboren ist und träumt nur vom großen Ruhm. Mit etwas Glück erhascht er vielleicht noch etwas kurzfristigen Glamour, verschwindet aber bald wieder in der Versenkung oder wird viel zu früh tot in einem Hotelzimmer gefunden.

Wer mehr als einen kurzfristigen Auftritt auf der Bühne haben will, der muss sich auch schinden können. Ein Udo Lindenberg, aber auch ein Mick Jagger hatten zwar immer den Kopf in den Wolken, aber standen genauso auch immer mit beiden Füßen fest auf dem Boden. Vielleicht sind sie das ein oder andere Mal am Rand des Absturzes gewandelt, aber sie haben nie die Fähigkeit verloren, wieder rechtzeitig die Kurve zu kriegen. Dann wurden Whisky und Wodka wenigstens vorübergehend durch Karottensaft und Buttermilch ersetzt und alle Anweisungen des Arztes tunlichst befolgt, um das zu schaffen, was ihnen am Wichtigsten war: das nächste Album, das nächste Konzert, die nächste Tournee zu schaffen.

Ein Rockstar, der Fitness- und Diät-
pläne einhält, erscheint Ihnen unvor-
stellbar? Glauben Sie mir, diejenigen,
die sich länger auf den Bühnen dieser Welt halten können, tun es alle.
Anders geht es nicht. Denn auch die
größten Stars verfügen nicht über
das Geheimnis der ewigen Jugend,
sondern nur über den unbändigen
Willen, sich weder vom Alter noch von
irgendwelchen körperlichen Beschwerden aus dem Rampenlicht drängen zu lassen.
Wer es soweit gebracht hat, verfügt immer auch
über die Fähigkeit, sich auf die wirklich wichtigen und
großen Dinge fokussieren zu können und fest an sich zu glauben. Dafür ist es aber nun
mal nötig, bei anderen Sachen Disziplin zu üben. Mit seinen Kräften hauszuhalten, um
der Arbeit, dem Studium oder den immens anstrengenden Bühnenauftritten voll ge-
wachsen zu sein, steht dabei ganz oben. Von Mick Jagger können wir lesen, dass er sich
mit Ballett, Pilates und Yoga fit hält. Er trainiert fünf bis sechs Tage die Woche mit
seinem Fitnesstrainer, unter anderem auch Joggen, Schwimmen und Radfahren. Nichts
mehr mit Drogen- und Alkoholexzessen, dafür gibt es seit vielen Jahren schon gesunde
Bio-Kost. Besonders gern isst er Avocados, eine Quelle besonders gesunder Fette.
Lassen auch Sie sich nicht vom aktiven Leben abhalten, nur weil Sie vielleicht nicht
mehr zu den Jüngsten zählen oder mit Ihrer Gesundheit oder Ihrem Gewicht Probleme
haben. Es lohnt sich, stets dafür zu kämpfen, wenn man seine Träume, nicht nur träumen,
sondern auch leben will.
Sie können sich nicht vorstellen, auf die traditionellen Beilagen zu einem Hauptgericht
zu verzichten? Dann blättern Sie doch einfach einmal auf Seite 112 und lassen Sie sich
von einem köstlichen Wolfsbarsch mit Ratatouille vom Gegenteil überzeugen!

> „Es lohnt sich, stets dafür zu kämpfen, wenn man seine Träume, nicht nur träumen, sondern auch leben will."

Alles Zucker?

DIE INSULINFALLE

In meiner Praxis machen meine Patienten immer wieder ein ungläubiges Gesicht, wenn ich ihnen sage, dass ein Verzicht auf bestimmte Kohlenhydrate ihre Probleme lösen kann. Was um alles in der Welt soll denn an Brot und Nudeln, Cerealien und Kartoffeln so gefährlich sein? Dass weißes Mehl und raffinierter Zucker nicht gut für die schlanke Linie und das Wohlbefinden sind, hat man ja schon mal gehört, aber Vollkornbrot, Müsli und Honig? Sind das nicht die Lieblingskinder aller Ernährungsgurus?

Das mag sein, aber diese Gurus sind leider von gestern. In Zeiten, in denen das menschliche Genom entschlüsselt wird, sollte man zwar nicht denken, dass der Verdauungsvorgang noch Überraschungen birgt, aber genau das tut er. Leider jedoch folgen neuen Erkenntnissen nicht immer neue Empfehlungen für die Ernährung, da viele selbsternannte Fachleute dazu neigen, sich auf dem Erfolg ihrer einmal erteilten Botschaften auszuruhen.

Blitzschnelle Energielieferanten

Kohlenhydrate wie Zucker und Stärke haben die Eigenschaft, dass sie von unserem Organismus besonders leicht aufgenommen und in Energie umgesetzt werden. Denn unsere Zellen leben vorwiegend von einem einzigen Brennstoff: Glukose, umgangssprachlich Traubenzucker genannt. Die Kohlenhydrate in unserer Nahrung liegen entweder schon als Traubenzucker vor oder können vom Körper sehr leicht in solchen umgewandelt werden. Im Dünndarm wird die Glukose dann direkt in den Blutkreislauf aufgenommen und steht als Energie für Muskeln und Gehirn zur Verfügung. Das ist eine prima Sache, wenn man gerade Schwerarbeit leistet. Allerdings sind die wenigsten von uns Leistungssportler oder müssen auf der Arbeit richtig schwer malochen. Ein Großteil der Glukose in unserem Blut bleibt also erst einmal ungenutzt.

KOHLENHYDRATE: WAS SIND DAS EIGENTLICH?

Kohlenhydrate sind biochemische Verbindungen, die sich aus Einfachzuckern wie Glukose (Traubenzucker), Fruktose (Fruchtzucker) und Galaktose (Schleimzucker) zusammensetzen. Haushaltszucker – ganz gleich, ob aus Zuckerrohr oder Zuckerrüben gewonnen – ist ein Zweifachzucker (Saccharose), der aus je einem Fruktose- und Glukosemolekül besteht. Die Stärke, die in Getreide und Kartoffeln vorkommt, ist dagegen ein Polysaccharid, ein Mehrfachzucker, der aus einer Vielzahl von Glukoseeinheiten zusammengesetzt ist. Alle Mehrfachzucker aus der Nahrung werden während des Verdauungsvorgangs in Einfachzucker aufgespalten. Die Glukose geht direkt ins Blut. Fruktose und Galaktose werden in der Leber in Glukose umgewandelt bzw. gespeichert.

Und genau das ist ein Problem. Denn ein hoher Glukosespiegel im Blut ist auf Dauer gefährlich. Jeder Diabetiker kann ein Lied davon singen. Der Blutzucker verschleißt die Gefäße, zerstört Nervenfasern, beeinträchtigt den Fettstoffwechsel, schädigt die Nieren, erhöht das Krebsrisiko und vieles mehr. Zum Glück hält der Körper ein Gegenmittel bereit: das Stoffwechselhormon Insulin. Dieser hormonell wirkende körpereigene Ei-weißstoff entsteht in den Langerhans-Inseln, Zellen der Bauchspeicheldrüse, und wird immer dann ausgeschüttet, wenn der Blutzuckerspiegel infolge kohlenhydratreicher Nahrung signifikant steigt. Insulin ist das Räumkommando, das sofort zur Stelle ist, wenn der Blutzuckerspiegel plötzlich ansteigt. Es löst das Problem, indem es die Glu-kosemoleküle aus dem Blut in die Körperzellen befördert. Was nicht sofort verbrannt wird, wird in Glykogen (tierische Stärke) umgewandelt und eingelagert. Sind die Spei-cher in den Muskeln voll, dann stopft das Insulin die überschüssige Glukose in Leber und Nieren. Wenn auch dort nichts mehr untergebracht werden kann, hat das Insulin noch einen weiteren Kniff in der Trickkiste. Der jedoch hat schwerwiegende Folgen. Insulin wandelt die überschüssige Glukose nämlich in Fett um. Dem Blutzuckerspiegel tut das gut. Er sinkt auf ein unbedenkliches Maß. Aber der Preis dafür sind Übergewicht, erhöhte Fettwerte im Blut und eine Fettleber.

Wenn der alte Affe
nur noch Zucker will

All das wäre halb so wild, wenn die Speicher bei nächster Gelegenheit wieder geleert würden und das Fett abgebaut würde. Doch genau das passiert in der Regel nicht. Dazu essen wir heutzutage einfach zu viel und bewegen uns zu wenig. Bevor der Körper überhaupt auf Fettabbau umschalten kann, um sich so neuen Brennstoff zu be-sorgen, werden ihm schon wieder neue, frische Kohlenhydrate zugeführt. Und wer steigt schon in den Keller hinunter und geht an die Einmachgläser, wenn vor ihm ein verlo-ckendes Buffet aufgebaut wird? Unser Organismus sicher nicht. Er hat in den vergangenen Epochen der Menschheitsgeschichte, in denen die Tafel weniger reichlich gedeckt war als heute, gelernt, eifersüchtig über einmal angelegte Reserven zu wachen und erst einmal nach neuer Nahrung Ausschau zu halten. Vor allem unsere Gehirnzellen, die über keine eigenen Speicher verfügen, aber einen recht hohen Glukosebedarf haben, verhalten sich in dieser Hinsicht wie ein quengelndes Baby. Wenn sie etwas brauchen, signalisieren sie erst einmal Hunger und haben damit in der Regel Erfolg. Der dazu ge-hörende Mensch macht sich brav auf die Suche nach neuen Esswaren und führt sie seinem Organismus zu. Vermutlich wird er zu Kohlenhydraten greifen: Kekse, Chips, Schokolade, ein paar Teilchen aus dem Backshop, wenn er unterwegs ist, oder sogar purem Traubenzucker, der ja bekanntlich besonders schnell Energie liefert. Aber unserer

Körper lässt sich nicht durch Kaubewegungen zufrieden stellen, sondern gibt erst Ruhe, wenn die Glukose in den kleinen grauen Zellen eingetroffen ist und deren Energiebedarf gestillt worden ist. Bis es so weit ist, hat sein Besitzer in der Regel so viel gegessen, dass wieder Überschüsse durch das Blut schwirren. Wie gut, dass es das Insulin gibt! Brav und zuverlässig räumt es die Reste weg und produziert dabei munter weiteres Fett.

Vor allem aber geht nach getaner Arbeit das ganze Spiel immer wieder von neuem los, wenn wir uns weiter von Zucker und Stärke ernähren. Anstatt also kontinuierlich Energie für die Körperzellen zu liefern, setzen Kohlenhydrate im Blut ein gieriges Treiben in Gang. Alles wird hektisch in den »Vorratsspeichern« verstaut, wodurch eine künstliche Mangelsituation erzeugt und Nachschub gefordert wird. Der betroffene Mensch wird dicker und dicker – mit allen negativen Konsequenzen. Übergewicht ist ein Risikofaktor für Herz-Kreislauf-Probleme, Gelenkschäden, Unfruchtbarkeit, Diabetes und Krebs. Die hohen Blutfettwerte können Arteriosklerose hervorrufen, die dann wieder Herzinfarkte und Schlaganfälle begünstigt. Die Fettleber schließlich kann

DIE SACHE MIT DEM GLYX

Vielleicht haben Sie schon einmal vom glykämischen Index (GI oder auch Glyx) gehört? In den 1980er-Jahren entwickelte ein Team um Professor David J. Jenkins in Toronto diesen Index, der anzeigt, wie sehr ein Nahrungsmittel den Blutzuckerspiegel beeinflusst. Die Versuchspersonen mussten dabei von den verschiedensten Lebensmitteln eine Portion zu sich nehmen, die 50 Gramm Kohlenhydrate enthielt. Danach wurde der Effekt mit dem Konsum von 50 Gramm reinem Traubenzucker verglichen. Der Traubenzucker-Anstieg bekam den Wert 100, die anderen Werte wurden dazu in Relation gesetzt. Auf diese Weise bekam jedes Lebensmittel seinen Glyx-Wert. Klingt soweit logisch, allerdings sind die Ergebnisse teilweise recht realitätsfremd. Um einen Gehalt von 50 Gramm Kohlenhydrate zu erreichen, brauchte es beispielsweise ein Kilo Kürbis, aber nur 100 Gramm Weißbrot. Doch wer verzehrt schon so viel Kürbis auf einmal? 100 Gramm Weißbrot putzt man dagegen locker mal weg. Aus diesem Grund ist man inzwischen dazu übergegangen, lieber die glykämische Last (GL) für eine realistische Portionsgröße zu berechnen. Wenn man will, kann man lange Tabellen studieren, um die Werte aller Lebensmittel zu errechnen, die auf dem Teller liegen. Aber im Prinzip ist solche Erbsenzählerei nicht nötig. Im Wesentlichen gilt: Fisch, Fleisch, Hülsenfrüchte, Nüsse, Eier, Milchprodukte, die meisten Gemüse und viele Obstsorten lassen den Blutzuckerspiegel gar nicht oder nur wenig ansteigen. Alles, was Zucker und leicht verdauliche Stärke enthält, treibt ihn in mittlere oder höchste Höhen.

„Fisch, Fleisch, Hülsenfrüchte, Nüsse, Eier, Milchprodukte, die meisten Gemüse und viele Obstsorten lassen den Blutzuckerspiegel gar nicht oder nur wenig ansteigen."

zu einer Hepatitis führen, die in manchen Fällen eine Leberzirrhose und Leberkrebs nach sich ziehen kann. Man kann dem Ganzen jedoch ein Ende machen, indem man zu Nährstoffen greift, die den Blutzuckerspiegel nicht so schnell ansteigen lassen wie Zucker und Stärke. Denn mit der Verdauung von Gemüse, pflanzlichen Fetten und Eiweißen ist der Körper viel länger beschäftigt. Vor allem der Abbau von Eiweißen ist aufwändig und energieintensiv. Am Ende entsteht zwar auch hierbei Glukose. Doch der Zucker gelangt nur nach und nach ins Blut. Die Zellen werden also kontinuierlich versorgt, es findet kein bedrohlicher Anstieg des Blutzuckerspiegels statt, der das Insulin zu hektischen Speicherarbeiten animiert. Auch die Ballaststoffe, die in Obst und Gemüse enthalten sind, bremsen den Verdauungsprozess. Zucker und Stärke, die mit reichlich unverdaulichen Fasern verbunden sind, werden langsamer abgebaut. Obst und Gemüse haben deshalb nur einen geringen Einfluss auf den Blutzuckerspiegel. Aber auch Vollkornprodukte, die mehr Ballaststoffe enthalten, als weißes Mehl, treiben ihn weniger dramatisch in die Höhe, als pure Stärke und Zucker das tun.

Höllenfahrt für die Gesundheit

Wer seinen Blutzuckerspiegel ständig durch die Gabe von süßen und stärkehaltigen Leckereien emporschnellen lässt, der riskiert, dass ob dieser Achterbahnfahrt der ganze Mechanismus irgendwann völlig aus dem Ruder läuft. Je häufiger Sie Ihr Insulin-Räumkommando zur Schwerarbeit nötigen, desto leichter kommt es zu Überschussreaktionen. Schlafmangel, Stress, Übergewicht und zu wenig Bewegung sind dazu angetan, das Problem zu verschärfen.

Bei vielen Menschen fangen die Zellen irgendwann auch an, sich gegen die ständige Einlagerung von Nährstoffen zu wehren. Es bedarf dann immer höherer Dosen Insulin, um sie mit Gewalt vollzustopfen und so den Blutzuckerspiegel wieder zu senken. Wir Ärzte sprechen dann von einer Insulinresistenz der Zellen.

Über kurz oder lang macht auch noch die Bauchspeicheldrüse schlapp und ist nicht mehr in der Lage, die großen Insulinmengen zu produzieren, die nötig wären, um den vorhandenen Blutzucker beiseite zu schaffen. Dann wird die Lage wirklich dramatisch. Denn nun bleibt die ganze süße Fracht dauerhaft in den Blutgefäßen. Medizinisch gesprochen, leidet der Patient nun an Diabetes mellitus, einer äußerst heimtückischen Krankheit. Der hohe Blutzuckerspiegel selbst verursacht nämlich zunächst einmal keine Schmerzen oder dramatische Beschwerden. Doch auf Dauer schädigt er den Organismus und führt zu lebensbedrohlichen Folgeerkrankungen, etwa Herzinfarkt oder Schlaganfall. Auch Nierenversagen, Hörverlust oder Erblindung sind möglich. Oder die Zehen, manchmal sogar der ganze Fuß sterben wegen der mangelnden Durchblutung ab und müssen amputiert werden.

Ist jemand erst einmal an Diabetes erkrankt, dann bedarf es extremer Disziplin, um solch irreparable Schäden zu verhindern. Besser also, man lässt es gar nicht erst so weit kommen. Aber auch, wenn sich schon erste Probleme ergeben haben, ist es nicht zu spät, noch umzusteuern. Es gibt nämlich Getreide- und Gemüsesorten, die hervorragend sättigen, den Blutzuckerspiegel aber nicht so sehr in die Höhe treiben, wie Reis und Nudeln das tun. Ein besonders interessantes Exemplar ist Topinambur.

Die Wurzelknolle einer amerikanischen Sonnenblumenart strotzt nur so vor inneren Werten. Sie enthält viele Vitamine und Spurenelemente, reichlich Eiweiß und einen kleinen Anteil gesunder, ungesättigter Fettsäuren. Untersuchungen deuten darauf hin, dass Topinambur die Blutfettwerte senkt, die Aufnahme von Kalzium und Magnesium verbessert, präbiotisch wirkt, also die Vermehrung günstiger Darmbakterien fördert, und sogar eine gewisse Wirkung gegen Krebs haben könnte. Besonders interessant aber ist sein Kohlenhydratanteil. Der besteht nämlich vorwiegend aus Inulin. Dieses hat trotz der Namensähnlichkeit nichts mit Insulin zu tun. Es zeichnet sich dadurch aus, dass es im Körper keine Insulinausschüttung bewirkt. Inulin ist zwar ein Polysaccharid, also ein Mehrfachzucker, aber dem menschlichen Organismus fehlt ein Enzym, das in der Lage ist, Inulin in Einfachzucker aufzuspalten. Also kann es auch nicht ins Blut gelangen, sondern passiert den Dünndarm unverdaut und wirkt nur

BLUTZUCKERWERTE: REGELMÄSSIG CHECKEN LASSEN!

Diabetes wird in Deutschland im Schnitt rund zehn Jahre zu spät entdeckt, weil viele Menschen ihre Blutzuckerwerte nicht regelmäßig kontrollieren lassen – das beklagen die Diabetologen. Dann aber sind Blutgefäße und Nerven oft schon stark geschädigt und ein Umsteuern fällt schwer. Nutzen Sie deshalb den zweijährlichen Gesundheits-Check, der von den Krankenkassen bezahlt wird. Dabei werden die Werte für den Blutzucker und das Gesamtcholesterin überprüft.

als Ballaststoff. Im Klartext: Unser Organismus fischt sich alle gesunden Inhaltsstoffe aus dem Topinambur heraus, nur die unerwünschten Kohlenhydrate bleiben unberührt. Das klingt fast zu schön, um wahr zu sein und fairerweise muss man hinzufügen, dass Inulin doch einen kleinen Nachteil hat. In unserem Dickdarm leben Bakterien, die über die Fähigkeit verfügen, Inulin zwar nicht zu Glukose, aber in kurzkettige Fettsäuren aufzuspalten. Diese können gären, was bei manchen Menschen zu Blähungen führt. Wie stark Sie auf diese Inulin Abbauprodukte reagieren, müssen Sie selbst ausprobieren. Die Reaktion ist bei jedem anders – genauso wie die Zusammensetzung der Darmflora. Genug Theorie? Sie wollen wissen wie Topinambur schmeckt? Dann kann ich Ihnen das Menü von Seite 116 ff. empfehlen.

Leider wird Diabetikern zuweilen geraten, vor allem Fett zu meiden, um ihr Übergewicht abzubauen, und sich stattdessen von »gesunden« Kohlenhydraten zu ernähren. Dass diese Ratschläge der eigentliche Kern des Diabetesproblems sind, davor verschließen selbst viele Ernährungsexperten noch immer die Augen. Stattdessen prangern sie allenfalls den Kristallzucker als moderne Zivilisationssünde an und verbreiten die Mär, dass sich unsere Ahnen zuvor Jahrtausende lang mit einer angeblich gesunden, getreidelastigen Kost ernährten. Worauf der Denkfehler dieser Argumentation beruht, werde ich Ihnen im nächsten Kapitel zeigen.

Das Erbe der Jäger und Sammler

VON ECHTEN UND FALSCHEN LEBENSMITTELN

Eigentlich ist es eine Binsenweisheit: Der Mensch ist ein Allesfresser. Sein Organismus ist auf Mischkost eingestellt: auf Obst und Gemüse, Pilze und Nüsse, Fleisch und Fisch, Eier und Hülsenfrüchte und selbstverständlich auch auf Getreide und andere Samen. Ungefähr 2,5 Millionen Jahre lang haben die Jäger und Sammler der Steinzeit auch so gelebt. Sie haben alles Essbare vertilgt, was sich finden ließ. Kohlenhydrate spielten dabei eine eher untergeordnete Rolle. Die winzigen Samen der noch unveredelten Getreidesorten gaben allenfalls einen Snack für zwischendurch ab und Süßes war nur in Gestalt von Früchten und eventuell hin und wieder dem Honig wilder Bienen zu haben.

Diese Lebensweise wurde vor vergleichsweise kurzen 12 000 Jahren langsam aufgegeben. Damals wurden aus Jägern und Sammlern Ackerbauern und Viehzüchter – allerdings geschah dies nicht freiwillig, sondern aus seiner Notlage heraus. Eine Theorie geht davon aus, dass sich nach der letzten Eiszeit die klimatischen Verhältnisse im Nahen Osten änderten. Die gewohnten Beutetiere wurden plötzlich zur Mangelware, es taten sich bedrohliche Ernährungsengpässe auf. Um dem Hunger zu entrinnen, begannen die Menschen, Vorratshaltung zu betreiben, Vieh zu züchten und Pflanzen systematisch anzubauen. Theoretisch hätten sie sich natürlich weiter so vielfältig ernähren können wie ihre Ahnen. Doch die neue Lebensweise veränderte auch die Gesellschaft ganz gewaltig. Ein positiver Effekt war zunächst, dass aufgrund der Nahrungssicherheit, die Ackerbau und Viehzucht boten, mehr Menschen überlebten und somit die Bevölkerung zunahm. Über kurz oder lang ließen sich dadurch jedoch nicht mehr alle gleich hochwertig ernähren. Die Sesshaftigkeit hatte zudem für neue Hierarchien jenseits der alten Clan-Strukturen gesorgt. Das führte dazu, dass knappe Güter wie Fleisch, Obst und die edleren Gemüse dem Adel vorbehalten waren, während sich die einfache Bevölkerung vorwiegend von Getreide und später auch Kartoffeln ernähren musste.

Dieses scheinbare Erfolgsrezept breitete sich schnell aus. Immerhin war die menschliche Ernährung nun nicht mehr vom Jagdglück abhängig. Vor allem aber war der Ackerbau für die Herrschenden die einfachste und billigste Art, möglichst viele Untertanen satt zu bekommen. Aber einfach und billig war eben schon damals nicht mit einer gesunden Ernährung gleichzusetzen. Der kraftstrotzende Bauer ist ein Klischee. In Wahrheit war die ländliche Unterschicht früherer Zeiten kleingewachsen, krankheitsanfällig und nur mit einer geringen Lebenserwartung gesegnet. Der einfachen Stadtbevölkerung ging es sogar noch schlechter, weil sie nicht besser ernährt war, aber ursächlich durch schlechte Hygiene und räumliche Enge besonders seuchenanfällig war. Von wegen gute alte Zeit!

Der Zuckerschock

Warum aber ist dann der Diabetes eine moderne Zivilisationskrankheit und hat nicht schon die Menschen des Mittelalters reihenweise befallen? Das liegt zum einen daran, dass sich die Menschen früherer Tage weit mehr bewegten als heute. Die meisten mussten unablässig rackern und schuften, um ihren Lebensunterhalt zu bestreiten, und konnten dafür alle Energie, die ihnen ihre Nahrung lieferte, gut brauchen. Außerdem nahmen sie damals noch vergleichsweise harmlose Kohlenhydrate zu sich. Weißes Mehl war zwar schon erfunden, blieb aber ein Privileg der Oberschicht, die jedoch insgesamt weniger Getreide aß. Für die Unterschicht blieb das gesündere Vollkorngetreide. Zum anderen war die Lebenserwartung im Mittelalter weitaus geringer, als heute.

Wie aber war es um die Süßungsmittel bestellt? Im Großen und Ganzen gab es nur den Honig und der war ebenfalls ein rares Luxusgut und damit den Reichen vorbehalten. Zucker war noch seltener und sehr teuer. Zwar wird Zuckerrohr in Ostasien schon etwa seit dem 5. Jahrhundert v. Chr. angebaut, es verbreitete sich aber nur allmählich im Nahen Osten. Die Europäer lernten den Zucker im Rahmen der Kreuzzüge kennen. Doch weder ihre Versuche, Zuckerrohr im Mittelmeerraum anzubauen noch die Plantagen, die im 16. Jahrhundert in der Karibik entstanden, änderten etwas daran, dass die weiße Süße ein Luxusprodukt blieb, das sich nur Vermögende leisten konnten.

Das änderte sich, als der Berliner Chemiker Andreas Sigismund Marggraf im Jahr 1747 entdeckte, dass sich Zucker auch aus den in Europa heimischen Runkelrüben gewinnen lässt. Trotzdem erinnere ich mich, dass noch bei meiner Großmutter die Zuckerdose fest verschlossen im Schrank stand und nur von ihr persönlich zu besonderen Gelegenheiten herausgeholt werden durfte. Auch der Schriftsteller Hans Fallada beschreibt in seinem Roman »Der eiserne Gustav«, der zu Beginn des 20. Jahrhunderts spielt, wie der gestrenge Kutscher Gustav jeden Sonntag seine fünf Kinder antreten lässt und ihnen je nach Betragen mit dem Messer ein kleineres oder größeres Stück von einem Block braunrot gebranntem Zucker abschnitt.

BLUTIGER ZUCKER

Der Zuckeranbau in der Karibik, der schon mit Columbus begann, war in jeder Hinsicht eine Tragödie. Der natürliche Bewuchs der Inseln wurde zugunsten großer Zuckerrohrplantagen vernichtet, die Bevölkerung weitgehend ausgerottet. Um die Arbeit zu bewältigen, brachte man aber viele Millionen Afrikaner als Sklaven nach Amerika.

Seit dem Zweiten Weltkrieg jedoch hat sich der Umgang mit den süßen Kristallen dramatisch gewandelt. Heute verbraucht jeder Deutsche durchschnittlich 36 Kilo Haushaltszucker (Saccharose) im Jahr. Das sind ungefähr 100 Gramm pro Tag. Dazu kamen mehr und mehr Nahrungsmittel aus weißen Mehl: Brot, Kuchen, Kekse, Nudeln … Wenn ich meine Patienten nach ihren Ernährungsgewohnheiten frage, dann sieht der typische Speisezettel oft so aus: Zum Frühstück weißes Brot mit süßem Aufstrich, vormittags ein Teilchen vom Bäcker gegen den »kleinen Hunger«, mittags ein schnelles Nudelgericht, nachmittags Kekse oder Kuchen, abends wieder Brot und zur Nacht eventuell noch eine Tüte Chips vor dem Fernseher. Es geht ihnen wie großen Teilen der Bevölkerung: Sie essen viel zu viel und das meiste davon ist auch noch industriell gefertigt und ernährungsphysiologisch minderwertig. Gleichzeitig üben sie im Gegensatz zu den Menschen früherer Tage keine körperlich anstrengenden Berufe mehr aus und bewegen sich viel zu wenig.

Das Verhältnis zwischen Kohlenhydraten, anderer Nahrung und körperlicher Bewegung, das schon beim Übergang von der Steinzeit zu den Ackerbaukulturen schlechter wurde, ist damit dramatisch ins Ungleichgewicht geraten. Im Prinzip verträgt unser Körper Kohlenhydrate, aber mit den Mengen, die wir ihm heute zumuten, während gleichzeitig der Energiebedarf aufgrund des Bewegungsmangels immer geringer wird, ist er überfordert. Und zwar so sehr, dass er krank wird.

Was wir wirklich brauchen

Zucker und Weißmehl werden oft auch als »leere Kalorien« bezeichnet. Zu Recht! Außer der Fähigkeit, den Blutzuckerspiegel in die Höhe zu treiben und schnelle Energie zu liefern – die meist gar nicht gebraucht wird – haben sie keinerlei physiologischen Nutzen, dafür aber ein umso höheres Suchtpotential.

Was unser Körper wirklich braucht, das sind Vitamine und Mineralstoffe, sowie bestimmte Fett- und Aminosäuren (Eiweiße). Man spricht auch von essenziellen (notwendigen) Nährstoffen, da unser Organismus all diese Dinge nicht selbst herstellen kann und deshalb unbedingt auf die Zufuhr von außen, also durch die Nahrung, angewiesen ist. Die Nährwerte werden als RDA (Recommended Daily Allowance), also als die empfohlene Tagesdosis, auf den Lebensmittelpackungen in Prozent pro 100g oder pro Portion angegeben. Die RDA-Werte in Europa und den USA unterscheiden sich. Ernährungsphysiologisch müsste der Speisezettel eines gesunden Erwachsenen, der keinen Alkohol trinkt und nicht raucht, gemäß den Empfehlungen der einschlägigen Expertengremien – European Food and Safety Authority (EFSA), Weltgesundheitsorganisation (WHO), Deutsche Gesellschaft für Ernährung (DGE) – folgendermaßen aussehen:

TABELLE: NÄHRSTOFFBEDARF

NÄHRSTOFF	TÄGLICH EMPFOHLENE MENGE	GUTE QUELLEN	WIRD BENÖTIGT FÜR:
VITAMINE			
Vitamin A	1000 µg	Leber, Karotten, Kürbis, Grünkohl, Butter, Eigelb	gute Sehkraft, gesunde Schleimhäute, gutes Immunsystem
Vitamin B1	1,1 mg	Sonnenblumenkerne, Hefe, Soja, Sesam	Nervensystem und Kohlenhydratstoffwechsel
Vitamin B2	1,4 mg	Milchprodukte, Broccoli, Spinat, Fisch, Fleisch, Eier	Stoffwechsel, Haut, Schleimhäute, Augen, Blutbildung
Vitamin B6	1,5 mg	fast alle natürlichen Lebensmittel	Eiweißstoffwechsel, Blutbildung
Vitamin B12	4 µg	Leber, Sauerkraut, Rindfleisch, Käse, Eigelb	Blutbildung, Nerven
Vitamin C	100 mg	fast alles Obst und Gemüse	Immunsystem, Haut, Knochen, Zähne
Vitamin E	14 mg	pflanzliche Öle	Schutz der körpereigenen Fette, Steuerung der Keimdrüsen, Neutralisierung freier Radikale
Biotin	50 µg	Hefe, Leber, Eigelb, Soja, Walnüsse, Champignons	Stoffwechsel, Haare, Nägel, Nerven, Blut, Genfunktionen
Folsäure	300 µg	Hefe, Weizenkeime, Soja, Leber	Eiweißstoffwechsel, Blut- und Zellbildung, Immunsystem
Niacin	16 mg	Geflügel, Wild, Pilze, Eier, Milchprodukte, Cashews, Soja	Kohlenhydrat.-, Fett-, Eiweißstoffwechsel, Energiegewinnung
Pantothen-säure	6 mg	Vollkornprodukte, Nüsse, Eier, Avocado	Aminosäurestoffwechsel, Energiegewinnung
Vitamin K	75 µg	Grünkohl, Brokkoli, Linsen, Soja, Spinat	Blutgerinnung, Knochenstoffwechsel
MINERALSTOFFE UND SPURENELEMENTE			
Kalzium	1000 mg	Milchprodukte, Nüsse, Ölsaaten, Petersilie, Feigen	Knochen, Zähne, Blut, Muskeln
Chlorid	2300 mg	Salz	Blut, Magensäure, Wasserhaushalt
Chrom	40 µg	nahezu überall	Glukose-Stoffwechsel
Eisen	14 mg	Blutwurst, Leber, Hülsenfrüchte, Blattgemüse	Blut, Muskeln, Immunsystem
Fluorid	3,5 mg	Leitungswasser, Tee, Hirse, angereichertes Salz	Knochen, Zähne
Jod	180 µg	Seefisch, Meeresfrüchte, Knoblauch, Feldsalat, Jodsalz	Schilddrüse
Kalium	4000 mg	Aprikosen, Tomatenmark, Rosinen, Datteln, Maronen	Herz, Muskeln, Nerven
Kupfer	1 mg	Schokolade, Leber, Nüsse, Soja	Aufbau von Enzymen
Magnesium	375 mg	Leber, Geflügel, Nüsse, grünes Gemüse	Muskeln, Knochen, Nerven

TABELLE: NÄHRSTOFFBEDARF

NÄHRSTOFF	TÄGLICH EMPFOHLENE MENGE	GUTE QUELLEN	WIRD BENÖTIGT FÜR:
Mangan	2 mg	Tee, Weizenkeime, Haselnüsse, Soja, Leinsamen	Knochen, Knorpel, Aufbau von Enzymen, Glukose-Stoffwechsel
Molybdän	50 µg	Gemüse	Enzymaufbau
Natrium	1500 mg	Salz	Muskeln, Nerven, Wasserhaushalt
Phosphor	700 mg	Milchprodukte, Fleisch, Fisch, Vollkornbrot	Knochen, Zähne, Stoffwechsel
Schwefel	100 mg	Knoblauch, Zwiebeln, Eier, Milch, Fisch, Fleisch, Nüsse	Eiweißstoffwechsel, Zellbildung
Selen	70 µg	Seefisch, Fleisch, Knoblauch, Vollkornprodukte	Bildung von Enzymen und Hormonen, Neutralisierung freier Radikale
Silicium	20 mg	Spinat, Bohnen, Datteln, Haferflocken, Vollkornbrot	Bindegewebe
Zink	12 mg	Rotes Fleisch, Käse, Weizenkeime, Walnüsse, Linsen	Immunsystem, Wachstum, Bindegewebe, Blut, Alkoholabbau, Bildung von Enzymen
ESSENTIELLE AMINOSÄUREN			
Isoleucin	20 mg/kg Körpergewicht	Fleisch, Fisch, Eier, Hülsenfrüchte, Nüsse	Proteinaufbau, Versorgung von Muskelzellen, Wundheilung, Hormonregulation
Leucin	39 mg/kg Körpergewicht	Fleisch, Fisch, Eier, Hülsenfrüchte, Mandeln	Aufbau und Erhalt von Muskelgewebe, Heilungsprozesse
Lysin	30 mg/kg Körpergewicht	Fleisch, Fisch, Eier, Walnüsse, Erbsen	Aufbau von Bindegewebe, Enzymen, Hormonen, Antikörpern
Methionin	15 mg/kg Körpergewicht	Nüsse, Sesam, Fleisch, Fisch, Soja, Erbsen, grünes Gemüse	Proteinaufbau, Stoffwechsel
Phenylalanin	25 mg/kg Körpergewicht	Nüsse, Hülsenfrüchte, Soja	Stickstoffwechsel
Threonin	15 mg/kg Körpergewicht	Fleisch, Fisch, Eier, Walnüsse, Erbsen	Proteinaufbau, Bindegewebe, Schleimhäute, Aufbau von Antikörpern
Tryphtophan	4 mg/kg Körpergewicht	Soja, Fleisch, Eier, Erbsen, Cashews, Kakao	Aufbau von Serotonin, Nerven, Psyche
Valin	26 mg/kg Körpergewicht	Fleisch, Fisch, Eier, Walnüsse, Hülsenfrüchte	Proteinaufbau, Energieversorgung der Muskeln
ESSENTIELLE FETTSÄUREN			
Linolsäure	2-3 g	pflanzliche Öle	Haut, Blutgefäße, Blutgerinnung, Wasserhaushalt, Regulierung von Entzündungsprozessen
Alpha-Linolensäure	400-600 mg	pflanzliche Öle, vor allem Leinöl, Hanföl, Walnussöl, Rapsöl, Sojaöl	Blutgefäße, Blutgerinnung, Regulierung von Entzündungsprozessen, Gehirnentwicklung bei Neugeborenen

Erschlagen? Kein Grund zur Panik! Ich wollte Ihnen nur einmal anschaulich vor Augen führen, wie es aussieht, wenn man nicht Kalorien zählt, sondern auf die Dinge achtet, auf die es wirklich ankommt. Die benötigten Mengen sind jedoch wirklich klein, und wer sich ausgewogen ernährt, der wird zumeist alles zu sich nehmen, was sein Körper braucht. Selbst Vegetarier weisen in der Regel keine Mangelerscheinungen auf, obwohl Fleisch und Fisch wirklich wertvolle Quellen für viele essenzielle Nährstoffe sind. Lediglich Veganer müssen sehr darauf achten. Prinzipiell ist es jedoch auch mit einer veganen Lebensweise möglich, mit Ausnahme von Vitamin B12 alle wichtigen Nährstoffe in ausreichendem Maß zu konsumieren, auch wenn ich sie persönlich, vor allem für Kinder, nicht empfehle.

Sie sehen jedoch auch, welch geringe Rolle kohlenhydratreiche Lebensmittel für eine gesunde Ernährung spielen. Allenfalls Vollkornprodukte sind für manche Stoffe eine gute Quelle, während Zucker und Stärke, wie schon erwähnt »leere Kalorien« sind. Wer aber gerade damit einen Großteil seines Energiebedarfs deckt, der gerät entweder in Gefahr, zu wenig von den Nahrungsmitteln zu essen, in denen die wirklich wichtigen Nährstoffe stecken, oder er isst insgesamt zu viel. Eines ist so schlecht wie das andere. Man sollte auch nicht der Versuchung verfallen, den Vitamin- und Mineralstoffbedarf mit Brausetabletten oder Pillen zu decken. In der Regel sind sie nur ein unzureichender Ersatz für natürliche Vitamine und Mineralien und nicht an den individuellen Bedarf angepasst. Allerdings gibt es bestimmte Lebenssituationen und Erkrankungen, bei denen ein Mangel vorliegt und eine Ergänzung mit entsprechenden Präparaten sinnvoll ist. Das gilt zum Beispiel für die zusätzliche Versorgung mit Folsäure während der Schwangerschaft. Aber über solche Fälle sollte Ihr Arzt entscheiden.

Meine Ernährungspyramide

Sicher haben Sie schon irgendwo einmal eine Nährstoffpyramide gesehen. Eine solche Darstellung illustriert sehr anschaulich, von welchen Dingen Sie reichlich essen dürfen und bei welchen Sie sich besser zügeln sollten. Deshalb möchte auch ich Ihnen eine solche Pyramide an die Hand geben, die sich insofern von einigen gängigen Ernährungspyramiden unterscheidet, weil sie kohlenhydrathaltige Nahrungsmittel im oberen Bereich einordnet.

STUFE 1:

Bei manch anderer Ernährungspyramide spielen Getränke eine Nebenrolle, tatsächlich aber sind sie für unseren Körper wichtiger als feste Nahrung. Deshalb bilden gesunde, kalorienarme Getränke bei mir die Basis. An erster Stelle sind natürlich Wasser und Früchte- oder Kräutertees zu nennen. Davon dürfen Sie so viel trinken, wie Ihnen gut tut. Zwei Liter pro Tag sollten es mindestens sein. Wer viel schwitzt, weil es warm ist, oder er Sport treibt, braucht auch schnell drei Liter oder mehr Flüssigkeitsaufnahme. Vorsicht ist geboten bei zuckerhaltigen Limonaden, Cola und Energy-Drinks, aber auch bei Fruchtsäften, die höchstens als Fruchtschorlen getrunken werden sollten, deren Fruchtsaftanteil unter 50 Prozent liegt. Buttermilch und Molke können gelegentlich eine Alternative sein, ebenso Gemüsesäfte. Auch gegen schwarzen Tee und Kaffee gibt es, in Maßen genossen, keine Bedenken. Gelegentlich ein Glas Wein ist sogar für die Gesundheit förderlich, das zeigen jedenfalls die Ergebnisse verschiedener Studien.

STUFE 2:

Auf dieser Stufe finden Sie Obst und Gemüse. Gemüse dürfen Sie im Prinzip grenzenlos essen. Denn es enthält vergleichsweise wenige Kalorien bei reichlich Volumen. Das heißt: Ihr Magen wird Ihnen rechtzeitig ein Völlegefühl melden. Überessen ist praktisch unmöglich. Etwas anders sieht es bei Obst aus, da dieses reichlich Fruchtzucker und teilweise auch Stärke enthält, besonders Bananen, Ananas und Weintrauben. Wenn Sie aber in etwa ein Verhältnis von 80% Gemüse und 20% Obst einhalten, dann liegen Sie auch hier im unbedenklichen Bereich. Am gesündesten sind Beeren, da sie einen geringen Fruchtzuckergehalt haben und und reich an sekundären Pflanzenstoffen sind. Weiterhin befinden sich gute pflanzliche Öle auf dieser Ebene, wie Lein-, Raps- und Walnussöl. Sie enthalten wichtige Omega-3-Fettsäuren, die wir vermehrt zu uns nehmen sollten.

„Gemüse dürfen Sie im Prinzip grenzenlos essen."

> „ Lein-, Raps- und Walnussöl enthalten wichtige Omega-3-Fettsäuren, die wir vermehrt zu uns nehmen sollten. "

STUFE 3:

Hier befinden sich alle gesunden, eiweißreichen Produkte, die länger sättigen: mageres Fleisch, insbesondere Geflügel. Fisch sollte mindestens zweimal wöchentlich auf dem Teller landen, am liebsten fette Seefische, wie Lachs, Hering, Makrele, weil diese reichlich Omega-3-Fettsäuren enthalten. Weiterhin Eier, Milchprodukte, möglichst fettreduziert, Hülsenfrüchte, wie Linsen, Kichererbsen, Bohnen, Nüsse und Ölsaaten (Leinsamen, Chia). All diese Lebensmittel sollten natürlich nicht in rauen Mengen gegessen werden. Wenn Sie aber auf Ihr natürliches Hungergefühl achten, dann sollte es Ihnen leicht möglich sein, auch hier das richtige Maß zu finden. Gut ist es immer, Obst oder Gemüse mit eiweißreichen Lebensmitteln zu kombinieren.

STUFE 4:

Nun folgen Vollkornprodukte Vollkornbrot, Vollkornnudeln, Vollkornreis und ungesüßte Vollkorn-Cerealien, die zwar kohlenhydratreich sind, aber den Blutzuckerspiegel aufgrund ihres Ballaststoffanteils nicht in Schwindel erregende Höhen treiben. Wenn Sie gesund sind und mit Ihrem Gewicht zufrieden, dürfen Sie kleine Portionen davon in Ihren Speisezettel einbauen. Wollen Sie aber abnehmen oder sind Sie genötigt, Ihren Blutzuckerspiegel zu senken, dann ist diese Stufe der Pyramide für Sie weitgehend tabu. Halten Sie sich an die guten Produkte von Stufe 2 und 3, bis Ihre Probleme behoben sind!

STUFE 5:

An der Spitze der Pyramide schließlich stehen alle Nahrungsmittel, die absolute Ausnahme bleiben sollten: Süßigkeiten aller Art, Limonaden, Kekse, Kuchen, weißes Brot und sonstige Weißmehlprodukte, aber auch Kartoffeln, Mais, Cornflakes und andere gesüßte Cerealien. Je weniger Sie davon zu sich nehmen, desto besser.

Ich werde im Verlaufe des Buches noch genauer auf die einzelnen Produktgruppen eingehen (siehe ab Seite 49 ff.). Im nächsten Kapitel aber möchte ich Ihnen zunächst vor Augen führen, warum wir wider besseres Wissen so leicht in Versuchung geraten, uns ungesund zu ernähren.

Eine farbige Darstellung der Ernährungspyramide finden Sie auch am Ende des Buches auf den Seiten 204 und 205.

SELTEN
Zucker- und Weißmehlprodukte
wie Kuchen und Süßigkeiten.
Kartoffeln, Mais und Cerealien,
wie z.B. Cornflakes.

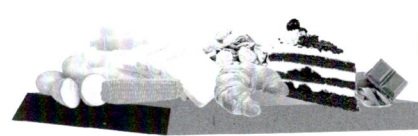

WENIG
Vollkornprodukte: Brot, Nudeln, Reis und
andere Getreideprodukte,
z.B. Vollkornhaferflocken.

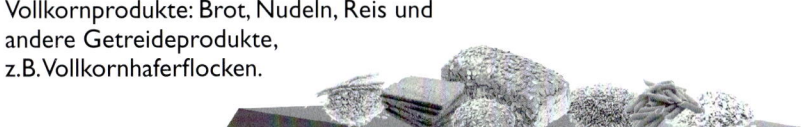

HÄUFIG
Eier, Milchprodukte, Fisch, mageres Fleisch,
Hülsenfrüchte, Nüsse und Ölsaaten,
z.B. Lein-, Sesam- oder Chiasamen.

OFT
Obst, außer Bananen, gesunde
Öle wie Raps-, Walnuss- und
Leinöl. Alle Gemüse.

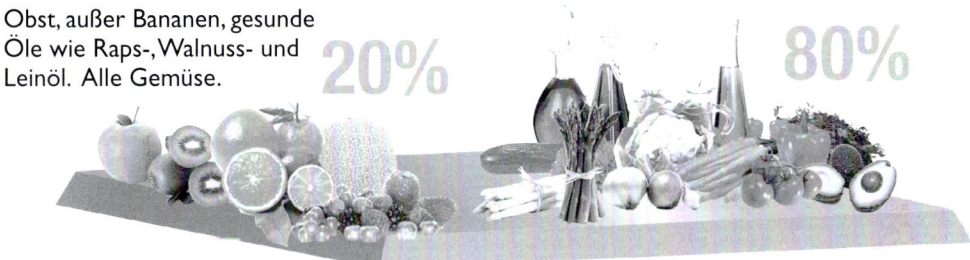

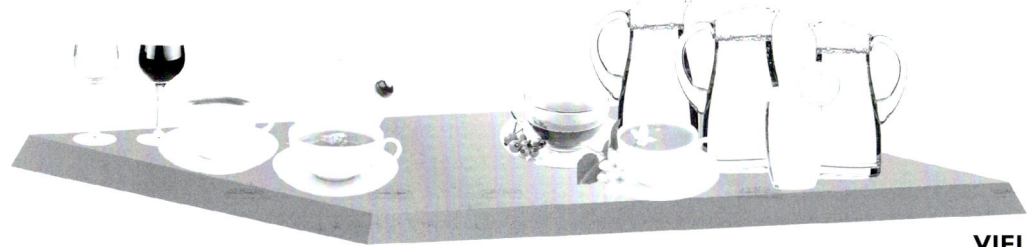

VIEL
Täglich 2-3 Liter Wasser, Früchte-
oder Kräutertees. Kaffee und
schwarzer Tee in Maßen,
gelegentlich 1-2 Gläser Wein.

Big hunger
is controlling you

DER TYRANN IN UNSEREM BAUCH

Erst neulich stand ich im Rahmen eines Kongresses mit einem Kollegen zusammen und fachsimpelte. Auf den Stehtischen im Foyer gab es gut gefüllte Gläser mit Salzstangen, und während wir uns so über den neuesten Forschungsstand und die Qualität der gehörten Referate austauschten, beobachtete ich mit einer gewissen Faszination, wie mein Gesprächspartner eine Stange nach der anderen wegknusperte. Dabei konzentrierte sich der Kollege ganz auf unser Gespräch. Ich hatte das Gefühl, dass er nicht einmal merkte, was er da tat. Erst als seine Finger keinen Nachschub mehr fanden, merkte er plötzlich auf. »Nun so viel geistige Höchstleistung macht eben hungrig«, entschuldigte er sich mit einem verlegenen Lächeln.

Ich erlebe das oft. Wenn irgendwo etwas Essbares herumsteht, dann finden sich meist auch Menschen, die das Angebot nutzen. Wie der Kollege scheinen sie oft kaum zu merken, dass sie gerade mal eben die Kalorienmenge einer kleinen Hauptmahlzeit in sich hineinschaufeln. Und niemand soll mir erzählen, dass all diese Menschen gerade unter akutem Kalorienmangel leiden. In vergleichbaren Situationen, in denen keine Knabbereien locken, fällt jedenfalls keinem ein, diesen Mangel zu beklagen. Nein, wir unterliegen in solchen Situationen ganz einfach einem ebenso archaischen wie überflüssigen Beutereflex. Zu allem Überfluss handelt es sich bei dem Erbeuteten nur selten um hochwertige Lebensmittel, sondern fast immer um nahezu reine Kohlenhydrate: Salzstangen, Gummibärchen, Kartoffelchips. Lauter Dinge, die unseren Insulinspiegel auf Achterbahnfahrt schicken.

Ähnlich fatal sind die vielen Backshops. Zwar werden Brezeln, Brötchen und Co. hier nur aufgebacken, aber allein dieser Duft von scheinbar frischem Backwerk, der durch die stets offenen Türen wabert, lässt uns das Wasser im Munde zusammenlaufen. Prompt tritt unser stets gieriges Gehirn mit der Frage an uns heran, ob nicht vielleicht doch gerade jetzt der rechte Zeitpunkt für eine kleine Zwischenmahlzeit wäre. Nur so als Stärkung, um wieder neue Energie zu schöpfen? Und ehe wir es uns versehen, sind wir schon schwach geworden. Dabei ist der verlockende Geruch wirklich das einzig Gute am Angebot dieser Shops. Die angebotenen Produkte bestehen schätzungsweise zu 90 Prozent aus Weißmehl und Zucker. Ein paar aufgeklebte Körner oder ein geringer Ballaststoffanteil haben da eher Alibifunktion und die gesund erscheinende dunkle Farbe mag zwar Vollwert suggerieren, ist oft aber lediglich der Beimischung von Zuckercouleur zu verdanken. Auch die Qualität der eingesetzten Rohstoffe dürfte angesichts der niedrigen Preise eher mager sein und über Arbeitsbedingungen und Entlohnung für die Mitarbeiter solcher Ketten hört man immer wieder Unschönes. Warum nur, fällt es uns trotzdem so schwer, zu widerstehen? Lassen Sie uns gemeinsam einen Blick auf das Phänomen Hunger werfen, um besser zu verstehen, warum wir beim Essen oft so schädlichen Impulsen nachgeben. Daraus lassen sich dann Regeln für ein besseres und gesünderes Essverhalten ableiten.

Fairerweise muss man zugeben, dass das Wechselspiel zwischen Hunger und Sättigung ein sehr komplexer Vorgang ist, der noch lange nicht vollends erforscht wurde. Immer wieder stoßen Wissenschaftler auf neue biochemische Botenstoffe (Hormone, Neurotransmitter etc.), die an diesem Prozess beteiligt sind. Doch schon der derzeit gesicherte Forschungsstand ist sehr aussagekräftig und zeigt, warum sich beim Essen so viele verschiedene Bedürfnisse in die Quere kommen.

An erster Stelle steht unser Bauch. Wenn der Magen leer ist, zieht er sich zusammen. Wir spüren das und interpretieren es als Hunger. Im Extremfall hört man sogar ein mehr oder weniger lautes Knurren, wenn die Luft im Magen zusammengedrückt wird. Beim Essen werden die Magenwände dann wieder gedehnt. So entsteht ein erstes Sättigungsgefühl. Allerdings tritt hier auch schon das erste Problem auf: Um eine befriedigende Magenfüllung zu erreichen, braucht es ein gewisses Volumen an Nahrung. Kleine Zwischenmahlzeiten, selbst wenn sie hochkalorisch sein sollten, bieten keine Abhilfe. Von der oft gehörten Regel, lieber mehrere kleine als wenige große Mahlzeiten am Tag zu sich zu nehmen, halte ich deswegen überhaupt nichts. Viel besser ist es, sich zwei- oder dreimal am Tag ordentlich satt zu essen. Dabei wird der Magen befriedigend gefüllt. Und das hält dann locker für mehrere Stunden vor.

Vom hungrig und satt sein

Es gibt Nahrungsmittel, die recht wenig Volumen haben, dabei aber ziemlich viel Kalorien enthalten, zum Beispiel Butter, fettes Fleisch sowie alle Arten von Süßigkeiten. Wer sich damit den Bauch vollstopft, hat sich überfressen, bevor der Magen einen befriedigenden Füllstand erreicht hat. Dagegen enthalten Obst und Gemüse sowie ungesüßte Flüssigkeiten relativ wenige Kalorien bei viel Volumen. Es empfiehlt sich deshalb, eine Mahlzeit mit einem Salat oder einer Suppe zu beginnen. Damit wird der erste Hunger schon einmal rasch gestillt. Untersuchungen haben gezeigt, dass Menschen etwa 20 Prozent weniger Kalorien zu sich nehmen, wenn sie erst einmal einen Teller Suppe essen.

Nun könnte man natürlich auf die Idee verfallen, den Magen auszutricksen. Lässt er sich nicht auch mit Wasser oder kalorienlosen Tees füllen? Stimmt! Doch dieser Trick funktioniert nur kurzzeitig. Der Magen gibt zwar Ruhe, doch nun werden Messinstrumente in unserem Körper aktiv. Sie stellen fest, ob in der aufgenommenen Nahrung auch genügend Nährstoffe enthalten sind. Fällt die Analyse nicht befriedigend aus, sorgen diese sogenannten Chemorezeptoren dafür, dass die Hungergefühle bestehen bleiben. Bei positivem Ergebnis dagegen werden Botenstoffe freigesetzt, die für ein Sättigungsgefühl sorgen.

So eine Messung dauert natürlich eine geraume Zeit. Die Nahrung muss ja erst einmal bei den Messzellen im Darm ankommen. Genau das ist auch das Problem, wenn wir zu schnell essen – und wer tut das nicht? Dann passiert es leicht, dass wir viel zu viel zu uns genommen haben, bevor wir uns angenehm satt fühlen. Ich kann deshalb nur davor warnen, Mahlzeiten zu hastig in sich hineinzuschlingen. Nehmen Sie sich, wenn es irgend geht, Zeit zum Essen. Genießen Sie langsam und bedächtig! Kauen Sie jeden Bissen ordentlich! Am allerleichtesten geht das, wenn Sie nicht alleine essen. Wenn Sie mit der Familie, Freunden oder Kollegen zusammensitzen, ergeben sich automatisch Gespräche, die die Mahlzeit in die Länge ziehen, aber gleichzeitig immens bereichern. Der Gefahr, dass das Essen darüber kalt wird, kann man leicht begegnen, indem man nur kleine Portionen auftut und sich bei Bedarf nachnimmt. Man kann so auch viel besser seinen tatsächlichen Appetit abschätzen. Der Reflex, einen überfüllten Teller leer zu essen, ist an vielen überflüssigen Pfunden schuld.

»Ich kann deshalb nur davor warnen, Mahlzeiten zu hastig in sich hinein zu schlingen.«

Ist die Mahlzeit vorbei, geht es an die Verdauung. Dabei werden zahlreiche Botenstoffe freigesetzt, die dem Gehirn melden, dass genügend Nahrung vorhanden ist. Dieses reagiert daraufhin mit der Ausschüttung appetitzügelnder Substanzen. Einen dieser Botenstoffe haben wir schon kennengelernt. Es ist unser alter Freund, das Insulin. Während es fleißig den Blutzucker wegschafft, funkt es auch Entwarnung an das Gehirn: »Speicher voll! Hungersnot abgewendet!« Derart zufriedengestellt spendiert das Hirn eine Extraportion Serotonin, ein körpereigener Stoff, der gemeinhin auch als Glückshormon bekannt ist, weil er dafür sorgt, dass wir uns rundum zufrieden und entspannt fühlen. Doch wie wir bereits gesehen haben, ist dieses Glück nur von kurzer Dauer. Wenn wir uns überwiegend von Kohlenhydraten ernähren, entsteht bald wieder ein Mangel, der uns nach neuen Kohlenhydraten und neuem Serotonin gieren lässt.

Es gibt noch zahlreiche andere Botenstoffe, die beim Verdauungsprozess aktiv werden, und Sättigungsgefühle an das Gehirn melden. Die Wissenschaft ist gerade erst dabei, ihnen allen auf die Spur zu kommen. Da Fett, Eiweiß und auch ballaststoffreiche Kohlenhydrate langsamer verdaut werden, werden diese Signale über einen viel längeren Zeitraum abgegeben als das »Zuckerkontrollhormon« Insulin. Vor allem Eiweiß, das ist inzwischen in zahlreichen Untersuchungen belegt, sättigt langanhaltend und gut.

Leider kursiert die moderne Mär, es sei empfehlenswert, möglichst nur leicht verdauliche Nahrung zu sich zu nehmen. Alles, was lange – und schwer – im Magen liege, mache auch dick. Es wird als bedrohlich empfunden, wenn man nach einem Gänsebraten zu Mittag keine Lust mehr auf ein Abendessen hat. Der Braten wird zur »Sünde« deklariert, für die man nun durch Fasten »büßen« müsse. Völliger Humbug das Ganze!

Natürlich sollten Sie nicht so viel Gänsebraten – oder was auch immer – essen, dass Ihnen der Magen weh tut. Dem entgehen Sie, indem Sie mit einem Salat oder einer leichten Suppe beginnen, langsam essen und rechtzeitig aufhören, sobald ihr Hunger

gestillt ist. Dass Sie danach auf Stunden gesättigt sind, weil Ihr Körper das fette, eiweiß-
haltige Fleisch nur langsam verdaut, ist völlig normal und in Ordnung. Ihr Körper wird
schließlich kontinuierlich mit Energie versorgt und nicht strohfeuerartig, wie das beim
Verzehr »leichtverdaulicher« Weißmehlprodukte geschieht. Wenn Sie keinen Hunger
auf die nächste Mahlzeit haben, ist das ebenfalls absolut okay. Solange ihr Körper keinen
Bedarf hat, müssen Sie ihn nicht in vorauseilendem Gehorsam füttern, nur weil wieder
Essenszeit ist. Gehen Sie stattdessen in die Sauna, ins Kino oder auf ein Konzert und
freuen Sie sich, dass sich nicht die Frage stellt, ob Sie vorher oder erst hinterher essen
gehen sollen. Machen Sie sich außerdem nicht zu viele Sorgen um Ihr Verdauungssystem.
Es ist darauf ausgelegt, auch »schwere«, also langsam abbaubare Nahrung zu bewältigen.
Überfordert wird es in der Regel nur durch ein Zuviel, egal wo von.

Das Schlaraffenland in unserem Kopf

Ich denke, bis hierher hört sich das alles noch recht rational und nachvollziehbar an.
Doch es gibt noch einen weiteren Hauptakteur, wenn es um Hungergefühle geht, und
das ist unser Gehirn. Man sollte meinen, dieses reagiert besonders vernünftig. Aber
genau das ist nicht der Fall: Unser Gehirn ist einerseits extrem manipulierbar und andererseits selbst ein Manipulator ohne Gleichen. Da kommt dieser Duft aus dem Backshop. Hm, lecker! Sofort sorgt unser Gehirn dafür, dass uns das Wasser im Mund zu-
sammenläuft und wir beginnen, Hunger zu verspüren. Hoppla, da stehen Erdnüsse herum?
Zugreifen! Wer weiß, wann es wieder etwas zu Essen gibt. Und dieses wunderbare Buffet,
sieht das gut aus! Und das da noch besser und da hinten erst … Natürlich essen wir
mehr, als wir eigentlich wollen.
Sie werden vielleicht einwenden, dass es sich bei diesen Reflexen eher um Appetit als
um Hunger handelt. Stimmt! Aber in der Praxis ist beides oft kaum zu unterscheiden.
Wenn wir es überhaupt versuchen.
Es ist erwiesen, dass wir uns durch angenehme Düfte dazu verleiten lassen, mehr zu
essen, ebenso wie durch eine schöne Präsentation und eine reichhaltige Auswahl. Auch
gute Gesellschaft, die selbst fröhlich zulangt, animiert uns, mitzutun. Wir essen mehr,
wenn wir große Portionen vorgesetzt bekommen, weil unser Gehirn uns suggeriert,
dass wir unmöglich schon satt sein können, wenn der Teller erst halb leer ist. Wir meinen, dass alle Speisen, die in unschuldigem Weiß daherkommen, »leicht« und deshalb
kalorienarm sein müssten, und futtern besonders unbeschwert drauf los. Wir bekommen Heißhunger auf Chips und Bier, sobald im Fernsehen der Trailer der Sportschau
läuft, weil wir es gewohnt sind, Fußball nicht »trocken« anzuschauen. Wir lieben alles,
was süß und sahnig ist, weil das Erinnerungen an die Kindheit in uns wach ruft, in der
wir mit Grießbrei und Pudding getröstet wurden, wenn wir krank oder traurig waren.
Überhaupt können wir Speisen schlecht widerstehen, wenn allein ihr Anblick oder der

Duft positive Erinnerungen in uns wach rufen. Dieses Tiramisu! Weißt du noch, der Urlaub in Italien? Apfelstrudel! Den gab's immer bei der Oma. Steaks vom Grill! Was waren das damals für wilde Feten am See mit den Kumpels vom Hockey-Club.

Dagegen haben wir gegen Lebensmittel, an denen wir uns einmal überessen haben, oder mit denen wir sonst ein negatives Erlebnis verbinden, oft eine lebenslange Abneigung. Auch wenn man Testpersonen völlig Ungewohntes vorsetzt, zum Beispiel blau gefärbten Kartoffelbrei, verlieren die meisten sofort den Appetit. Und die, die sich zum Essen zwingen, werden schneller als sonst überzeugt sein, keinen Hunger mehr zu haben.

Wie aber lässt sich gegen soviel Irrationalität ankommen? Da hilft nur, sich der Vorgänge in unserer Psyche bewusst zu werden und uns selbst umzuprogrammieren. Wir müssen ja nicht alle Verlockungen in Acht und Bann legen, nur die besonders ungesunden. Wenigstens ein Stück weit. Wir können die Chips beim Fernsehen durch gesunde Snacks ersetzten, zumindest durch Mandeln oder Walnüsse. Wir können uns daran erinnern, dass die verlockend duftenden Waren aus dem Backshop hinterher eigentlich immer ziemlich enttäuschend geschmeckt haben. Und uns selbst für den Abend einen besonderen Nachtisch versprechen, wenn wir jetzt stark bleiben. Wir können das verlockende Tiramisu wenigstens mit jemandem teilen, denn halbe Portionen haben auch nur halb so heftige Auswirkungen auf den Insulinhaushalt.

TAKE YOUR TIME

Am besten, Sie nehmen sich Ihre Schwächen Stück für Stück vor. Beginnen Sie mit dem Einfachsten! Denn auch kleine Erfolge können euphorisch machen und unseren Körper zur Ausschüttung von Glückshormonen veranlassen. Wenn unser Unterbewusstsein erst einmal verstanden hat, dass es nicht nur durch Essen, sondern auch durch Verzicht darauf in den Genuss von Serotonin kommt, dann fallen der zweite und dritte Schritt schon viel leichter.

Volle Dröhnung
Eiweiß und Gemüse

DIE UNTEREN STUFEN DER ERNÄHRUNGSPYRAMIDE

Ich hatte Ihnen ja versprochen, dass wir meine Lebensmittelpyramide von Seite 41 noch einmal genauer unter die Lupe nehmen. Lassen Sie uns also bei den Stufen 2 und 3 beginnen, auf denen sich all die ebenso schmackhaften wie gesunden Sachen finden, die Sie (fast) ohne Bedenken essen dürfen.

Die Basis: Gemüse und Obst

Die Haltung, Obst und Gemüse nur als Beilage zu betrachten, die man »auch mal« isst, ist grundfalsch. Vor allem Gemüse sollte der wichtigste Bestandteil unserer Ernährung sein. Hier dürfen Sie wirklich nach Herzenslust genießen. Zwar enthält Gemüse ebenfalls Kohlenhydrate, doch aufgrund des hohen Anteils an Ballaststoffen ist der Einfluss auf den Blutzuckerspiegel minimal. Lediglich Kartoffeln, Süßkartoffeln, Pastinaken und Mais enthalten so viel leicht abbaubare Stärke, dass sie auf Stufe 5 unserer Pyramide einsortiert werden müssen.

Vor allem aber enthält Gemüse viel von denjenigen Vitaminen und Mineralstoffen, die auf unserem essentiellen Speisezettel zu finden sind (siehe Seite 36 f.). Dazu kommen wertvolle sekundäre Pflanzenstoffe. Darunter versteht man Inhaltsstoffe, die weder für die Pflanzen selbst, noch für den menschlichen Stoffwechsel lebensnotwendig sind. Trotzdem haben viele von Ihnen äußerst positive Wirkungen, die erst so nach und nach in das Blickfeld der Ernährungswissenschaftler geraten. Die verdauungsfördernde Wirkung von Kräutern und Gewürzen, von der schon die Rede war, ist zum Beispiel solchen sekundären Pflanzenstoffen zu verdanken. Die eigentliche Aufgabe dieser Stoffe ist es, die Pflanze zu schützen, zum Beispiel vor Killerraupen oder schädigenden Bakterien. Oder wissen Sie, woher Gemüsepflanzen wie Kohl, Kresse, Rauke, Senf, Kapern, Meerrettich, Rettich und Radieschen ihre Schärfe haben? Das sind Senfölglycoside, die freigesetzt werden, wenn die Pflanzen angeknabbert oder sonst wie verletzt werden. Mit ihrem scharfen Geruch und Geschmack sollen sie weitere Fressfeinde abhalten. Einmal auf unserem Teller gelandet, nutzt das dem Grünzeug natürlich nichts mehr, aber fest verwurzelte Pflanzen können auf diese Weise manche Tiere abschrecken. Darüber hinaus töten die Senföle Mikrolebewesen wie Bakterien, Viren und Pilze, die in die Wunde eindringen wollen. Dies kommt auch uns zugute. Da die Senföle ja gerade nach dem Verletzen der Pflanzenzellen, also auch nach dem Kauen, aktiviert werden, bekämpfen sie in unserem Körper ebenfalls schädliche Viren und Bakterien. Ähnlich wirken die Sulfide, die allen Zwiebelgewächsen ihren beißenden Geruch verleihen – allen voran dem Knoblauch. Nicht umsonst ist Zwiebelsud ein altes Hausmittel gegen Erkältung, ein Zwiebelumschlag ist hilfreich bei Ohrenschmerzen. Auch die Duftstoffe vieler anderer Kräuter und Gewürze haben antimikrobielle Eigenschaften. Pflanzliche Farbstoffe dagegen geben Obst und Gemüse nicht nur ein appetitanregendes Aussehen,

ALLES ANDERE ALS ÜBERFLÜSSIGER BALLAST

Ballaststoffe nennt man den Anteil der Nahrung, der vom Körper nicht verdaut werden kann. Jedenfalls nicht im Dünndarm. Ballaststoffe sitzen größtenteils in Schalen und Stängeln von Gemüse, Obst und Körnern und geben ihnen Stabilität. Die meisten Ballaststoffe bestehen aus Kohlenhydraten, die jedoch extrem kompliziert aufgebaut sind. Der menschliche Körper verfügt nicht über die richtigen »Schlüsselstoffe« (Enzyme), um sie zu knacken. Also wandern sie einfach durch den Dünndarm hindurch. Erst im Dickdarm werden einige Ballaststoffe (vor allem jene aus Hülsenfrüchten) von Bakterien in kurzkettige Fettsäuren zerhackt, was Gasbildung und Blähungen nach sich ziehen kann. Trotzdem sind Ballaststoffe ein äußerst wichtiger Bestandteil der Nahrung: Sie verzögern die Aufnahme von Kohlenhydraten und halten so den Blutzuckerspiegel niedrig. Auch der Cholesterinspiegel wird durch Ballaststoffe gesenkt, da sie die Gallensäuren, die zur Fettverdauung benötigt werden, an sich binden und aus dem Darm leiten. Der Körper ist so gezwungen, Nachschub zu erzeugen, wobei er beträchtliche Mengen an Cholesterin verbraucht. Außerdem verbessern Ballaststoffe die Verdauung, indem sie den Stuhl auflockern. Dadurch können zum Beispiel Hämorrhoiden verhindert werden. Wir wissen auch, dass Ballaststoffe als »Reinigungsdienst« fungieren, indem sie verschiedene Schadstoffe an sich binden und aus dem Körper hinausbefördern. So scheint eine ballaststoffreiche Ernährung etwa das Risiko von Gallensteinen, Darmentzündungen, Dickdarmkrebs und Herzinfarkten zu senken.

sondern dienen auch dazu, die DNA der Pflanzenzellen vor schädlichem UV-Licht zu schützen. Sie verfügen nämlich über die Fähigkeit, sogenannte freie Radikale unschädlich zu machen. Auch das funktioniert nicht nur im Pflanzengewebe, sondern genauso im menschlichen Körper. Die wichtigsten Farbstoffe sind die Carotinoide, die Obst und Gemüse ihre gelbe oder orange Farbe verleihen. Sie sind zum Beispiel in Möhren, Paprika, Orangen, Wassermelonen, Mais und Tomaten enthalten, verbergen sich aber auch in so manchem grünem Gemüse wie Spinat oder Grünkohl. Auch Anthocyane, die für rote oder violette Färbung verantwortlich sind und etwa in den meisten Beeren, in Kirschen, Pflaumen, Auberginen, Rotkohl und rötlichen Hülsenfrüchten enthalten sind, nehmen es mit den Radikalen auf.

Neben den genannten Gruppen gibt es eine große Menge weiterer sekundärer Pflanzenstoffe, deren Wirkung teilweise noch gar nicht so richtig erforscht ist. Um in den Genuss möglichst vieler, jeweils andersartiger wertvoller Inhaltsstoffe zu kommen, empfiehlt sich ein abwechslungsreicher Speisezettel, der ganz verschiedene Obst- und

WAS IST SO RADIKAL AN DEN FREIEN RADIKALEN?

Freie Radikale sind Moleküle mit einem ungepaarten Elektron. Sie entstehen zum Beispiel durch UV-Licht, Röntgenstrahlung oder große Hitze, aber auch durch Rauchen und diverse Umweltbelastungen. Sie existieren nur kurze Zeit, da das Elektron sich sofort auf die Suche nach einem neuen Partner macht. Dabei geht es äußerst aggressiv vor und greift gerne auch intakte Körperzellen an. Auf diese Weise tragen Radikale zu frühzeitiger Alterung, Krebserkrankungen, Arteriosklerose und wahrscheinlich auch Parkinson, Alzheimer und einer Reihe anderer Krankheiten bei. Die Vitamine A, C und E, aber auch Selen, Mangan, sekundäre Pflanzstoffe und andere Antioxidantien haben die Fähigkeit, die freien Radikale abzufangen und so zu neutralisieren.

Gemüsesorten enthält. Einseitig auf einige Arten zu setzen, die als besonders gesund angepriesen werden, wie etwa Brokkoli oder Rauke, wäre nicht der richtige Weg.

Und was ist mit Obst? Im Prinzip gelten all die Loblieder, die man auf Gemüse singen kann, auch für die süßen Früchte. Wie Gemüse enthalten Früchte jede Menge gesunder Vitamine, Mineralien, sekundärer Pflanzstoffe und Ballaststoffe. Leider aber auch Fruchtzucker. Und der ist dummerweise nicht unproblematisch – auch wenn oft das Gegenteil behauptet wird.

Aber warum? Schließlich ist Fruchtzucker, im Fachjargon Fruktose genannt, ja keine Glukose. Er treibt den Blutzuckerspiegel nicht in die Höhe und aktiviert die Bauchspeicheldrüse nicht dazu, Insulin auszuschütten. Das ist soweit alles richtig. Fruktose wird im Darm langsamer resorbiert als Glukose und dann in die Leber transportiert, wo sie bei Bedarf zu Glukose umgebaut werden kann. Das geschieht aber nur, wenn der Körper Energie braucht. Besteht kein Bedarf, dann wird die Fruktose in Fett umgewandelt und eingelagert. Das bedeutet, dass auch der Konsum von zu viel Fruchtzucker zu Übergewicht und der Bildung einer Fettleber führen kann. Darüber hinaus sorgt der Abbau der Fruktose in der Leber dafür, dass der Harnsäuregehalt im Blut ansteigt, was wiederum das Entstehen von Gicht begünstigt. Ungefähr ein Drittel aller Mitteleuropäer leidet zudem unter einer partiellen Fruchtzucker-Intoleranz (Fructose-Malabsorption). Das bedeutet, dass der Fruchtzucker im Dünndarm nur schlecht aufgenommen wird. Die Reste werden von den Darmbakterien in kurzkettige Fettsäuren zerlegt, die zu Verdauungsstörungen führen können. Vermutlich ist eine solche mangelhafte Fruchtzuckeraufnahme für eine Vielzahl der sogenannten Reizdarm-Symptome verantwortlich. Aus gutem Grund hat das Bundesernährungsministerium vor einigen Jahren spezielle Diabetikerlebensmittel, die mit Fruchtzucker gesüßt sind, aus den Regalen verbannt.

All diese Erkenntnisse sprechen in erster Linie natürlich gegen den Konsum von iso-liertem Fruchtzucker sowie normalem Haushaltszucker, der sich ja zu je 50 Prozent aus Glukose und Fruktose zusammensetzt. Doch auch Obst verdankt seinen süßen Geschmack nun einmal der Existenz von Fruchtzucker. Um nicht zu viel davon zu essen und die genannten Probleme zu bekommen, lautet meine Faustregel: ein Teil Obst auf vier Teile Gemüse. Damit sind Sie auf der sicheren Seite und müssen sich keine Sorgen wegen Ihres Fruchtzuckerkonsums machen. Vorausgesetzt natürlich, Sie leiden nicht unter einer Fruchtzucker-Intoleranz. Wenn Sie von unerklärlichen, chro-nischen Verdauungsbeschwerden geplagt werden, dann lohnt es sich, das einmal beim Arzt abklären zu lassen.

Leider bereiten einige Obstarten noch weitere Probleme. Weintrauben etwa enthalten, wie schon der Alltagsname der Glukose – Traubenzucker – verrät, nicht nur Fruktose, sondern auch Glukose. In anderen Sorten wie Bananen befindet sich reichlich Stärke. All das hat zur Folge, dass einige Obstsorten einen recht hohen Glyx-Wert haben, also beträchtlichen Einfluss auf den Blutzuckerspiegel ausüben. Das gilt vor allem für Dörrfrüchte wie Feigen, Datteln und Rosinen, in denen sich konzentrierter Zucker befindet. Auch die stärkereichen Bananen sorgen für recht hohe Insulin-Ausschüttun-gen. Im mittleren Bereich liegen Weintrauben, Wassermelonen, Honigmelonen, Ananas, Papaya, Kaki, Mango, Granatäpfel, Mirabellen, Kiwi und Aprikosen. Beeren und Zitrus-früchte dagegen haben so gut wie keinen Einfluss auf den Blutzuckerspiegel.

Fette Sache

Wenden wir uns nun den pflanzlichen Ölen zu. Wundert es Sie, dass Sie bereits auf Stufe 2 unserer Pyramide auf Fett stoßen? Wo uns doch die Deutsche Gesellschaft für Ernährung (DGE) und andere Diät-Gurus unentwegt predigen, welch fatale Wirkung Fette auf unseren Leibesumfang hätten, weswegen man sie meiden sollte, wo immer es nur geht? Sich jedoch fettfrei zu ernähren, hätte höchst fatale Folgen. Erinnern Sie sich noch einmal an unseren »essentiellen Speiseplan« von Seite 36 f., auf dem sich auch zwei Fettsäuren finden, die sogar essenziell, also überlebensnotwendig für uns sind: die Linol- und die Alpha-Linolensäure (ALA).

Beide sind in pflanzlichen Ölen enthalten, es gibt jedoch einen entscheidenden Unter-schied: Linolsäure ist ein Allerweltstyp. Sie finden sie in vielen Ölen in recht großen Mengen. Linolensäure dagegen macht sich gerne rar. Also gilt es bei der Suche nach dem gesündesten Fett vor allem darum, auf die Linolensäure zu achten. Der Name von beiden Säuren führt uns auch schnell auf die richtige Spur. Denn sowohl Linol- wie Linolensäure sind nach Linum usitatissimum, dem Öl-Lein, benannt. Leinöl enthält bis zu 90 Prozent ungesättigte Fettsäuren, darunter 45 bis 70 Prozent Linolen- und 12 bis 24 Prozent Linolsäure. Besonders gut wird Leinöl in Verbindung mit schwefelhaltigen

Aminosäuren im Körper aufgenommen, die z.B. in Quark, Schnittlauch, Bärlauch, Knoblauch oder Zwiebeln enthalten sind. Ein Öl also, das jeder zu Hause im Kühlschrank haben sollte. Leider hat es ein paar Nachteile. Einer ist schon im Hinweis auf den Kühlschrank enthalten. Leinöl ist sehr luft- und lichtempfindlich und wird recht schnell erst bitter und dann ranzig. Selbst wenn man es nach dem Gebrauch immer wieder gut verschließt und kühl lagert, ist es nur zwei bis vier Wochen ohne Qualitätseinbußen haltbar. Wegen der geringen Haltbarkeit wird Leinöl nur in kleinen Flaschen verkauft. Wer die immer noch zu groß findet, kann einen Teil einfrieren. Das übersteht das Leinöl ohne Qualitätseinbußen.

Leinöl ist zudem immer kaltgepresst und nicht zum Braten geeignet. Nicht zuletzt hat es einen Eigengeschmack, der zu vielen Gerichten hervorragend passt, zu anderen jedoch überhaupt nicht. Zum Universalöl taugt das beste aller pflanzlichen Fette also leider nicht.

Zum Braten möchte ich Ihnen deshalb Rapsöl ans Herz legen, das immerhin noch zwischen fünf und 15 Prozent Linolensäure, sowie 15 bis 30 Prozent Linolsäure enthält. Damit rangiert es deutlich vor dem beliebten Sonnenblumenöl (bis zu 0,3 Prozent Linolensäure, 48 bis 74 Prozent Linolsäure) oder Distelöl (1 Prozent Linolensäure, 67 bis 83 Prozent Linolsäure).

GESUNDE UND UNGESUNDE ÖLE

Man unterscheidet bei Fetten generell zwischen gesunden Ölen, die einen einem hohen Anteil an mehrfach ungesättigten Fettsäuren aufweisen, und weniger gesunden Fetten, die vor allem gesättigte Säuren enthalten. Wo aber liegt der Unterschied? Fettsäuren bestehen im Wesentlichen aus einer Kette von Kohlenstoffatomen. Bei einfach ungesättigten Fettsäuren gibt es zwischen zwei solchen Atomen eine Doppelbindung, bei mehrfach ungesättigten bestehen diese zwischen mehreren Atomen. Wenn die Doppelbindungen in unserem Organismus »halb« gelöst werden, können sich andere Stoffe an die Fettsäure anlagern. Diese Fähigkeit spielt für allerlei Stoffwechselvorgänge eine sehr wichtige und gesundheitsfördernde Rolle. So sorgen zum Beispiel mehrfach ungesättigte Fettsäuren dafür, dass unser Cholesterinspiegel niedrig ist und einen höheren Anteil an dem »guten« HDL-Cholesterin enthält, während der Konsum gesättigter Fettsäuren hohe Cholesterinwerte mit einem größeren Anteil des besonders ungesunden LDL-Cholesterins nach sich zieht. Gesättigte Fettsäuren sind also in dem Sinne »satt« und träge, als dass sie sich nicht an wichtigen Stoffwechselvorgängen beteiligen und so den Fettkonsum zu einem Problem werden lassen.

Prinzipiell lässt sich Rapsöl auch für die Kalte Küche verwenden. Doch dafür gibt es auch noch andere gute Öle, die zwar nicht ganz so hochwertig wie das Leinöl sind, dafür aber länger halten und zudem einen wunderbar nussigen Geschmack haben: Walnussöl (16 Prozent Linolensäure, 60 Prozent Linolsäure) und Hanföl (bis zu 29 Prozent Linolensäure, 50 Prozent Linolsäure).

»Aber«, so halten mir zahlreiche Italien-Freaks und Griechenland-Fans vor, wenn ich von diesen Ölen schwärme, »aber was ist mit dem Olivenöl? Loben nicht unzählige Ernährungsexperten die gesunde Mittelmeerküche, die ganz auf das ›grüne Gold‹ setzt?« Ja, das tun sie allerdings und zweifellos ist Olivenöl auch wirklich ein gesundes und wohlschmeckendes Produkt. Aber das Bessere ist eben der Feind des Guten. Dass die Mittelmeerküche Olivenöl als Universalfett einsetzt, liegt daran, dass dort eben viele Olivenbäume wachsen. Aber es gibt keinen Grund, das hier, wo wir über blühende Raps- und Leinfelder verfügen, zu imitieren. Außerdem passt Olivenöl mit seinem charakteristischen Geschmack gar nicht zu allen Gerichten. Verwenden Sie es also für mediterrane Rezepte, die dieses Aroma brauchen, aber greifen Sie ansonsten zu den linolensäure-reichen Ölen.

Benutzen Sie diese ruhig zu jeder Mahlzeit und haben Sie keine Angst, sie könnten zu viel davon essen. Das verhindert schon unser Geschmacksempfinden. Ich bin noch selten jemandem begegnet, der es wirklich zu schätzen weiß, wenn die Speisen in Öl ertränkt werden. »Versteckte Fette«, die sich vor allem in Backwaren oder Wurst befinden, sind dagegen tatsächlich das reinste Hüftgold. Denn da Croissants, Kartoffelchips und Leberpastete nicht wirklich fettig schmecken, isst man leicht viel zu viel davon.

DAS OMEGA UND DIE FISCHE

Alpha-Linolensäure, auch kurz ALA, gehört zu den Omega-3-Fettsäuren, Linolsäure zu den Omega-6-Fettsäuren. Der Unterschied hat etwas damit zu tun, wo die Kohlenstoff-Doppelbindungen liegen. Man sollte meinen, das wäre nebensächlich. Ist es aber nicht. Omega-3-Fettsäuren sind für die Gesundheit besonders wichtig, da sie entzündungshemmend wirken. Sie haben positive Auswirkungen auf die Durchblutung, den Blutdruck, die Blutfettwerte und die Elastizität der Arterien, was vor allem vor Herz-Kreislauf-Erkrankungen schützt. Leider sind Omega-3-Fettsäuren jedoch viel seltener als Omega-6-Fettsäuren. Wir Ernährungsmediziner empfehlen idealerweise ein Verhältnis von 1:2, mindestens jedoch von 1:4 – was allerdings die wenigsten Menschen erreichen. Deswegen sind Speiseöle, die reich an alpha- Linolensäure sind, so wichtig. Die zweite gute Quelle für Omega-3-Fettsäuren sind fette Meeresfische wie Lachs, Sardine, Sardelle, Hering und Makrele, sowie Algen. Diese enthalten Omega-3-Fettsäuren Eicosapentaensäure, kurz EPA, und Docosahexaensäure, kurz DHA genannt.

Der Weg durch den Protein-Dschungel

Auf Stufe 3 unserer Ernährungspyramide findet sich dann die ganze Palette der eiweißreichen Nahrungsmittel: mageres Fleisch, Fisch, Milchprodukte, Nüsse, Ölsaaten und Hülsenfrüchte, darunter auch alle für Vegetarier und Veganer so wichtigen Sojaprodukte. Wie Sie sich vielleicht erinnern, ist eine gute Eiweißversorgung für unser Wohlbefinden ganz besonders wichtig. Gleich acht Aminosäuren sind essenziell. Da sie nicht in allen eiweißreichen Lebensmitteln in gleichem Maß enthalten sind, ist es wichtig, sich abwechslungsreich zu ernähren. Das gilt besonders, wenn man eine ganze Gruppe von Eiweißlieferanten komplett meidet, etwa weil man an einer Laktose-Intoleranz leidet und auf viele Milchprodukte verzichten muss oder ein Anhänger vegetarischer oder veganer Ernährung ist. In diesem Fall sollte man unbedingt im Auge behalten, dass tierisches Eiweiß, das in Fleisch, Fisch oder Milchprodukten enthalten ist, im Schnitt eine höhere biologische Wertigkeit hat als pflanzliches Eiweiß. Das bedeutet, dass ein größerer Anteil der Proteine aus der Nahrung für den Aufbau von körpereigenem Eiweiß genutzt werden kann. Gerade für Veganer, die jegliches tierische Eiweiß meiden, ist es deshalb eminent wichtig, pflanzliche Eiweißquellen zu kombinieren, die sich gut ergänzen, etwa Bohnen und Mais. Auch Soja ist ein sehr guter Lieferant für pflanzliches Eiweiß. Alle jene, die keinen solchen Einschränkungen unterworfen sind, werden ohne Probleme genügend Eiweißstoffe aufnehmen. Aber eine abwechslungsreiche Kost ist auch für sie von Vorteil.

Tierische Eiweißprodukte haben nämlich ein Manko: Sie können recht fett sein. Mehr noch, es handelt sich dabei vorwiegend um gesättigte Fettsäuren, die nicht den gleichen gesundheitlichen Nutzen haben, wie die ungesättigten Fette pflanzlicher Öle. Das bedeutet, dass tierische Fette sehr viele Kalorien bei relativ wenig gesundheitlichem Nutzen haben. Sie sind zwar, was den Gehalt an essenziellen Stoffen angeht, nicht ganz so »leer« wie Zucker und Weißmehl, aber eben lange nicht so gut wie pflanzliche Öle. Da wir hierzulande im Allgemeinen nicht unter Kalorienmangel leiden, empfehle ich deshalb, möglichst mageres Fleisch und fettreduzierte Milchprodukte zu essen. Man bekommt auf diese Weise mehr wertvolles Eiweiß für weniger Kalorien.

Unter den Fleischarten bevorzuge ich helles Geflügelfleisch von Freiland-Hühnern oder Puten sowie mageres Fleisch vom Rind und Lamm. Eine gute Ergänzung dazu ist Wild, weil es kaum Fett enthält und die Tiere sich besonders artgerecht und gesund ernähren konnten. Außerdem schmeckt es noch hervorragend. Abraten möchte ich von zu viel Schweinefleisch, da sein Fettgehalt recht hoch ist und es viel Arachidonsäure enthält, die Ausgangssubstanz für entzündungsfördernde Eicosanoide ist und damit auch Krankheiten wir Rheuma oder Arthritis begünstigt. Auch Enten und Gänse sollte man wegen des hohen Fettgehalts eher selten essen. Aber ab und zu als besonderer Festtagsbraten dürfen sie gerne auf den Tisch kommen.

Eine besonders wertvolle tierische Eiweiß-, aber auch Fettquelle sind fette Meeresfische, weil ihre Speckschicht vorwiegend eben nicht aus gesättigten Fetten, sondern aus besonders wertvollen Omega-3-Fettsäuren besteht. Auch sonst sind Fische sehr gesund, weshalb ich – hier ausnahmsweise im Einklang mit der Deutschen Gesellschaft für Ernährung – zwei Mahlzeiten pro Woche mit Fisch empfehle. Alternativ kann man auch Meeresfrüchte essen, die ebenso eiweißreich und delikat sind. Fett enthalten sie allerdings kaum, auch kein gesundes.

Nüsse und Ölsaaten sind ebenfalls sowohl eine ausgezeichnete Eiweiß- als auch Fettquelle. Denn natürlich enthalten Leinsamen die gleiche günstige Fettzusammensetzung wie Leinöl und Walnüsse sind nicht weniger wertvoll als Walnussöl – sie sind sogar noch wertvoller, weil sie auch viel hochwertiges Eiweiß sowie jede Menge lebensnotwendiger Vitamine und Mineralien liefern. Nüsse und Samen gehören damit zu den gesündesten Lebensmitteln überhaupt. Außerdem sättigen sie noch gut. Das Bedürfnis nach Brot als Beilage zu Salat oder Suppe nimmt, wie ich aus Erfahrung weiß, rapide ab, wenn man Nüsse über die Speisen streut oder es eine andere eiweißreiche Einlage gibt, etwa Käse oder gebratene Hühnerbrustwürfel.

Die besten Sattmacher unter den Eiweißlieferanten sind aber die Hülsenfrüchte. Gekochte Linsen, ein Bohnensalat oder ein Erbspüree als Beilage wiegen die klassischen Kartoffeln oder alle Getreideprodukte locker auf. Zwar enthalten Hülsenfrüchte neben wertvollen Eiweißen auch einen beträchtlichen Anteil an Kohlenhydraten, doch dank des hohen Ballaststoffanteils werden diese nur langsam verdaut und treiben den Insu-

WENN ÖLE UNGESUND WERDEN

Ganz geht die Gleichung »pflanzliche Fette = gesund, tierische Fette = ungesund« nicht auf. Pflanzenfette wie Kokos- oder Palmkernfett etwa enthalten überwiegend gesättigte Fettsäuren. Dass sie bei Raumtemperatur fester als die gesunden Öle sind, ist kein Zufall. Ungesättigte Fettsäuren haben einen niedrigeren Schmelzpunkt. Auch für die Herstellung von Margarine müssen eigentlich gesunde Öle gehärtet werden, wobei ihre wertvollen Doppelbindungen in einfache, gesättigte Bindungen umgewandelt werden. Damit verlieren sie natürlich ihren gesundheitlichen Wert. Besonders fatal ist es, wenn dabei durch unsachgemäße Härtung auch noch sogenannte Transfettsäuren entstehen. Diese zeichnen sich durch eine bestimmte Kohlenstoffbindung aus, die in der Natur nicht vorkommt und für den menschlichen Organismus schädlich ist. Obwohl die Lebensmittelaufsicht inzwischen strengere Kontrollen vornimmt, werden in Margarine, Instantsuppen, Kartoffelchips, Pommes frites, Keksen, Crackern und anderen Backwaren immer wieder Transfettsäuren gefunden.

linspiegel nicht in die Höhe. Allerdings haben Hülsenfrüchte nicht den besten Ruf. »Jedes Böhnchen gibt ein Tönchen« heißt es gerne und damit sind weder liebliche Melodien noch fetzige Rhythmen gemeint, sondern unangenehme Blähungen. Sie kommen daher, dass die Ballaststoffe teilweise im Dickdarm von Bakterien bearbeitet werden, was zu einer übermäßigen Gaserzeugung führen kann. Allerdings ist das kein Grund, Hülsenfrüchte in Bausch und Bogen zu verdammen. Erstens sind nicht alle Menschen gleich anfällig für dieses Problem, vor allem, wenn sie nicht in rauen Mengen Bohnen zu sich nehmen. Zweitens sind verschiedenen Hülsenfrüchte unterschiedlich gut verträglich. Während bei Bohnen die Gefahr stärkerer Gasbildung tatsächlich relativ groß ist, werden Erbsen, Linsen und Kichererbsen in der Regel geräuschlos verdaut.

Nicht nur für Vegetarier

Zu den Hülsenfrüchten gehört auch die Sojabohne, weshalb ich hier auf Tofu zu sprechen kommen möchte. Es soll ja immer noch Menschen geben, die ihn als wenig erfreuliches Ersatzprodukt für Menschen betrachten, die aus verschiedensten Gründen kein Fleisch essen. So eine Sichtweise ist natürlich grundfalsch. Zum einen ist Tofu ein besonders gesundes Lebensmittel, zum anderen auch eine kulinarische Bereicherung für den Speisezettel von Fleischessern. Nicht umsonst ist er seit über 2000 Jahren eine feste Größe in der exzellenten chinesischen Küche.

Sojabohnen sind wahre Eiweißbomben. Vor allem sind sie das einzige pflanzliche Lebensmittel, dessen Eiweiß für den menschlichen Organismus so wertvoll ist wie das tierischer Produkte – eigentlich sogar noch wertvoller. Denn Sojaprotein ist in der Lage, den Anteil das schädlichen LDL-Cholesterins im Blut zu senken. Neben den großen Mengen an allen acht essenziellen Aminosäuren, enthalten die gesunden Bohnen auch beide essenziellen Fettsäuren und dazu noch reichlich Vitamin B1, Niacin, Folsäure, Kalium, Kupfer und Mangan sowie gewisse Mengen fast aller anderen Vitamine und Mineralstoffe. Dagegen finden sich nur ein geringer Anteil gesättigter Fettsäuren und so gut wie keine Kohlenhydrate, weshalb der Konsum keine Auswirkungen auf den Insulinspiegel hat. Auch für viele Menschen mit Nahrungsmittelunverträglichkeiten sind Sojaprodukte sehr wertvoll, da sie weder Laktose noch Gluten enthalten. Nur wer gegen Leguminosen überempfindlich ist, sollte sie meiden.
Tofu wird aus dem geronnen Sojaeiweiß hergestellt, weshalb er früher auch als Bohnenquark oder Bohnenkäse bezeichnet wurde. Mit nur 144 Kilokalorien pro 100 Gramm kommt er ähnlich schlank daher, wie Hähnchenfleisch (ohne Haut). Von Natur aus hat er fast keinen Eigengeschmack, doch deshalb ist er bestens geeignet zum Aromatisieren. Marinieren Sie zum Beispiel Tofuwürfel mit Sojasauce, Reiswein, Ingwer, Knoblauch

oder Chilischoten, bevor Sie ihn in reichlich Rapsöl anbraten und dann unter ein buntes Wok-Gemüse mischen.

Zunehmend findet sich in den Tiefkühl-Regalen der Biomärkte oder Reformhäuser auch bereits aromatisierter Tofu, etwa Bärlauch-, Basilikum-, Paprika- oder Nuss-Tofu. Ich mag besonders gerne geräucherten Tofu, der auch die Gemüsefüllung für die roten Paprika auf Seite 174 aufpeppt. Mit seinem intensiven Aroma kann er locker geräucherten Speck ersetzen und ist dabei viel gesünder und kalorienärmer. Ich habe schon mehrfach Gäste bewirtet, die keinen Unterschied zu Fleisch geschmeckt haben.

SEIDENZART ODER RUSTIKAL

Tofu wird in verschiedenen Konsistenzen angeboten. Sorten zum Braten etwa sind sehr fest und können problemlos in Scheiben oder Würfel geschnitten und gegrillt oder frittiert werden. Tofu zum Dünsten oder Dämpfen dagegen ist zarter und Seidentofu schließlich kann als Grundlage für Cremes und Desserts dienen, wenn man ihn im Mixer püriert. Achten Sie deshalb beim Einkauf auf den Verwendungszweck, der in der Regel auf der Verpackung angegeben ist.

GESUNDE NÜSSE

Nüsse gehören wahrscheinlich zu den am meisten vernachlässigten Zutaten in der durchschnittlichen deutschen Küche. Im Allgemeinen werden sie nur zum Backen verwendet. Dabei kann man so viele andere phantastische Sachen mit ihnen anstellen. Während Pinienkerne sehr gut zu vielen mediterranen Rezepten passen, Erdnüsse und Cashewnüsse ostasiatischen Currys Biss geben und Mandeln sich hervorragend in indischen oder orientalischen Gerichten machen, passen Walnüsse besonders gut zur Winterküche. Sehr gut harmoniert z. B. der süße Nussgeschmack mit dem leicht erdigen Aroma von Roter Bete und der Schärfe von Senf und Kresse (siehe Seite 175). Auch winterlicher Feldsalat oder Chicorée mit Obst bekommen durch Walnüsse ihren besonderen Pep. Perfekt passen die gesunden Nüsse auch zu Blauschimmelkäse und Birnen. Probieren Sie doch einmal geschmorte Birnen mit Roquefort und Walnüssen auf Feldsalat! Gehackte Nüsse, vermischt mit Gewürzen, Ei und nach Belieben Käse ergeben zudem eine schmackhafte Kruste für Fleisch oder Gemüse, das im Ofen gebacken wird. Eine türkische Spezialität sind Walnüsse, die im Mixer mit gegrillten, gehäuteten Paprika, Chili und etwas Joghurt zu einer Paste vermahlen werden. Diese wird dann als Dip zu gegrilltem Fleisch und Gemüse oder als Brotaufstrich verspeist. Auf dieselbe Art können Sie auch das klassische Pesto Genovese einmal nicht mit Pinienkernen und Basilikum, sondern mit Walnüssen und Rucola herstellen.

Alles drin

Walnüsse enthalten fast alles, was auf unserem Speiseplan der essenziellen Stoffe (siehe Seite 36 f.) aufgeführt ist. Außerdem enthält keine andere Nuss mehr alpha-Linolensäure. Schon eine Handvoll der köstlichen Kerne deckt locker den Tagesbedarf. Natürlich sind die kleinen Nährstoffbomben nicht energiearm. 100 Gramm liefern gut 660 Kilokalorien. Aber dafür machen sie auch angenehm satt. Mir ist noch niemand begegnet, der 80 Gramm Walnüsse auf einmal weggeputzt hätte, während mir Patienten immer wieder gestehen, dass sie durchaus imstande sind, bei einem Heißhungeranfall eine Tafel Schokolade, 100 Gramm Kartoffelchips, zwei Stück Sahnetorte oder eine große Tüte Gummibärchen zu vertilgen – was nicht so gut sättigt und vor allem viel, viel ungesünder ist.

Backen mit Nüssen

Wenn es um Nüsse geht, darf natürlich auch das Thema Backen nicht zu kurz kommen. Erinnern Sie sich, dass früher Apfel, Nuss und Mandelkern als die Weihnachtsleckereien schlechthin galten? Das führt schon auf die richtige Spur. Generell lässt sich nämlich in vielen Rezepten das Mehl durch gemahlene Nüsse ersetzen. Echte traditionelle Elisenlebkuchen zum Beispiel enthalten kein Mehl, sondern einen Mix aus gemahlenen Mandeln, Walnüssen und Haselnüssen. Auch Makronen werden ganz ohne Mehl hergestellt. Wenn Sie dann noch statt Zucker nur wenig Agavensirup oder Erythrit verwenden – Ich hoffe doch, Sie haben Ihr Geschmacksempfinden für Süßes inzwischen sensibilisiert –, ist gegen solches Naschwerk in Maßen nichts einzuwenden. Auch für schokoladige Muffins oder Brownies brauchen Sie kein Mehl, sondern nur geriebene Nüsse und Eier. Verwenden Sie Schokolade mit 70 Prozent Kakaoanteil oder mehr oder Kakaopulver plus ein wenig alternative Süße und mischen Sie neben den gemahlenen auch grob gehackte Nüsse in den Teig. Jede Wette, dass da auch eingeschworene Zucker- und Weißmehlbäcker gerne zugreifen.

Viele Rezepte für Möhrenkuchen kommen ebenso komplett ohne Mehl aus. Die Kuchen bestehen dann vor allem aus geraspeltem Gemüse und Nüssen. Die gesündeste Nuss ist dabei, das wird sie kaum verwundern, nachdem ich Ihnen bereits das Öl so eindringlich ans Herz gelegt habe, die Walnuss.

Sehr gerne backe ich auch mit Quark und Mohn. Die klassische Kombination, die sich in vielen traditionellen Rezepten etwa aus Schlesien oder Sachsen findet, schmeckt nicht nur bewährt gut, sondern ist auch überzeugend gesund: Während der Quark wertvolles Eiweiß beisteuert, finden sich in den Mohnsamen ungesättigte Fettsäuren und ein hoher Gehalt an Mineralien wie Kalzium, Phosphor und Zink. Hier eins meiner Lieblingsrezepte:

Low-Carb Mohnkuchen mit Orangensalat

Sie brauchen dazu:

ZUTATEN: 250 g Magerquark, 4 EL Walnussöl, 4 Eier, 1 Apfel, 200 g gemahlenen Graumohn, 1 TL Backpulver, 150g Erythrit, die Schale einer unbehandelten Zitrone, 75 g gemahlene Mandeln, . Orangen, 1 cl Grand Manier

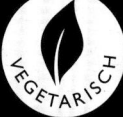

ZUBEREITUNG: Den Magerquark mit zwei EL Walnussöl verrühren. Die Eier trennen und die Eigelbe unter den Quark mischen. Den Apfel waschen, vierteln (dabei das Kerngehäuse entfernen) und raspeln. Den Graumohn mit Backpulver, Erythrit und der Zitronenschale mischen. Das Eiweiß zu steifem Schnee schlagen und vorsichtig unterheben. Eine Backform (ca. 20x25 cm) mit dem restlichen Walnussöl auspinseln und mit den gemahlenen Mandeln bestreuen. Den Teig einfüllen und im vorgeheizten Ofen bei 180 °C (Umluft) ca. 25 Minuten backen.

Sie können diesen Kuchen gut schon am Vortag backen. Kurz vor dem Servieren schälen Sie dann die Orangen so, dass die weiße Haut völlig entfernt wird, lösen die Fruchtfilets zwischen den Trennhäuten heraus, beträufeln sie mit Grand Marnier und servieren sie zum Kuchen.

Ei, Ei, Ei

Bleiben von den klassischen Eiweißlieferanten noch die allerklassischsten: die Eier. Haben Sie auch noch im Ohr, dass es sich dabei um wahre Cholesterinbomben handelt, die für die menschliche Gesundheit extrem schädlich sind? Ich höre den Satz »Eier darf man ja auch nicht mehr essen« jedenfalls recht häufig.

Es stimmt: Eier enthalten Cholesterin, sogar recht viel. Aber unser Körper braucht Cholesterin. Was er nicht mit der Nahrung bekommt, stellt er selbst her. Unser Körper enthält etwa 140 Gramm Cholesterin, wovon 95 Prozent »verbaut« sind. Der Rest ist als Reserve im Blut unterwegs. Zu hoch sollte dieser Blutanteil nicht sein. Aber alle Vermutungen, dass ein hoher Cholesteringehalt in der Nahrung auch zu viel Cholesterin im Blut führt, haben sich als wenig belastbar herausgestellt. Erstens stammen im Schnitt überhaupt nur 10 Prozent des Cholesterins aus der Nahrung. Zweitens scheint es Höchstmengen für die Aufnahme von »externem« Cholesterin zu geben. Unser Organismus verleibt sich also gar nicht alles ein, was wir essen.

Somit können wir den viel geschmähten Eiern Freispruch erteilen und sie uns schmecken lassen: Sie enthalten nämlich neben Cholesterin auch noch die meisten Vitamine und Mineralstoffe, sowohl Linol- wie etwas Linolensäure und eine große Menge aller acht essenziellen Aminosäuren. Bereits ein Ei von etwa 50 Gramm liefert rund 15 bis 30 Prozent des Tagesbedarfs eines durchschnittlich schweren Erwachsenen und schlägt dabei gerade einmal mit nur rund 80 Kilokalorien zu Buche.

LEINSAMEN IM MÜSLI

Unter den möglichen Frühstückskörnern sind natürlich Leinsamen mit ihrem hohen Gehalt an alpha-Linolensäure besonders gesund. Sie haben jedoch ein Manko: eine harte Schale. Wer Leinsamen pur ins Müsli oder den Obstsalat streut, riskiert, dass sie einfach durch den Körper wandern und unten wieder unversehrt herauskommen. Wer die wertvollen Inhaltsstoffe also tatsächlich nutzen möchte, sollte besser zu Leinsamenschrot greifen. Menschen, die abnehmen wollen, dagegen können sich die schwere Verdaulichkeit der kleinen Körner zunutze machen. Leinsamen besitzt nämlich ein beträchtliches Quellvermögen. Damit ist er sowohl ein Sattmacher ersten Ranges, als auch einer der effektivsten Ballaststoffe überhaupt. Man kann sich damit sehr gut Magen und Darm füllen, nimmt dabei aber kaum Kalorien zu sich. Denken Sie an viel Flüssigkeitsaufnahme, damit die Leinsamen auch gut quellen können.

Das Thema Eier führt uns direkt zu einer weiteren Frage, die Menschen, die sich kohlenhydrat-arm ernähren wollen, meistens sehr drängt: Was ist mit dem Frühstück? Wovon soll ich morgens leben, wenn Brot und Müsli vom Speiseplan gestrichen sind? Hier sind natürlich alle fein heraus, die sich für das traditionelle English Breakfast begeistern können. Baked Beans mit Eiern und Würstchen lassen den Insulinspiegel völlig cool im Keller, sofern man es sich verkneift, die Bohnen mit Zucker oder Sirup zu süßen und zu dem Ganzen Toastbrot zu essen.

Andererseits ist so ein Frühstück natürlich trotzdem recht kalorienreich und nicht wirklich jedermanns Sache. Also dann vielleicht lieber ein Omelett mit Eiern, Gemüse (Brokkoli, Zwiebeln) und Kräutern zubereiten.

Mein persönlicher Favorit ist allerdings mein »Powerquark«. Dazu rühre ich 200 Gramm Bio-Magerquark mit 1 – 2 Löffeln Leinöl und 100 Gramm gemischten Beeren (hierzu können auch gut TK-Produkte verwendet werden) mit dem Pürierstab glatt und bestreue ihn dann mit 20 Gramm frischen Beeren, am liebsten Blaubeeren oder Brombeeren und je einem Esslöffel gehackter Walnüsse und geschroteter Leinsaat. Das ist nicht nur sehr gesund, sondern auch ausgesprochen wohlschmeckend.

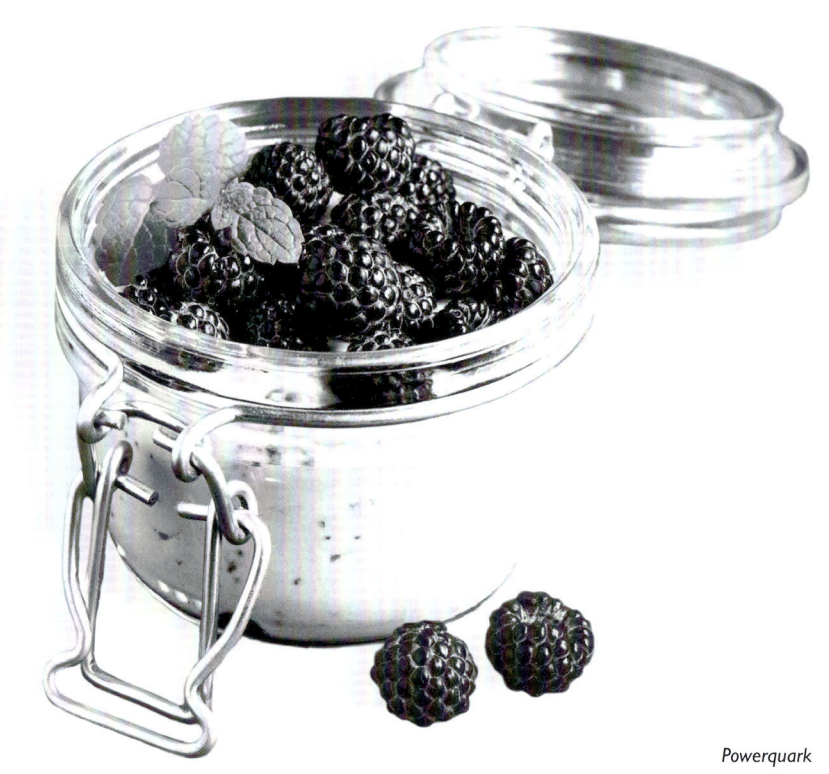

Powerquark

Ich kann Ihnen also aus eigener Erfahrung versichern, dass man tatsächlich auch ohne Brot und Frühstücksflocken gut in den Tag startet. Andererseits will ich Brot und Müsli auch nicht verteufeln. Aber bitte greifen Sie wenigstens zu Vollkornbrot beziehungsweise Vollkornflocken und meiden Sie Weißmehlprodukte und gesüßte, stark verarbeitete Frühstückcerealien wie Cornflakes. Wie bereits gesagt: Die Pyramide endet hier nur für jene, die gesundheitliche Probleme haben oder abnehmen wollen. Für alle anderen, wird sie nur enger. Aber bevor wir uns ab Seite 79 mit Stufe 4 der Nahrungspyramide und den Vollkornprodukten beschäftigen, möchte ich im nächsten Kapitel erst einmal allen, die fürs Erste hier aussteigen und denen, die abnehmen wollen, genau erklären, warum der Verzicht auf die »schnellen« Kohlenhydrate dabei so wichtig ist.

Hüftgold ade

DIE FETTDEPOTS DES KÖRPERS KNACKEN

Wenn ich einem meiner Patienten bestätige, dass er aus gesundheitlichen Gründen abnehmen muss, dann spielen sich oft regelrechte Dramen ab. »Ich habe es doch schon so oft versucht, aber es klappt nie.« »Die Pfunde kommen sofort wieder.« »Es sind einfach meine Gene.« »Ohne Schokolade kann ich nicht leben. Ich brauche Süßes für meine Nerven.« »Vom Hungern bekomme ich Magenschmerzen.« »Es ist so schrecklich, zuschauen zu müssen, wie es sich die andern schmecken lassen.«

Zugegeben: Abnehmen ist kein Kinderspiel. Wer abnehmen will, muss das Essen neu erlernen. Schließlich wären wir nicht zu dick geworden, wenn wir nicht etwas falsch gemacht hätten. Diese Fehler gilt es abzulegen, sonst bleibt die schlankere Linie allenfalls eine Episode. Darüber, dass manche für ihre Ernährungsfehler härter bestraft werden als andere, haben wir schon gesprochen. Aber darüber, dass Jammern nichts hilft, auch. Was jedoch hilft, ist die richtige Strategie, sodass dem ganzen Unterfangen wenigstens Erfolg beschieden ist. Leider gibt es jedoch immer noch zu viele falsche Diäten und Empfehlungen, die überhaupt nicht langfristig wirken können. Natürlich können Sie sich irgendeine Zeitschrift kaufen und mit der dort empfohlenen Frühjahrsdiät eventuell in drei Monaten ihr Wunschgewicht erreichen. Aber mit kurzfristigem Abnehmen werden Sie langfristig keine Erfolge erzielen.

Schuld an dem ganzen Dilemma ist natürlich wieder diese stockkonservative Steinzeitgesinnung unseres Köpers. In Zeiten, in denen man nie wissen konnte, wann das nächste Mammut vorbeikommt und man bis zur nächsten Jagd mit ein paar zufällig gefundenen Beeren und Nüssen auskommen musste, war ein wenig Speck auf den Hüften tatsächlich eine Versicherung gegen den allzu schnellen Hungertod. Auch die Tatsache, dass es noch keine Kühlschränke gab und »externe« Vorräte leicht ein Opfer von Fäulnis, Ratten und anderen Räubern wurden, sprach dafür, Nahrungsreserven lieber körperintern an Bauch und Hüften zu speichern. Dass diese Rettungsringe heute in den wohl versorgten Industrieländern keinem mehr helfen, sondern ihren Besitzer im Gegenteil in einen Abgrund aus Krankheit und Depressionen reißen können, ist irgendwie noch nicht angekommen. Unser Körper verfügt weiterhin nicht über die Fähigkeit, überflüssige Kalorien einfach auszuscheiden, sondern deponiert sie fein säuberlich.

Schlimmer noch: Er ist sogar in der Lage, in einen speziellen Hungermodus zu schalten. Bestimmt haben Sie schon einmal vom Jo-Jo-Effekt gehört, vielleicht sogar selbst schon die leidvolle Erfahrung gemacht, dass dieser keine Erfindung von Diät-Hassern ist, sondern bittere Realität. Wenn unser Körper nämlich einige Tage nichts oder nur sehr wenig zu essen bekommen hat, beginnt er seinen Energieverbrauch zu drosseln. Man kennt das von Tieren, die Winterschlaf halten. Sie können monatelang nur von ihrem Winterspeck leben, weil sie ihren Stoffwechsel radikal herunterregeln. Zu solchen Extremen ist der menschliche Körper zwar nicht fähig, aber ein auf die Hälfte reduzierter Kalorienbedarf ist durchaus drin. Etwa, indem die Körpertemperatur, die Herzfrequenz und der Blutdruck gesenkt werden, bei Frauen der Zyklus eingestellt wird, das Gehirn langsamer arbeitet und Muskeln abgebaut werden, für deren Erhalt mehr Energie nötig ist als für Fettgewebe. Zwar reduzieren sich auch die Fettreserven, doch eben nur

WENN DAS MASS DES BODYS NICHT MEHR STIMMT

Ab wann hat man eigentlich Übergewicht? Das wird heute gemeinhin mit dem Body-Mass-Index (BMI) bestimmt. Dabei muss man das Körpergewicht in Kilogramm durch das Quadrat der Körpergröße in Metern teilen. Wer nicht soviel rechnen will, findet im Internet unter dem Stichwort BMI-Rechner leicht Instrumente, die das für ihn erledigen. Ein Wert unter 18,5 signalisiert Untergewicht, ab einem BMI von 25 beginnt das Übergewicht, ab 30 sprechen wir von Adipositas. Allerdings ist der BMI nur eine recht grobe Messmethode, weil weder Alter, noch Geschlecht oder Körperbau berücksichtigt werden. Auch sind zum Beispiel Muskeln schwerer als Fett, was austrainierten Sportlern einen hohen BMI beschert, obwohl sie nicht übergewichtig sind. Deshalb muss der BMI immer zusammen mit dem Bauchumfang gesehen werden. Das wirklich gefährliche Fett sitzt nämlich im Bauchraum zwischen den Organen. Während andere Fettpolster, etwa an den Oberschenkeln, vor allem unschön sind, produziert der Bauchspeck Hormone, die unseren Stoffwechsel beeinflussen – und zwar zum Negativen. Bei Männern besteht ab einem Taillenumfang von 94, bei Frauen ab 80 Zentimetern ein erhöhtes Risiko, Herz-Kreislauferkrankungen beziehungsweise Diabetes zu bekommen. Ab einem Umfang von 102 beziehungsweise 88 Zentimetern gilt die Gefahr als stark erhöht. Ergänzend kann man einen weiteren Messwert heranziehen, nämlich das Verhältnis von Taillen- zu Hüftumfang. Bei Männern wird es kritisch, wenn die Taille breiter als die Hüfte ist, bei Frauen, wenn der Taillenumfang durch den Hüftumfang geteilt mehr als 0,85 ergibt.

langsam und mit allerlei unschönen Risiken und Nebenwirkungen. Das Schlimmste aber ist, dass unser Körper nach so einer Radikaldiät jegliches Vertrauen in uns verloren hat. Auch wenn wir das gewünschte Gewicht erreicht haben und wieder mehr essen, wird er von der Angst bestimmt, dass jederzeit wieder schlechte Zeiten über ihn hereinbrechen könnten. Vorsichtshalber bleibt er daher im Hungermodus mit reduziertem Energieverbrauch und legt alle weiteren Kalorien in Reserven an. Damit er die auch bekommt, tyrannisiert er uns mit Heißhungerattacken. Das traurige Ergebnis: Die Nebenwirkungen der Hungerkur bleiben, während die verschwundenen Fettreserven im Nu wieder hergestellt sind, vielleicht sogar den Ausgangswert übersteigen. Untersuchungen haben ergeben, dass es Monate dauern kann, bis unser Körper wieder aus dem Hungermodus herausfindet. Wenn wir ihm dann erneut eine Diät zumuten, weil die Waage schon wieder die Notwendigkeit dazu signalisiert, dann geht das gleiche Spiel von vorne los. Ja, es wird mit der Zeit immer schwieriger abzunehmen und die

Pfunde kehren immer schneller zurück – so wie ein Jo-Jo jedes Mal, wenn es gen Boden gesaust ist, danach wieder in die Höhe steigt.

Wie aber kann man dieser Falle entgehen? Wir können unseren Körper ja schlecht umziehen. Abläufe, die er seit der Steinzeit nicht abgelegt hat, werden wir ihm kaum innerhalb unserer kurzen Lebensspanne austreiben.

Zunächst einmal hilft es, keine Hungerkuren zu machen. Essen Sie, bis sie satt sind, aber keinen Bissen mehr. Essen Sie danach erst wieder, wenn Sie Hunger haben. Oder etwas später. Ein paar Stunden Hunger schaden nichts, ein paar Tage schon.

Vom Kalorienzählen und mehr

Eigentlich bin ich ja kein Freund der Kalorienzählerei, aber gerade für den Anfang kann es sehr hilfreich sein, zu ermitteln, in welchem Verhältnis Ihr Kalorienverbrauch zu dem Energiegehalt Ihrer Nahrung steht. Denn nur, wenn Sie (etwas) mehr verbrauchen als Sie essen, können Sie abnehmen. Wenn Sie in der Suchmaschine im Internet »Grundumsatz berechnen« eingeben, finden Sie leicht einen Rechner, der Ihnen einen recht guten Wert anzeigt, wie viele Kalorien ein Mensch Ihres Alters, Ihres Geschlechts, Ihres Gewichts und mit Ihrer Lebensweise am Tag verbraucht. Wenn Sie diesen Wert kennen, sollten Sie mindestens eine Woche lang, besser zwei Wochen, ein Ernährungstagebuch führen, in dem Sie genau notieren, was Sie am Tag zu sich nehmen. Vergessen Sie dabei vor auch nicht die Getränke und die kleinen Häppchen zwischendurch. Dazu können Sie natürlich einfach ein gewöhnliches Notizbuch benutzen. Viel einfacher ist es jedoch, wenn Sie auch hier das Internet zu Hilfe nehmen. Unter dem Suchwort »Ernährungstagebuch« finden Sie dort reichlich Seiten, auf denen Sie sich kostenlos registrieren können. Wenn Sie dann Ihren täglichen Speisezettel eingeben, rechnen Ihnen diese Hilfsmittel (zum Beispiel unter www.fatsecret.de) automatisch die verzehrten Kalorien aus. Im App Store können Sie auch entsprechende Apps für Ihr Smartphone finden.

Bei meinen Patienten führt häufig allein ein solches Tagebuch dazu, dass sie abnehmen. Weil ihnen auf einmal auffällt, welche Mengen an Nahrungsmitteln sie zu sich nehmen, ernähren sie sich bewusster. Das Ganze macht aber natürlich nur Sinn, wenn Sie wirklich alles, was Sie essen, aufschreiben. Es ist erstaunlich, wie vieles manche Menschen vergessen: das Dressing am Salat, die Soße zum Braten, sämtliche kalorienhaltigen Getränke, das Hustenbonbon, den Gratiskeks zum Kaffee, aber auch umfangreichere Zwischenmahlzeiten. All das klingt harmlos, macht aber meist gerade den Unterschied zwischen »im Rahmen« und »zu viel« aus. Vor allem, wenn man nicht jeden Tag diszipliniert Buch führt, sondern seine Mahlzeiten erst im Nachherein für einige Tage auf einmal auflistet, ist es praktisch unmöglich, sich an alles zu erinnern. Aber im Zeitalter der Smartphones gibt es einen guten Trick, wie man der Erinnerung auf die Sprünge helfen kann: Einfach alles, aber auch wirklich alles zu fotografieren, was man zu sich nimmt. Damit ist man vom Übel der täglichen Auswertung befreit und kann anhand der Bilder leicht die Daten einer Woche auf einmal erfassen. Außerdem kann es sehr erhellend sein, die Portionsgrößen verschiedener Tage zu vergleichen. Auch Ihrem Ernährungsberater hilft es, wenn er sich ein Bild machen kann, was für Sie »eine Kleinigkeit« oder eine »mittlere Portion« ist.

Wichtig ist es auch, regelmäßig und bewusst zu essen. Ich erlebe es immer wieder, dass junge Leute, die mit dem Studium oder der Arbeit anfangen, plötzlich das »ordentliche« Essen vernachlässigen. Ihr Speisezettel besteht eigentlich nur noch aus lauter Zwischenmahlzeiten, die sie sich irgendwann zwischen Arbeit, Lernen und Freizeit zuführen, oft im Stehen, meist sehr hastig. Sie haben vielfach das Gefühl, gar nicht richtig zu essen und merken nicht, wie oft und wie viel sie in Wirklichkeit vertilgen. Irgendwann haben sie dann plötzlich 10 oder 15 Kilo zu viel auf den Rippen und wundern sich, wo die hergekommen sind. Nehmen Sie sich also Zeit zum Essen, setzen Sie sich hin und essen Sie mit Bedacht! Vor allem aber: Hören Sie nicht auf die Ratgeber, die Ihnen empfehlen, möglichst viele Kohlenhydrate und dafür fast kein Fett zu sich zu nehmen – auch wenn diese Berater viele sind und vielleicht wohlklingende Titel tragen. Denn zu viele Kohlenhydrate tragen die Schuld, dass so viele Diäten überhaupt nicht anschlagen. Zwar verliert der Körper wie bei jeder Diät erst einmal ein paar Liter Wasser, was sich natürlich auf der Waage bemerkbar macht. Lassen Sie sich aber von diesem scheinbaren Anfangserfolg auf keinen Fall beeindrucken.

TEUFEL UND BEELZEBUB

Lassen Sie sich nicht verführen, dem Diäterfolg mit industriellen, fettreduzierten Light-Produkten nachzuhelfen. Denn bei den meisten dieser Erzeugnisse wird das Fett durch irgendwelche modifizierten Stärken ersetzt. Etwa durch Maltodextrin, das vielfach als Stabilisator und Füllstoff zugesetzt wird. Etwas Schlimmeres können Sie aber Ihrem Insulinhaushalt gar nicht antun! Während normaler Haushaltszucker einen glykämischen Wert von knapp 70 hat und Traubenzucker den Vergleichswert 100 markiert, erreicht Maltodextrin Werte von 110 bis 130 und hat zudem auch noch etwas mehr Kalorien als Zucker. Es eignet sich für ausgepowerte und dehydrierte Hochleistungssportler, die wieder zu Kräften kommen müssen, aber ganz bestimmt nicht für eine Diät – auch wenn die Produkte im Endeffekt etwas weniger Kalorien haben als das naturbelassene, fettere Ausgangsprodukt. Rundum zu empfehlen sind dagegen natürlich Produkte, bei denen das Fett mit einfachen Methoden entfernt und nicht ersetzt wird, etwa entrahmte Milch.

Ich habe Ihnen bereits aufgezeigt, wie Kohlenhydrate den Blutzuckerspiegel ansteigen lassen und hektische Aktivitäten des Insulins bewirken. Insulin aber ist das vorwitzigste unter den Verdauungshormonen. Solange das Hamsterhormon am Werk ist, hat kein anderer Stoff eine Chance aktiv zu werden. Um Reserven wieder abzubauen, braucht es einen ganz anderen Gesellen: Glukagon. Das ist der heimliche Gegenspieler des Insulins und zeigt sich nie in seiner Gegenwart. Im Klartext: Solange im Blut viel Insulin zirkuliert, kann man nicht abnehmen. Es geht ganz einfach nicht. Die Vorratszellen bleiben fest verschlossen, da das Schlüsselhormon Glukagon, das sie öffnen könnte, die Bühne auf keinen Fall betritt, solange dort noch Insulin herumtobt.

Das ist besonders für Diabetiker ein Riesenproblem, die bereits einen gestörten Insulinstoffwechsel haben und viel zu viel von dem Hormon produzieren, um ihre Blutzuckerwerte noch halbwegs verträglich zu halten. Um ihre Krankheit in den Griff zu bekommen, sollen sie abnehmen, das aber lässt sich kaum bewerkstelligen, weil es durch die Insulinüberschüsse wirksam verhindert wird. Rät man den armen Menschen dann noch, sich vor allem von Kohlenhydraten zu ernähren, ist der absolute Misserfolg vorprogrammiert, weil das Insulin noch häufiger in Aktion tritt und den Fettabbau stets für Stunden hemmt.

Ran an den Speck

Wie aber bringen wir unseren Köper dazu, seine Fettreserven anzugreifen? Nun, zum einen müssen wir natürlich weniger Kalorien zu uns nehmen, als wir verbrauchen, das aber mit Augenmaß, damit unser Körper nicht in den Hungermodus verfällt. Zum zweiten müssen wir unsere Bauchspeicheldrüse nach Möglichkeit daran hindern, Insulin auszuschütten. Dies gelingt nur, wenn wir keine Kohlenhydrate mit mittlerem oder hohem Glyx-Wert zu uns nehmen. Wenn wenig Insulin vorhanden ist und der Blutzuckerspiegel unter eine kritische Marke zu sinken droht, lässt sich nämlich das Glukagon aus der Reserve locken.

Das geschieht übrigens jede Nacht. Oder sagen wir besser: in den Nächten, in denen wir ins Bett finden. Denn selbst, während wir völlig inaktiv sind und süß und selig träumen, braucht unser Körper Energie, um die nötigen Lebensfunktionen aufrecht zu erhalten. Da nun auch keine frischen Kohlenhydrate das Insulin hervorlocken, kann das Glukagon ungestört walten. Es sorgt dafür, dass die in Muskeln, Leber und Nieren eingelagerte Stärke (Glykogen) in Glukose verwandelt wird und den Körperzellen zur Verfügung steht. Für eine ruhige Nacht reichen diese Reserven allemal. Wenn am Morgen dann allerdings wieder ausgiebig und vor allem kohlehydratreich gegessen wird, sind die Depots im Nu wieder gefüllt.

Bei harter körperlicher Arbeit oder intensivem Sport werden die Glykogenvorräte dagegen schon in etwa 60 bis 90 Minuten aufgebraucht. Also wirft unser Körper bei

Belastung zusätzlich den Fettstoffwechsel an, der unsere überschüssigen Pfunde in pure Energie umzuwandeln vermag. Er ist jedoch alles andere als ein Schnellzünder, sondern eher ein alter Diesel, der sich erst einmal langsam warmlaufen muss. Das kann bis zu einer halben Stunde dauern. Wer bis dahin die Bewegung schon wieder eingestellt hat, wird kein Fett los, auch wenn er vorher noch so intensiv trainiert hat. Die gute Nachricht: Um den Fettstoffwechsel zu aktivieren, braucht es keine Höchstleistungen. Deshalb macht es beim Abnehmen Sinn, sich lieber länger, aber weniger anstrengend zu bewegen, als kurz und intensiv.

Haben Sie übrigens schon einmal darüber nachgedacht, warum wir während des Sports keinen Hunger bekommen, obwohl wir doch jede Menge Energie verbrauchen? Das liegt daran, dass durch körperliche Anstrengung – aber auch durch andere belastende Faktoren wie Kälte oder Stress – das Hormon Glukagon besonders stark stimuliert wird. Es übernimmt dann die Ernährung unserer Zellen durch Glykogen-Abbau so gründlich, dass keinerlei Notwendigkeit besteht, zusätzlich noch von außen Nahrung beizusteuern. Auch das Adrenalin, das beim Sport in größeren Mengen freigesetzt wird, wirkt hungerdämpfend. Erst wenn wir in einen gemächlicheren Bewegungsrhythmus zurückgefunden haben (oder der Stress nachlässt), melden sich langsam andere Hormone und Botenstoffe wieder, die für Hungersignale zuständig sind.

Wenn Sie dann nicht *mehr* essen, als nötig ist, um den akuten Hunger und damit den aktuellen Energiebedarf ihres Körpers zu decken, sind Sie die beim Sport verbrauchten Fettreserven tatsächlich los. Hüten Sie sich jedoch, leicht abbaubare Kohlenhydrate zu konsumieren. Denn die füllen, wie Sie ja bereits wissen, nur wieder die Glykogen-Speicher auf, anstatt langfristig zu sättigen.

Aber sind die leeren Speicher denn kein Problem? fragen Sie sich jetzt vielleicht besorgt. Woher soll denn ohne Glykogen die schnell verfügbare Energie für spontane Höchstleistungen oder die Versorgung unseres gierigen Gehirns herkommen? Keine Sorge! Unser Körper kann tatsächlich ohne Kohlenhydrate auskommen. Menschen mit bestimmten Krankheiten wie Epilepsie oder einer Glukosetransportstörung werden bereits seit langem mit sogenannten ketogenen Diäten behandelt, die praktisch kohlenhydratfrei sind. Unser Organismus wandelt dabei Fett in Ketonkörper um, Verbindungen, die als Ersatz für Glukose dienen können. Selbst unser zuckergieriges Gehirn gibt sich damit zufrieden. Bei der Umstellung können ein paar Tage lang leichte Symptome wie Müdigkeit, Konzentrationsstörungen und Leistungsschwäche auftreten, die jedoch nicht von Dauer sind. Aber eine so radikale Diät möchte ich Ihnen gar nicht verordnen. Es reicht vollkommen aus, wenn Sie weitgehend auf Kohlenhydrate verzichten, die zu nennenswerten Insulinausschüttungen führen.

Wenn Sie sich diszipliniert an diese Ratschläge halten, werden Sie mit der Zeit Ihre Probleme ganz sicher in den Griff bekommen und dürfen Ihren Blick auch wieder auf die Spitze unserer Ernährungspyramide richten. Aber lassen Sie mich vorher noch auf das Thema »Bewegung« eingehen.

Mein Body und ich

DIESES TEAM MUSS BEWEGT WERDEN

Wer jemals ein Live-Konzert gesehen hat, weiß: Rockmusik ist Schwerstarbeit. Ich habe Udo Lindenberg erst persönlich kennengelernt, als er bereits 65 Jahre alt war und konnte kaum fassen, mit welcher Energie er drei Stunden lang über die Bühne fegte. Inzwischen weiß ich, welch hartes Training hinter diesen Höchstleistungen steckt: Joggen, Schwimmen, Kraftraum … Das volle Programm. Als Nachtmensch zieht Udo besonders gerne seine Bahnen im Hotel-Pool oder joggt um die Alster, wenn alle anderen schon schlafen. Gelegentlich fährt er von Hamburg auch mal spontan ans Meer, um dort in der Dunkelheit am Strand zu laufen.

»Ey Du, mein armer Körper, was hab' ich Dir schon alles angetan?«, singt er trotzdem in »Mein Body und ich« und zählt auf: »Ich hab' geraucht so wie ein Schlot und gesoffen wie ein Loch, ich hab' Dich superhart geschunden, doch du lebst immer noch!« Im Grunde fehlt in dieser Eloge aber all das, was Udo seinem Körper Gutes getan hat. Denn wir können unserem Körper definitiv Schlimmeres zumuten, als ihn superhart zu schinden. Nämlich: ihn nicht ordentlich ranzunehmen, ihn 12 Stunden am Tag auf einem Bürostuhl oder Sessel herumsitzen zu lassen und ihn für diese »Nicht-Leistung« auch noch mit zu viel und falscher Nahrung zu belohnen, damit die schlaffen Muskeln und eingerosteten Gelenke auch noch ordentlich verfetten.

Wenn ich meine Patienten nach ihrem typischen Tagesablauf frage, dann sieht der oft so aus: Morgens beim Frühstück sitzen, dann ins Auto steigen oder allenfalls einen kurzen Weg zum Bus oder zur U-Bahn zurücklegen, aus der Tiefgarage mit dem Fahrstuhl ins Büro, dann einige Stunden an den Schreibtisch, mittags ein kurzer Weg in die Kantine, wo wieder im Sitzen gegessen wird. Danach zurück ins Büro, nach Hause ebenfalls sitzend, wenn die U-Bahn nicht gerade überfüllt ist, genauso das Abendessen. Die letzten Stunden des Tages werden dann gerne vor dem Fernseher, dem Computer oder im Lesesessel genutzt. Ein solcher Tagesablauf ist das pure Gift für unseren Körper, denn das Sitzen kann mindestens so krank machen wie Alkohol und Nikotin, wenn sie im Übermaß gebraucht werden.

Dr. James Levine, ein amerikanischer Kollege, der sich an der Mayo Clinic in Minnesota seit 1995 mit den Ursachen von Fettleibigkeit beschäftigt, ist sogar zu dem Schluss gekommen: »Neun Stunden am Tag im Büro zu sitzen ist schlecht für deine Gesundheit, egal, ob du danach nach Hause gehst und fernsiehst oder ins Fitnessstudio. Es ist schlecht, egal, ob du krankhaft fettleibig oder dünn wie ein Marathonläufer bist.« Auch Forscher der Northwestern University in Illinois haben in einer Studie mit Senioren festgestellt, dass diese umso gebrechlicher waren, je mehr von ihrer Zeit sie sitzend verbrachten. Hier hat sich auch gezeigt, dass es keinen großen Unterschied machte, ob die untersuchten Menschen Sport trieben oder nicht. Weder Gymnastik noch Schwimmen konnten die verheerenden Folgen des langen Sitzens ausgleichen. Bei vielen Beschwerden und Krankheiten, bei denen früher gerne Schonung empfohlen wurde, hat man inzwischen erkannt, dass Nichtstun das schlechteste Rezept ist, das es gibt. Es verstärkt die Beschwerden nur, während maßvolle Bewegung sie lindert. Das gilt etwa für Rückenschmerzen oder Arthrose. Unser Steinzeit-Organismus ist darauf ausgelegt, den ganzen Tag Pilze und Beeren zu sammeln oder Wild aufzustöbern. Er ist nicht unbedingt auf sportliche Höchstleistungen geprägt, aber auf kontinuierliche Bewegung. Die müssen wir ihm geben, damit er nicht krank wird.

Der erste Schritt, um fitter und schlanker zu werden, ist deshalb, weniger zu sitzen und mehr Aktivität in den Alltag einzubauen. An erster Stelle steht dabei für mich, statt den Aufzug, wo immer möglich, die Treppe zu nehmen. Denn Treppensteigen bringt unseren Kreislauf extrem in Schwung und ist eines der besten Trainings überhaupt. Auch auf Rolltreppen kann man – oh Wunder! – selbstständig gehen, anstatt sich einfach nur passiv nach oben transportieren zu lassen. Steigen Sie ein oder zwei Stationen früher aus dem Bus aus und gehen Sie den Rest möglichst flotten Schrittes zu Fuß. Wichtig ist auch, nie länger als eine Stunde am Stück zu sitzen. Stehen Sie spätestens nach 60 Minuten auf, gehen Sie ein paar Schritte und recken und strecken Sie Ihren Körper dabei. Vielleicht ist sogar die Zeit für eine kurze Gymnastikeinheit. Ein Gymnastikband für besonders effektive Übungen passt in jede Schreibtischschublade. Stehen Sie während eines Telefonats auf und gehen Sie dabei herum; das regt auch die Gedanken an. Suchen Sie den Kollegen direkt auf, wenn Sie ihm etwas zu sagen haben, anstatt ihm eine E-Mail zu schreiben, obwohl er nur wenige Büros weiter sitzt. Vielleicht können Sie ja auch ein paar Schritte nach draußen tun, während Sie sich besprechen? Gerade der gemeinsame Gang zum Mittagessen ist in der Regel nicht verschwendete Arbeitszeit, sondern die Chance für wertvollen Austausch. Hilfreich ist es auch, den Bürostuhl zeitweise gegen ein Stehpult oder einen Sitzball einzutauschen. Nehmen Sie das Fahrrad statt das Auto, um Einkaufen zu gehen. Lassen Sie einen Brief nicht liegen, bis Sie sowieso einmal am Briefkasten vorbeikommen, sondern nutzen Sie die Chance, kurz an die frische Luft zu kommen und ein paar Schritte zu Fuß zu gehen. Am Besten dann, wenn gerade die Sonne so richtig lacht. Sie werden sich wundern, mit wie viel Schwung und guter Laune Sie danach zu Ihrer Arbeit zurückkehren.

Wie viele Dinge, die gerade in Mode sind, hat auch diese gesteigerte Alltagsaktivität einen interessant klingenden Namen bekommen. Sie nennt sich jetzt N.E.A.T. Das steht für non-exercise activity thermogenesis, zu deutsch: Energieverbrennung ohne sportliche Belastung. Für Dr. Levine und sein Team von der Mayo Clinic steht fest, dass N.E.A.T. der wirksamste Faktor ist, wenn es darum geht ein gesundes Körpergewicht zu erlangen beziehungsweise zu behalten. Denn unsere Stoffwechselrate ist schon im Stehen um 10 Prozent höher ist als im Sitzen. Bei langsamem Gehen verdoppelt oder verdreifacht er sich. Bestimmt haben auch Sie sich schon oft gefragt, warum manche Menschen nicht zunehmen, obwohl sie nicht weniger essen und nicht mehr Sport treiben als andere, die beträchtliches Übergewicht haben. Nun, das Mayo-Team hat herausgefunden, dass Erklärungen wie »leichte Knochen«, »schlechter Futterverwerter« oder »die Gene« in der Regel Humbug sind. Die dünneren Menschen bewegen sich im Schnitt pro Tag einfach zweieinhalb Stunden mehr als die Übergewichtigen. Die Kollegen haben auch festgestellt, dass man seinen Energiebrauch durch N.E.A.T.-Maßnahmen im Extremfall sogar um 1000 Kilokalorien steigern kann, ohne sich wirklich anzustrengen oder Sport zu treiben. Das wird den wenigsten gelingen, aber 200 oder 250 Kilokalorien mehr sind schon durch relativ kleine Veränderungen zu erzielen. Und

Sie wissen ja: Alles, was Ihr Körper gleich verbrennt, wird erst gar nicht irgendwo in Form von Fett oder Stärke eingelagert. Ich empfehle meinen Patienten daher wieder: »Verdoppeln Sie einfach Ihr Bewegungspensum oder machen Sie 3000 Schritte am Tag zusätzlich.« Hilfreich ist es dabei, sich einen Schrittzähler oder Activity Tracker zuzulegen, das dient zur Kontrolle und erhöht die Motivation. Ziel sollte es sein, durchschnittlich täglich 10.000 Schritte oder mehr zurückzulegen.

„Wenn Sie erst einmal angefangen haben, mehr Bewegung in Ihren Alltag einzubauen, werden Sie überrascht sein, wie viele Möglichkeiten Sie dazu entdecken."

Der Energieverbrauch ist jedoch nicht der einzige Nutzen von mehr Bewegung. Sie bewahren damit auch ihre Muskeln und ihren Bewegungsapparat vor dem Verkümmern und aktivieren Botenstoffe, die etwa den Fettgehalt im Blut senken. Im Sitzen dagegen, so legen Ergebnisse des Mayo-Teams nahe, steigen unsere Blutfettwerte an und das Insulin in unserem Körper arbeitet weniger effektiv. Es wird also eine größere Menge davon gebraucht, um die gleiche Menge Blutzucker abzubauen. Das erhöht die Gefahr, Diabetes zu entwickeln. Wer seinem Körper das antue, meint James Levine, gleiche einem Menschen, der einen wirklich coolen Sportwagen besitze, ihn aber in der Garage verrotten lasse. Guter Spruch! Dem kann ich nur zustimmen. Holen Sie also ihren Luxuskörper aus der Garage und bringen Sie ihn auf Touren! Wenn Sie erst einmal angefangen haben, mehr Bewegung in Ihren Alltag einzubauen, werden Sie überrascht sein, wie viele Möglichkeiten Sie dazu entdecken.

Auf Touren

Trotz aller N.E.A.T.-Steigerung bleibt Sport aber natürlich trotzdem weiterhin eine wichtige Maßnahme, um Kraft und Ausdauer zu gewinnen und überflüssige Pfunde loszuwerden. Schließlich sollte man einen Sportwagen auch einmal ausfahren und damit nicht nur gemächlich durch das Viertel cruisen. Aber Sie müssen kein schlechtes Gewissen haben, wenn Sie es nicht jeden Tag ins Fitnessstudio oder auf die Laufstrecke schaffen. Besser, Sie treiben dreimal in der Woche Ausdauersport länger als 30 Minuten, als jeden Tag nur 10 bis 15 Minuten. Denn Sie erinnern sich bestimmt: Es braucht seine Zeit, um den Fettstoffwechsel anzukurbeln. Dafür schaltet er auch nicht einfach ab, wenn Sie ihr Trainingsprogramm erledigt haben. Denn da nun die Stärkespeicher in den Muskeln leer sind, wird anschließend die benötigte Energie für ganz normale Alltagsverrichtungen wie Atmen oder Verdauen auch aus den Fettdepots gewonnen – vorausgesetzt natürlich, Sie führen nicht alles Benötigte von außen zu. Dieses »Nachbrennen« kann bis zu 20 Stunden dauern.

Geeignete Sportarten sind zum Beispiel Laufen, Schwimmen, Radfahren oder Walking, die alle die Ausdauer fördern und je nach Leistungsstand individuell gut dosiert werden können. Auch Tanzen ist eine prima Sache, die nicht nur dem Körper, sondern auch der Seele und dem Sozialleben gut tut, ganz gleich, ob Sie lieber abrocken oder es klassisch mögen. Und, na klar, auch leidenschaftlicher Sex ist gesunde Bewegung, aber vielleicht eher schlecht in einen Trainingsplan einzubauen. Die Hauptsache ist aber tatsächlich, dass es Ihnen Spaß macht, Ihren Körper so richtig zu fordern. Denn nur so werden Sie motiviert genug sein, Sport einen regelmäßigen Platz in Ihrem Leben einzuräumen. Finden Sie also etwas, das zu Ihnen passt!

Gelegentlich hört man den Rat, statt Ausdauersportarten zu betreiben, lieber ins Fitness-Studio zu gehen und Muskeln aufzubauen. Die Begründung: Ein Kilo Muskelmasse verbrenne schon im Ruhezustand mehr Kalorien als die gleiche Menge Körperfett. Das ist richtig, doch der Vorteil ist nicht so entscheidend, als dass Sie sich deswegen zu einem Training zwingen müssen, dass Ihnen nicht zusagt. Vor allem bleiben Muskeln im Ruhezustand nicht lange Muskeln, wenn man sie nicht nutzt. Unser Körper denkt sehr ökonomisch und baut die Energiefresser schnell wieder ab, wenn sie scheinbar keinen Sinn ergeben. Ein dicker Bizeps bleibt also auch nur durch entsprechendes Krafttraining dick und nicht, wenn sie irgendwann doch wieder auf Laufen umsteigen, weil Ihnen das viel besser gefällt.

Trotzdem macht es natürlich Sinn, Muskeln gezielt zu trainieren. Das gilt aber weniger für die klassischen »Muckis«, als vielmehr für die tiefliegende Muskulatur, die unser Skelett stützt. Viele Verschleißerscheinungen treten nur deshalb auf, weil die Muskulatur zu schwach ist und dann Bänder und Gelenke, die dem Körper die nötige Stabilität verleihen sollen, überbeansprucht werden. Ein Großteil der Rücken- und Gelenkprobleme könnte vermieden oder zumindest teilweise wieder »repariert« werden, wenn man die entsprechenden Muskeln trainiert, die die geschädigten Bereiche, seien es Bandscheiben, Hüftgelenk oder Knie entlasten. Um diese Tiefenmuskulatur aber auch wirklich zu erreichen, braucht es spezielle Übungen, kein allgemeines Krafttraining. So ein Training wird teilweise in Fitness-Studios an speziellen Geräten angeboten, aber auch in Gymnastikkursen. Sollten Sie derartige Beschwerden haben oder auch nur den ersten Anflug dieser Zipperlein verspüren, kann ich nur raten, dem mit gezielten Programmen entgegen zu steuern. Einfach Joggen oder Schwimmen zu gehen, hilft da nur bedingt. Ansonsten sollten Sie einen Sport finden, der Spaß macht und zu Ihnen passt. Hauptsache, Sie tun etwas und lassen Ihren Körper nicht in der Garage, beziehungsweise im Sessel verrotten.

Souverän zwischen Zucker und Stärke

DIE SPITZE DER LEBENSMITTELPYRAMIDE

Ich bin Ihnen nun noch einen Blick auf die Spitze unserer Ernährungspyramide schuldig (siehe Seite 41). Auf Stufe 4 finden Sie auch endlich das Lieblingskind der Deutschen Gesellschaft für Ernährung und vieler anderer Ernährungsexperten: Vollkorngetreide. Es ist natürlich richtig, dass Vollkorngetreide über wertvolle Vitamine, Mineralien und Ballaststoffe verfügt. Doch es enthält wenig Eiweiß und Fett. Es ist also für unsere Ernährung nicht unbedingt nötig. Dafür aber stecken in den Körnern jede Menge Kohlenhydrate, die unseren Blutzuckerspiegel Karussell fahren lassen. Zwar bremsen die enthaltenen Ballaststoffe die Zuckeraufnahme ein wenig, aber eben nur ein wenig. Um Ihnen das zu verdeutlichen, möchte ich hier einmal genauer auf die glykämische Last eingehen, die ich Ihnen schon auf Seite 27 vorgestellt hatte. Sie erinnern sich, es handelt es sich um einen Index, der aussagt, wie stark eine bestimmte Menge eines Lebensmittels unseren Blutzuckerspiegel in die Höhe treibt. 100 Gramm Weizenbrötchen haben etwa eine glykämische Last von 40, während Roggenvollkornbrot bei knapp unter 30, Weizenvollkornbrot bei knapp über 30 liegt.

Die Unterschiede sind also nicht allzu groß. Da Vollkornprodukte besser sättigen als Weißmehlerzeugnisse, verschiebt sich die Bilanz durchaus noch etwas zu ihren Gunsten, aber trotzdem bleibt die Tatsache bestehen, dass auch vollwertiges Getreide beträchtliche Auswirkungen auf unseren Insulinhaushalt hat.

Ich will Ihnen wirklich nicht die Lust auf ein schönes Stück guten Brotes nehmen. Aber ich wende mich entschieden gegen die oft gehörten Empfehlungen, dass man vollwertige Getreideprodukte in beliebigen Mengen konsumieren kann und als Sattmacher Nummer 1 verwenden sollte. Ich kann Ihnen nur dringend raten, diesen »Experten« keinen Glauben zu schenken. Schränken Sie Ihren Getreidekonsum ein! Eine Scheibe Brot schmeckt genauso gut wie zwei, belastet Ihren Körper aber nur mit der halben glykämischen Last. Vergessen Sie den Rat, Ihr Brot nur dünn zu bestreichen. Streichen Sie es dick mit gesundem Kräuterquark ein! Auch Käse und magerer Schinken enthalten wertvolle und sättigende Eiweiße und dürfen ruhig etwas reichlicher ausfallen. Ein prima Brotaufstrich sind auch vegetarische Pasten auf Basis vermahlener Hülsenfrüchte, Nüssen und Samen. Wenn Sie Müsli-Fan sind und absolut nicht auf ihre Getreideflocken verzichten wollen, dann benutzen Sie zumindest Vollkorn z.B. Vollkornhaferflocken und geben Sie reichlich Nüsse, Samen und Obst dazu, damit der Getreideanteil nicht zu hoch ausfällt.

Al dente

Für die klassischen Beilagen wie Nudeln und Reis gilt zwar generell, dass genauso wie beim Brot Vollkornprodukte stets die bessere Wahl sind. Zusätzlich spielt bei ihnen aber auch die Kochzeit eine Rolle. Denn es hat sich gezeigt, dass der Einfluss von Stärke auf den Blutzuckerspiegel umso größer wird, je länger sie erhitzt wird. Die glykämische Last von Pasta al dente zum Beispiel ist deutlich niedriger als die weich-gekochter Nudeln. Auch die Zubereitungsart spielt eine Rolle, etwa bei Kartoffeln. Pellkartoffeln kommen mit einer glykämischen Last von rund 10 pro 100 Gramm noch relativ harmlos daher, bei Ofenkartoffeln, Klößen und Pommes frites liegen die Werte deutlich höher. Auch Naturreis und Parboiled Reis, dessen Oberfläche so behandelt wird, dass die Stärke fest im Korn verschlossen bleibt, weisen niedrigere Werte auf. Bei Risotto- und Milchreis dagegen, die Stärke verlieren sollen, um den Gerichten die gewünschte cremige Konsistenz zu geben, steigen diese bis über das Doppelte an.

Sie sehen also, dass die klassischen Beilagen nicht grundsätzlich vom Teller verbannt werden müssen. Benutzen Sie einfach die gesunden Vollkorn- oder Parboiled-Varianten. Kochen Sie alles so kurz wie möglich und verkleinern Sie die Portionen zugunsten von Gemüse, wenn Sie nicht ganz darauf verzichten möchten.

Stufe 5: Süßes Gift

Während Vollkornbrot, Vollkornreis und Vollkornhaferflocken in Maßen noch akzeptabel sind, finden sich auf Stufe 5 unserer Ernährungspyramide die wahren Kohlenhydratbom-ben. Meistens sind bei ihnen sowohl Getreidestärke als auch Zucker im Spiel. Dement-sprechend bringen es Kuchen und Kekse oft auf glykämische Lasten zwischen 30 und 40 pro 100 Gramm – wobei Kuchenstücke oft schwerer sind. Aber es geht noch schlimmer: Baguette etwa landet fast bei einem Wert von 50, Cornflakes sogar bei über 70. Und manche ominösen Zutaten industriell hergestellter Lebensmittel wie modifizierte Stärke oder Maltose stellen mit GL-Werten über 100 sogar noch puren Traubenzucker in den Schatten. Ihrer Gesundheit zuliebe sollten Sie um diese Dinge einen großen Bogen machen – und allenfalls in Ausnahmefällen mal einen kleinen Happen davon naschen.

Ich bin mir natürlich bewusst, dass dies eine niederschmetternde Botschaft ist für alle mit dem gern zitierten »süßen Zahn«: kein Kuchen, keine Kekse, keine Eiscreme, keine Schokolade, keine Gummibärchen und, und, und. Vielleicht nicht einmal einen Löffel Zu-cker im Kaffee? Nun, über den Zucker im Kaffee lässt sich eventuell reden. Wenn sie nicht mehr als fünf Gramm auf den Löffel häufen, dürfte die glykämische Last zwischen 3 und 4 liegen. Bei zwei Tassen ist es natürlich schon das doppelte und wenn dann noch ein Keks dazu kommt … Sie sehen selbst, wie schnell sich die Belastungen aufaddieren.

Leider haben wir Menschen von Haus aus eine gewisse Vorliebe für Süßes. Das beginnt

» Gewöhnen Sie sich die Vorliebe für Süßes einfach ab. «

schon mit der Muttermilch, die leicht süßlich schmeckt. Auch für den Steinzeitsammler war diese Prägung nützlich. Pflanzen haben nämlich verschiedene Tricks, um ihr Überleben und das ihrer Art zu sichern. Die einen sind bitter oder giftig, um ja nicht verspeist zu werden, die anderen dagegen bilden besonders süße Früchte aus, damit diese auf jeden Fall vernascht und die Kerne anderswo wieder freigesetzt werden. Süßer Geschmack signalisiert in der Natur praktisch immer, dass diese Früchte ungefährlich sind. Eine Verlockung, denen unsere Vorfahren nur zu gerne nachgaben. Ohne Schaden für ihren Körper übrigens, denn Süßes war Mangelware.

Das hat sich seit der Erfindung des isolierten Zuckers gründlich geändert. Naschkatzen gefährden heute ernsthaft ihre Gesundheit. Da hilft nur eins: Sie müssen sich umerziehen! Gewöhnen Sie sich die Vorliebe für Süßes einfach ab.

Doch das geht! Ich verspreche Ihnen: Wenn es Ihnen gelingt, sechs Wochen konsequent auf alles Süße, auch auf süßes Obst, zu verzichten, haben Sie hinterher ein ganz anderes Geschmacksempfinden und werden vieles, was Ihnen vorher geschmeckt hat, plötzlich unangenehm und völlig übersüßt empfinden. Vielleicht sind Sie nicht ganz immun dagegen. Aber wenn Sie nur noch Schokolade mit mindestens 70 Prozent Kakaoanteil mögen statt der pappsüßen weißen oder Milchschokolade, wenn Sie Ihre Desserts auch mit halb soviel Zucker wie zuvor richtig köstlich finden und wenn Sie eine Fruchtschorle mit einem Saftanteil von weniger als 50 Prozent einer Limonade vorziehen, dann ist schon viel gewonnen. Und das Beste dabei: Sie büßen dabei kein bisschen Lebensqualität ein, weil Ihnen die Zuckermengen von früher ja wirklich nicht mehr schmecken.

DIE RICHTIGE ZEIT ZUM NASCHEN

Wenn Sie zu Süßigkeiten greifen, dann sollten Sie das unbedingt immer im Anschluss an eine Mahlzeit tun, ganz gleich, ob es sich um ein klassisches Dessert, etwas Schokolade, ein Stück Kuchen oder irgendeine andere Süßigkeit handelt. Denn Sie wissen ja, dass Zucker den Blutzuckerspiegel schnell in die Höhe treibt und ebenso schnell wieder abfallen lässt. Bekommt der Körper nun keine weiteren Nährstoffe, reagiert er mit Heißhunger. Wenn Sie jedoch vor dem Zucker andere Nährstoffe zu sich genommen haben, die langsamer verdaut werden, besteht diese Gefahr nicht. Sie nehmen zwar eine Blutzuckerspitze auf sich, geraten aber nicht auf die fatale »Insulin-Achterbahn«, die ich Ihnen im zweiten Kapitel beschrieben habe (siehe Seite 25 ff.).

Süße Alternativen

Wie Sie spätestens im Rezeptteil ab Seite 105 sehen werden, bin ich trotz allem kein Dogmatiker, der Süßes in Bausch und Bogen verbannt. Ein schönes Dessert gehört auch für mich durchaus zu einem gelungenen Menü. Normalen Haushaltszucker allerdings werden Sie bei mir nicht finden. Denn es gibt genügend Süßungsmittel, die sanfter mit unserem Insulin-Haushalt umgehen. Diese möchte ich Ihnen nun gerne im Einzelnen vorstellen.

Für Desserts verwende ich zum Beispiel Stevia, das seit Ende 2011 in der EU zugelassen ist und inzwischen recht populär ist. Es wird aus der südamerikanischen Pflanze Stevia rebaudiana gewonnen und hat eine viel höhere Süßkraft als Zucker, liefert aber kaum Kalorien und schädigt auch die Zähne nicht. Allerdings hat Stevia einen leicht bitteren Beigeschmack, den manche Menschen mehr, andere weniger unangenehm finden. Es kommt bei der Verwendung von Stevia also immer auch auf Ihre persönliche Wahrnehmung sowie die verwendete Menge und den Eigenschmack der Nachspeise an, die damit gesüßt wird. Ich zum Beispiel verwende Stevia gerne zum Süßen von Quarkcremes, wie die Mascarpone-Creme von Seite 170, weil ich finde, dass der Eigengeschmack mit Quark sehr gut harmoniert. Auch Kaffee lässt sich gut mit Stevia süßen.

Ein anderer guter »Zuckerersatz« ist Erythrit, ein Zuckeralkohol, der auch unter Markennamen wie Sukrin, Erythritol oder Xucker im Handel zu finden ist. Zuckeralkohole sind im Grunde genommen gering oder nicht verdauliche Kohlenhydrate. Sie werden meist künstlich hergestellt, kommen in geringen Mengen aber auch in Obst und Gemüse vor; Erythrit etwa steckt in Melonen, Birnen, Pflaumen oder Weintrauben. Zuckeralkohole sind etwas weniger süß als Zucker, haben wenig bis keine Kalorien, keine negativen Auswirkungen auf den Blutzuckerspiegel und schaden den Zähnen nicht. Allerdings sind sie schwerer verdaulich und erzeugen, in größeren Mengen eingenommen, gelegentlich Blähungen oder Durchfall.

Es gibt diverse andere Zuckeralkohole, die auch von der Lebensmittelindustrie verwendet werden wie Isomalt, Sorbit oder Xylit (auch Birkenzucker genannt). Von all diesen ist Erythrit jedoch am besten verdaulich und hat praktisch keine Kalorien, weswegen ich ausschließlich diesen Zuckeralkohol verwende. Allerdings hat er den Nachteil, dass er recht teuer ist. Wenn Sie sich jedoch bereits die Freude an allzu süßen Speisen abgewöhnt haben, relativiert sich der Preis.

Alles in Allem sind Stevia und Erythrit die gesündere Alternative zu künstlichen Süßstoffen wie Aspartam, Acesulfam, Cyclamat oder Saccharin. Aspartam etwa steht im Verdacht, die Nerven zu überreizen und damit – ähnlich wie Glutamat – Symptome wie Kopfschmerzen, Schwindel, Taubheitsgefühle, Übelkeit, Konzentrationsstörungen und Stimmungsschwankungen auszulösen. Andere künstliche Süßstoffe haben sich in Tierversuchen als krebserregend erwiesen.

Was allen kalorienarmen Süßstoffen, auch Stevia und Erythrit, gemein ist: Sie sollten sie nicht in großen Mengen konsumieren. Denn es gibt Hinweise darauf, dass sich unser Körper nicht gerne »reinlegen« lässt. Wenn er Süßes schmeckt, möchte er auch seine Glukosedosis und reagiert erst recht mit Heißhunger, wenn er diese nicht bekommt. Zwar ist umstritten, ob Süßstoffe wirklich »Maststoffe« sind, die uns dazu bringen, deutlich mehr zu essen. Trotzdem bleibt mein eindringlicher Rat, Zucker nicht einfach durch kalorienfreie oder -reduzierte Ersatzprodukte zu ersetzen. Gewöhnen Sie sich lieber an weniger stark gesüßte Nahrung. Dann müssen Sie sich über ein wenig Stevia oder Erythrit im Nachtisch keine Sorgen machen. Erstens handelt es sich nicht um nennenswerte Mengen, zweitens ist die Verdauung dank Vor- und Hauptspeise schon längst angesprungen. Unser Körper wird also nicht durch fehlende Kalorien getäuscht. Bei natürlichen Süßungsmitteln ist kein solcher »Schmu« im Spiel. Allerdings sind Honig, Rübensirup, Apfelkraut oder Ahornsirup kaum weniger kalorienreich und belastend für den Insulinhaushalt als Zucker. Anders sieht es mit Agavensirup aus. Er ist mild und neutral im Geschmack und beeinflusst den Blutzuckerspiegel nur wenig, weil er vor allem Fruktose enthält. Dass aber auch diese nicht harmlos ist, weil sie zu einer Fettleber führen kann, habe ich bereits ausgeführt. Außerdem ist der Energiegehalt mit 313 Kilokalorien pro 100 Gramm zwar niedriger als der von Zucker (387 kcal), aber immer noch recht hoch. Deswegen gilt auch für Agavendicksaft, dass er nicht im Übermaß verwendet werden sollte.

HONIG

Honig gilt allgemein als sehr gesund und wurde in früheren Zeiten sogar als Heilmittel verwendet. In der Tat enthält er wertvolle Enzyme – jedoch nur, wenn er schonend kalt geschleudert wurde und auch nur, wenn er nicht länger als etwa ein Jahr gelagert wird. Ältere und Industriehonige können dieses Gesundheitsplus also nicht für sich reklamieren. Daneben besteht aber auch Honig vor allem aus Fruktose und Glukose. Zum Vergleich: Die glykämische Last von 100 Gramm Honig liegt bei etwa 40 (wie übrigens auch die von Ahornsirup). Das ist zwar immer noch deutlich weniger als bei Haushaltszucker (knapp 70) oder reinem Traubenzucker (100), aber sehr viel mehr als bei Agavendicksaft (knapp 10). Honig verwende ich deswegen nur, wenn ich erkältet bin, oder für Speisen, bei denen es nicht auf seine Süßkraft, sondern auf den ganz speziellen Geschmack ankommt. Das ist oftmals aber gar nicht so sehr bei den Desserts der Fall, sondern bei Vor- und Hauptspeisen. Gratinierter Ziegenkäse etwa braucht ganz einfach ein wenig Honig, um sein wunderbares Aroma voll zu entfalten. Das sollten Sie sich dann auch gönnen, ohne gleich ein schlechtes Gewissen wegen der Kalorien oder des Glyx zu bekommen.

Das nasse Gold

WASSER ODER WODKA

Lassen Sie mich nach dem Blick auf die oberen Etagen der Lebensmittelpyramide auch noch einen auf die Getränke werfen. Nun hat mein Freund Udo einmal Wodka und Whiskey als »Nasses Gold« besungen. Ich will auch gar nicht bestreiten, dass ein Rausch manchmal eine Quelle der Inspiration sein kann, aber das wahre »nasse Gold« ist natürlich pures Wasser. Es ist unser Lebenselixier, ohne das wir innerhalb von wenigen Tagen sterben. Unser Körper besteht zu etwa 70 Prozent aus Wasser. Das meiste davon ist in den Körperzellen gespeichert, dazu kommt Wasser zwischen den Zellen und in Körperflüssigkeiten, wie Blut, Lymphe, Gehirn- und Rückenmarksliquor, Gelenkschmiere, Speichel, Magensaft, Galle und anderen. Wasser ist so existentiell für alle Vorgänge in unserem Körper, dass schon ein leichter Wassermangel – der medizinische Begriff ist Dehydration – unseren Organismus unter Stress setzt. Das Blut wird dicker und kann weniger Sauerstoff und Nährstoffe transportieren. Dabei fällt der Blutdruck ab, was zu Müdigkeit, Schwindel, Kopfschmerzen und Konzentrationsstörungen führt. Die Nieren halten den Urin, samt aller darin konzentrierten Giftstoffe zurück. Der Stuhl wird fest und verstopft den Darm. Auch die Körperzellen verlieren Wasser und bremsen ihre Aktivität, um die wertvolle Flüssigkeit zu sparen. Die Muskeln beginnen sich zu verkrampfen, die Körpertemperatur wird nicht mehr ordentlich heruntergeregelt, die Haut und vor allem auch das Bindegewebe trocknen aus und – vielleicht das deutlichste, aber eines der harmloseren Zeichen – die Speichelproduktion wird gebremst und die Zunge beginnt am Gaumen zu kleben.

Damit solche Probleme erst gar nicht entstehen, sollte man über den Tag verteilt etwa 2-3 Liter trinken. Jedes Mal, wenn man stark schwitzt, kommt eine Extraportion hinzu, um den Flüssigkeitsverlust gleich wieder auszugleichen. Als Durstlöscher ist Wasser natürlich optimal, aber auch Früchte- und Kräutertees sind gut geeignet. Fruchtsaft dagegen kann ich trotz seines gesunden Images nicht empfehlen. Dazu enthält er einfach viel zu viel Fruchtzucker. 200 Milliliter Apfel- oder Orangensaft etwa haben gut 90 Kilokalorien, das sind mehr als bei einem gleich großen Glas Cola oder Limonade (rund 75 kcal). Zwar handelt es sich »nur« um Fruchtzucker, aber wir wissen ja, dass auch der nicht unbedenklich ist (siehe Seite 51). Außerdem trinkt man, wenn man Durst hat, schnell mal mehr als ein 200-Milliliter-Glas. Getränkekalorien summieren sich so im Handumdrehen. Heben Sie sich deshalb Ihr tägliches »Fruchtzuckerbudget« für richtiges Obst auf, das viel mehr gesunde Zusatzstoffe als Saft enthält, und löschen Sie Ihren Durst lieber mit anderen Getränken oder allenfalls gelegentlich mit Saftschorlen, die weniger als 50 Prozent Fruchtsaft enthalten. Auch Buttermilch und Molke sind, wenn Sie sie mögen und Laktose vertragen, ein gesunder, kalorienarmer Drink, der zudem noch wertvolles Eiweiß enthält. Ich empfehle sie vor allem am Beginn von Diäten, um dem Abbau von Muskeleiweiß entgegenzuwirken, der beim Fasten immer droht. Vollmilch und teilentrahmte Milch dagegen sind mit Werten von 130 beziehungsweise 100 Kilokalorien pro 200-Milliliter-Glas wieder recht belastend für die Energiebilanz. Dass alle Limonaden bei mir tabu sind, sollte klar sein. Diese mit künstlichen Aromen versetzten Zuckerwässer enthalten wirklich nichts, was unserem Körper gut tut.

Und wie verhält es sich mit den trendigen Smoothies? Die sind im Grunde kein Saft, sondern ein pürierter Obst-Gemüse-Mix. Sie enthalten alles, was in verzehrfertigem Obst und Gemüse auch steckt, und werden eventuell noch mit Kräutern und etwas gesundem Öl abgeschmeckt. Wer seine Äpfel, Beeren und Salatblätter so lieber mag, darf also zum Mixer greifen. Allerdings bin ich kein wirklicher Freund dieser Modegetränke. Gerade weil sie so verführerisch »easy« daherkommen, zieht man sich leicht mehr rein, als man selbst gewahr wird. Und das vor allem dann, wenn sie nicht gemüsig herb, sondern obstig süß schmecken. Man hat dann schnell mal drei oder vier Orangen auf einmal zu sich genommen – was man unter »normalen« Umständen kaum tun würde – und die empfohlene Gemüse-Obst-Balance von 4:1 ist gründlich gestört. Auch die immerhin zirka 20 Prozent der Bevölkerung, die unter einer Fruktose-Malabsorption leiden, bekommen schnell Probleme, wenn der Fruchtzucker derart konzentriert die Darmwände entlang fließt.

Oft liest man, dass schwarzer Tee und Kaffee nicht in die Flüssigkeitsbilanz einbezogen werden dürfen, ja sogar negativ bewertet werden müssen, weil sie dem Körper mehr Wasser entziehen als zuführen. Diese Annahme ist jedoch nach neuesten Erkenntnissen nicht mehr haltbar. Erst ab einer täglichen Dosis von 300 Milligramm Koffein – das entspricht etwa vier Tassen Kaffee – kommt es zu einer vermehrten Harnausscheidung. Mehr als diese vier Tassen sollte man aber auch aus anderen Gründen nicht trinken. Denn der Muntermacher Koffein wirkt nun einmal anregend auf das Zentralnervensystem, bei hohen Dosen auch zu anregend, sodass die geistige Fitness in Nervosität und der erhöhte Herzschlag in Herzrasen umschlagen kann. Schwarzer Tee dagegen ist in allen Belangen unbedenklicher, weil die auch enthaltenen Gerbstoffe die Aufnahme des Koffeins im Körper verlangsamen.

WARUM MACHT SALZIGES ESSEN DURSTIG?

Wissen Sie, warum stark gesalzenes Essen so durstig macht? Weil Salz Wasser anzieht, selbst aber nicht in die Zellen gelangen kann, sorgt es dafür, dass sich in unserem Körper vermehrt Flüssigkeit außerhalb der Zellen sammelt. Dadurch wird den Zellen Wasser entzogen. Die Folge: Sie »schreien um Hilfe«, um wieder ordentlich aufgefüllt zu werden. Das äußert sich in Durst. Besonders gut eignen sich in einer solchen Situation kaliumreiche Mineralwässer oder kaliumreiches Obst wie Aprikosen, Orangen oder Grapefruit, da Kalium quasi der Gegenspieler des Natriums, ein Hauptbestandteil des Salzes, ist und Wasser in die Zellen holt. Durch starkes Schwitzen oder Durchfall dagegen gehen sowohl Natrium als auch Kalium verloren, weshalb man beides wieder zu sich nehmen sollte, denn ohne diese Elektrolyte funktioniert der Austausch zwischen den Zellen und ihrer Umgebung nicht.

Ein Reizthema ist natürlich auch immer der Alkohol. Die fatalen Wirkungen, die eine zu enge Freundschaft mit Lady Whiskey, Woddy Wodka und all den anderen scharfen Gesellen haben kann, sind allgemein bekannt. Darauf will ich hier nicht eingehen. Aber natürlich ist es auch in diesem Fall so, dass die Dosis das Gift macht. Es gibt sogar Studien, die darauf hinweisen, dass Wein in vernünftigen Mengen genossen, gesund ist. Gemeint sind hier ein bis zwei kleine Gläser Wein pro Tag. Trotzdem bleibt Alkohol natürlich ein Genussmittel, dazu noch eines mit einem Abhängigkeitspotential, und sollte besser nicht als normales Getränk begriffen werden.

Vom Standpunkt der kohlehydrat-armen Ernährung jedoch ist gegen ein Glas Bier oder Wein nichts einzuwenden, weil Alkohol anders abgebaut wird als Zucker und Stärke und den Insulinspiegel nicht in die Höhe treibt.

Süße Alkoholika wie Liköre, Cocktails oder auch Glühwein stehen da natürlich auf einem anderen Blatt. Zum einen enthalten sie reichlich Zucker, der die bekannten Folgen für unseren Insulinhaushalt hat. Zum anderen fördert Zucker die Aufnahme von Alkohol ins Blut, bremst aber später dessen Abbau. Im Klartext: Er sorgt dafür, dass man schneller betrunken wird und einen stärkeren Kater bekommt. Beides sehr unangenehme Nebenwirkungen. Also Finger weg!

Für Sonnenanbeter und Schlafmützen

EINE LANZE FÜR DEN GESUNDEN LIFESTYLE

Ja, ich weiß, ein Plädoyer für ausreichend Schlaf und den Aufenthalt an der frischen Luft kann leicht sehr spießig wirken, besonders unter Rockmusik-Fans. Schreiben die sich doch lieber das Motto »Die Nacht ist nicht allein zum Schlafen da« auf die Fahne und überlassen den heiteren Sonnenschein und die süßen Träume in weichen Daunen gerne den Schlagerfans. Trotzdem möchte ich mich nicht darum drücken. Gerade für Menschen die nicht nur gerne feiern, sondern darüber hinaus auch ausgesprochene Nachteulen sind und oft ihre kreativsten Schaffensphasen haben, wenn andere schon längst schlafen, ist es wichtig, nicht ganz außer Acht zu lassen, was Schlaf- und Lichtmangel für unsere Gesundheit bedeuten. Auf den ersten Blick hat beides zwar nur wenig mit dem Thema »Gesunde Ernährung« zu tun. Doch wenn man die Sache genauer betrachtet, dann tun sich plötzlich hochinteressante Zusammenhänge auf. Denn auch Licht und Schlaf beeinflussen unseren Stoffwechsel und sind zwei essenzielle Dinge, die wir unserer Gesundheit zuliebe regelmäßig »konsumieren« müssen, auch wenn dies nicht mit Messer und Gabel geschieht.

Besonders klar ist die Sache beim Licht, denn Sonnenlicht ist ein Lebenselixier. Vielleicht haben Sie sich ja schon gewundert, dass in unserer essentiellen Nährstofftabelle (siehe Seite 36 f.) kein Vitamin D zu finden ist. Das hat einen ganz einfachen Grund. Vitamin D ist zwar in einigen Lebensmitteln wie Fisch, Leber, Nieren, Eiern, Avocados, Pilzen und Milchprodukten enthalten, jedoch nur in sehr geringen Mengen. Den größten Teil, etwa 90 bis 95 Prozent, stellt unser Körper selbst her. Allerdings funktioniert das nur, wenn er genügend Sonnenlicht erhält. Genau das aber ist in unseren nördlichen Breiten ein Problem. Vielleicht wissen Sie ja, dass die helle Haut der Europäer auf einer genetischen Mutation beruht. Sie hat sich hierzulande flächendeckend durchgesetzt, weil auf diese Weise mehr gesundes Sonnenlicht aufgenommen werden konnte und die helle Haut einen Überlebensvorteil mit sich brachte. Das gleiche gilt für die Laktosetoleranz von Erwachsenen. In den meisten anderen Regionen der Erde vertragen nur Babys Milchzucker. Die Fähigkeit, auch als Erwachsener noch Laktose verdauen und damit Milchprodukte konsumieren zu können, hilft jedoch, mangelndes Sonnenlicht zumindest teilweise über Vitamin-D-haltige Nahrung auszugleichen. In anderen Gegenden der Erde spielen Vitamin-D-Mahlzeiten noch eine viel größere Rolle. Vielleicht erinnern Sie sich, in Ihrer Kindheit mit grässlich schmeckendem Lebertran traktiert worden zu sein? Oder kennen das wenigstens aus den Erzählungen von Eltern und Großeltern? Der Grund: Fischleber ist eine wahre Vitamin-D-Bombe. Lebertran enthält soviel davon, dass die Inuit in den Polargegenden überleben können, obwohl sie eine relativ dunkle Haut haben und in den langen arktischen Wintern überhaupt kein Sonnenlicht abbekommen. Heute allerdings ist man von dieser Art der Vitamin-D-Versorgung bei uns abgekommen. Nicht nur weil sie wenig schmackhaft ist, sondern vor allem auch, weil Lebertran auch so viel Vitamin A enthält, dass es zu einer Überdosierung und chronischen Vergiftungserscheinungen kommen kann.

Sie sehen also: Vitamin D ist kein essenzieller Bestandteil unserer Nahrung, aber trotzdem lebensnotwendig für unsere Gesundheit. Der Speisezettel, den ich Ihnen empfehle, mit viel fettem Fisch und mageren Milchprodukten, verbessert zwar auch die Vitamin-D-

Versorgung gegenüber der üblichen kohlenhydratdominierten Kost ein bisschen, doch ausreichend Sonnenlicht ersetzten kann er nicht.

Wozu aber ist Vitamin D gut? Früher glaubte man, dass es nur für den Aufbau der Knochen benötigt wird. Kinder, die zu wenig Sonne abbekamen, litten oft unter Rachitis (Knochenerweichung). Deswegen auch der Lebertran. Ohne ausreichend Vitamin D kann nämlich das Kalzium aus unserer Nahrung nicht aufgenommen und für die Knochenbildung verwendet werden. Doch Rachitis war nur die offensichtlichste Folge von Vitamin-D-Mangel. Inzwischen weiß man, dass die Kalzium-Aufnahme keineswegs die einzige Aufgabe des Sonnenvitamins in unserem Körper ist. Im Gegenteil: Es ist bei fast allen Stoffwechselvorgängen irgendwo beteiligt. Neuere Erkenntnisse weisen darauf hin, dass ein Vitamin-D-Mangel gerade bei den häufigsten schweren Krankheiten eine Rolle spielen könnte, etwa bei einem schwachen Immunsystem, Allergien, Bluthochdruck, Arteriosklerose, Tuberkulose, Muskelschwäche, Parkinson, Multipler Sklerose, Depressionen und sogar bei vielen Krebsarten. Auch unser Insulinsystem macht wohl schneller schlapp, wenn wir nur mangelhaft mit Vitamin D versorgt sind, was, wie Sie wissen, wiederum Diabetes begünstigt.

Raus in die Sonne!

Wann aber beginnt Vitamin-D-Mangel? Das Problem ist, dass es bei uns überhaupt nicht üblich war, diesen Wert zu messen. Wenn nicht gerade Verdacht auf Rachitis besteht, dann zahlen auch die Kassen einen solchen Test nicht. Man kann ihn natürlich trotzdem machen lassen. Er ist mit etwa 35 Euro auch gar nicht besonders teuer, dafür aber die einzig zuverlässige Methode, den eigenen Vitamin-D-Status einschätzen zu können.

Als normal wird allgemein ein Wert von größer 20 Nanogramm 25-Hydroxy-Vitamin-D (das ist die Speicherform des Vitamins) pro Milliliter Blut angesehen. Viele Experten aber glauben, dass dieser Wert viel zu niedrig ist. Sie gehen davon aus, dass allermindestens 30 ng/ml nötig sind, besser sogar Werte über 40.

Abhilfe bei entsprechend niedrigen Werten können vor allem Sonnenbäder schaffen. Die im Sonnenlicht enthaltenen UVB-Wellen haben die Fähigkeit, in unserer Haut aus Cholesterin Vitamin D zu machen. Moment mal! UVB? Sind das nicht die Strahlen, die Sonnenbrand und Krebs erzeugen? Stimmt! Aber um genügend Vitamin D zu bilden, muss man keinen Sonnenbrand riskieren. Die Eigenschutzzeit der Haut, also die Zeitspanne, die man auch ohne Sonnenschutz in der Sonne bleiben kann, ohne Probleme zu bekommen, reicht aus, um genügend Vitamin D abzubekommen. Bei blasser Haut liegt diese Spanne selbst im Hochsommer bei etwa 10 bis 15 Minuten, bei dunkler oder vorgebräunter ist sie entsprechend länger.

Wer sich aus Angst vor Krebs gar nicht oder nur dick mit Sonnencreme eingeschmiert in die Sonne wagt, der riskiert einen ernsthaften Vitamin-D-Mangel. Im Übrigen betreibt er auch keine sinnvolle Krebsvorsorge, weil eine gebräunte – aber nicht verbrannte! – Haut der beste Schutz gegen UVA-Strahlung ist, die den berüchtigten Schwarzen Hautkrebs hervorruft. Und dieser ist weit bösartiger als jene Krebsformen, die entstehen können, wenn zu viel UVB-Strahlung die Haut verbrannt hat.

Trauen Sie sich also in die Sonne! Während des Sommerhalbjahres sollten sie sich unbedingt Ihre tägliche Lichtdosis abholen. Das ist umso wichtiger, weil die Einstrahlung von UVB-Wellen vom Sonnenstand abhängig ist. Das bedeutet, dass in unseren Breiten während des Winterhalbjahres keine ausreichende UVB-Strahlung ankommt. Während dieser Zeit müssen wir weitgehend von den Reserven aus dem Sommer zehren. Selbst eine sehr Vitamin-D-reiche Nahrung kann einen Mangel nicht wirklich wettmachen. Vermutlich ist fehlendes Vitamin D auch mit ein Grund, dass wir im Winter schneller und öfter krank werden. Zwar ist es sinnvoll, auch in der kalten Jahreszeit so oft wie möglich in die Sonne zu gehen, weil das Licht die Stimmung hebt. Auf unsere Vitamin-D-Versorgung hat die Wintersonne aber leider keinen Einfluss. Allerdings ist es möglich, bei einem Mangel mit Vitamin-D-Tabletten Abhilfe zu schaffen. Dies sollten Sie jedoch nur in Absprache mit Ihrem Arzt tun.

Ab ins Bett!

Was hat Schlafmangel mit gesunder Ernährung zu tun? Überraschend viel! Verschiedene Studien haben bewiesen, dass Menschen, die weniger als fünf Stunden Schlaf bekommen, im Schnitt deutlich dicker sind als solche, die mehr als sieben Stunden schlafen. Aber keine Angst, es kommt nicht auf eine durchzechte Nacht mehr oder weniger an. Es spielt auch keine Rolle, ob Sie ein »früher Vogel« sind oder Ihre kreativsten Schaffensphasen in der Nacht haben und dann bis in die Puppen schlafen. Es geht einzig und allein um chronischen Schlafmangel, also darum, ob Sie auf Dauer ausreichend und gut genug schlafen oder eben nicht.

Dass chronischer Schlafmangel müde macht und auf Dauer sehr belastend wirkt, ist klar. Warum aber, um alles in der Welt, macht er dick? Erinnern Sie sich an unser zuckersüchtiges Gehirn, das sofort nach Glukose schreit, wenn der Zuckergehalt im Blut absinkt? Anstatt friedlich zu schlummern, ist es bei Menschen mit gestörtem Schlaf auch nachts aktiv und dementsprechend hungrig, während der übrige Körper nur einen minimalen Energiebedarf hat. Vielleicht haben Sie es auch schon erlebt: Wer wenig schläft, steht morgens oft mit regelrechtem Heißhunger auf. Und zwar mit einem typischen Hirn-Heißhunger nach Zucker und Stärke, nicht nach gesundem Gemüse oder Eiweiß. In der Regel ist das so unangenehm, dass wir den Gelüsten unserer grauen Zellen wieder einmal nachgeben. Da aber ein Unglück selten allein kommt, ist man nach einer durchwachten Nacht meist den folgenden Tag über müde und abgespannt und bewegt sich eher wenig. Von den hungrig vertilgten Kalorien wird also vergleichsweise wenig abgebaut. Stattdessen ist man auf der Insulin-Achterbahn gelandet und dieses Hamsterhormon bekommt reichlich Stoff, um lauter schöne neue Speicher anzulegen. Übergewicht aber ist wiederum ein Risikofaktor für Schnarchen und Atemaussetzer während des Schlafes (Apnoe), die dafür sorgen, dass wir noch schlechter schlafen. Darüber hinaus gibt es auch noch Hinweise, dass Schlafmangel das Risiko erhöht, dass unsere Zellen insulinresistent werden, was letztendlich zu Diabetes führt. Ganz anders sieht es dagegen aus, wenn wir tief und fest durchschlafen. Der langsam abfallende Blutzuckerspiegel führt dann dazu, dass das Insulin, das nach der letzten Mahlzeit ausgeschüttet wurde, wieder abgebaut wird. Unsere kleinen grauen Zellen träumen süß, anstatt die Hungermechanismen auf Alarm zu schalten. Also kann sich in aller Ruhe Glukagon – sie erinnern sich: der scheue Gegenspieler des Insulins – an die Arbeit machen und die körpereigenen Vorratsspeicher aufschließen, um die nächtliche Versorgung unseres Körpers zu gewährleisten. Auch gewisse Wachstumshormone, die den Abbau von Körperfett ankurbeln, werden nur ausgeschüttet, wenn wir tief und fest schlafen. Die Musik kommt über Nacht also quasi vom Band. Es sei denn, unser tyrannisches Gehirn erwacht und will uns wieder mal weismachen, dass wir sein Sklave sind, der stets kulinarische Live-Shows zu bieten hat. Am besten noch mit viel Zuckerguss!

Schäfchen mit Honig

Ich kann mir lebhaft ausmalen, dass viele von Ihnen schon seit geraumer Zeit beim Lesen aufstöhnen. Sie würden ja gerne lang und gut schlafen, zu gerne, aber es klappt einfach nicht. Auch Hausmittel wie Schäfchen zählen oder heiße Milch mit Honig haben Sie längst durch, ohne dass es etwas genutzt hat. Was also tun?

Der Schlafkiller Nummer 1 ist wohl in den meisten Fällen Stress. Finden Sie einen Weg, den Stress des Tages abends möglichst komplett abzulegen. Autogenes Training, progressive Muskelrelaxation nach Jacobson oder ähnliche Entspannungstechniken können hier gute Dienste leisten. Anderen tun vielleicht Ablenkung, Bewegung oder ein heißes Bad gut. Vielleicht hilft es auch, die Dinge, die Sie bewegen im Tagebuch festzuhalten und das Thema dann mit dem Zuklappen des Buches wirklich für den Augenblick zu beenden.

Vermeiden Sie auch langes, abendliches Fernsehen! Selbst wenn Sie keine Horrorfilme oder Thriller konsumiert haben, wirken die Bilder noch lange nach und hindern uns am Einschlafen. Musikhören oder ein gutes Buch taugen wesentlich besser, um zur Ruhe zu kommen.

Auch ein regelmäßiger Tagesrhythmus ist einem guten Schlaf dienlich. Ebenso sollten Sie spätestens zwei Stunden, besser vier Stunden vor dem Schlafen mit dem Essen aufhören. Vermeiden Sie auch zu viel Alkohol, wenn Sie Schlafprobleme haben. Denn dieser hilft zwar beim Einschlafen, erschwert aber das Durchschlafen.

Wenn Sie schon mitten in einem Teufels-
kreis aus Schlaflosigkeit und Stress, stecken, der für noch schlechteren Schlaf
und damit wieder für Stress sorgt, kann
es auch hilfreich sein, eine Weile ein
Schlafmittel zu nehmen. Sprechen Sie
darüber mit Ihrem Arzt. Häufig helfen
schon sanfte pflanzliche Wirkstoffe wie
Baldrian, Hopfen oder Melisse. Aber
auch »härtere« Chemie hat – wohldo-
siert – ihren Sinn. Auf Dauer gesehen sollten Sie jedoch ohne Tabletten auskommen,
denn einen wirklich guten Schlaf ermöglichen
Schlafmittel nicht.

„Verschieben Sie also nach Möglichkeit nichts auf Morgen, was Sie in der Nacht um den Schlaf bringen könnte."

Falls Sie den Verdacht haben – oder durch Ihren Partner da-
rüber informiert sind –, dass Sie unter Symptomen wie starkem, regelmäßigem Schnarchen oder gar Atemaussetzern leiden, sollten Sie ein Schlaflabor aufsuchen und sich
einer entsprechenden Diagnostik und Therapie unterziehen. Denn solche Schlafstö-
rungen können auf Dauer wirklich eine ernste Gefahr für Ihre Gesundheit darstellen.
Ich selbst schlafe übrigens immer dann am besten, wenn der Tag richtig voll und auch
anstrengend war, ich am Abend aber das befriedigende Gefühl habe, alles Wichtige erledigt zu haben. Unzufriedenheit ist einer der größten Schlafräuber, die es überhaupt
gibt. Verschieben Sie also nach Möglichkeit nichts auf Morgen, was Sie in der Nacht um
den Schlaf bringen könnte.

Keine Panik im Fastfood-Horrorland

DIE LÖSUNG: SELBST KOCHEN

Für mich ist Kochen ein idealer Ausgleich zu meinem Beruf und ein Stück Lebensqualität, das ich auf keinen Fall missen möchte. Schon als junger Assistenzarzt habe ich mich mit befreundeten Kollegen am liebsten zum gemeinsamen Kochen getroffen, weil dabei alle beruflichen Themen wie von selbst in den Hintergrund gerückt sind und man sich nicht angestrengt vornehmen musste: »Heute sprechen wir aber mal nicht über die Arbeit!« Auch neue Kollegen wurden viel schneller in die Gruppe eingebunden, wenn sie erst einmal Salat schneiden durften und nicht, wie das in »sitzenden« Kennenlernrunden üblich ist, erst einmal über sich Auskunft geben mussten.

Je mehr ich mich im Lauf der Jahre mit gesunder Ernährung beschäftigt habe, desto mehr lernte ich auch die ganz praktische Seite des Selberkochens zu schätzen – vor allem, wenn man sich bewusst ernähren und zum Beispiel die Kohlenhydratzufuhr reduzieren möchte. Wer auf das Angebot von Restaurants, Kantinen und Imbissbuden angewiesen ist, hat es nämlich wahrlich schwer, sich kohlenhydratarm zu ernähren. Gerade in den Zentren der großen Städte oder an Bahnhöfen werden wir von einer schier unübersehbaren Fülle an »Fressbuden« umworben. Doch bei genauerem Hinsehen ist es schwer, etwas Vernünftiges zu finden.

Kantinen haben sich heute zwar auf Vegetarier, Veganer, Allergiker und Muslime eingestellt, aber wer sich kohlehydrat-arm ernähren will, der hat es in der Regel nicht besser als früher. Eher im Gegenteil! Bei der klassischen Fleisch-Gemüse-Beilagen-Küche konnte man notfalls die Beilage einfach weglassen. Bei den von der Vollwertküche inspirierten, »modernen« Kantinengerichten wie Getreidebratlingen oder Vollkornnudelauflauf ist man dagegen regelrecht verloren.

Noch schlimmer sieht es beim Fastfood aus, das manchmal fast nur aus schnell abbaubaren Kohlenhydraten und schlechten Fetten zu bestehen scheint. Über den Backshop-Boom habe ich mich schon ausgelassen. Aber auch Pizzateile, überbackene Brote, belegte Baguettes und Croques haben kaum mehr zu bieten. Currywürste bersten von tierischem Fett und werden dann mit stark gezuckertem Ketchup eingeschlämmt und mit weißem Brot serviert. Auch beim Hamburger hat das Salatblatt eher Alibifunktion und das Gesamtprodukt viel zu viele Kalorien. Und die sogenannten Menüs der Burger-Ketten mit Hamburger, Pommes frites und einem großen Becher aromatisierten Zuckerwasser sind natürlich sowieso die reine Katastrophe. Etwas besser sieht es bei Döner Kebab aus, der mehr Salat enthält. Das ungesunde, helle Pidebrot kann man ja weglassen. Wenn man Glück hat, bekommt man auch irgendwo »Fish to go« unpaniert. Auf den im »Knuspermantel« sollte man nicht nur wegen der Kohlenhydrate verzichten, sondern auch wegen des minderwertigen Frittierfetts, mit dem sich die Panade vollgesogen hat. Asiatische Schnellgerichte können ebenfalls eine Alternative sein, wenn man dabei, zumindest weitgehend, auf den Reis verzichtet. Während allerdings bessere Chinarestaurants inzwischen auf den Geschmacksverstärker Glutamat verzichten, sollte man das bei einem Imbiss nicht unbedingt erwarten. Wie schädlich Glutamat wirklich ist, ist zwar noch umstritten. Aber es kann zu einer Übererregung der Nervenzellen führen und so bei empfindlichen Menschen Kopfschmerzen auslösen. Außerdem können innerhalb kurzer Zeit Symptome, wie gerötete Wangen, Mundtrockenheit, Taubheitsgefühl in der Mundhöhle und Juckreiz im Hals, aber auch Gesichtsmuskelstarre, Herzklopfen, Nackensteifigkeit, Gliederschmerzen und Übelkeit auftreten. Weiterhin wurde in Tierversuchen festgestellt, dass der Geschmacksverstärker möglicherweise Übergewicht begünstigt. Überhaupt sollten Sie nicht davon ausgehen, dass in Imbissen und an Fastfood-Ständen immer nur hochwertige Zutaten verwendet werden.

Wer wirklich wissen will, was auf seinen Teller kommt, der muss selbst kochen. Für alle, die dazu keine Möglichkeit haben, ist ein großer, sättigender Salat, zum Beispiel mit gebratenem Hähnchenfleisch, Thunfisch oder Schafskäse eine gute Alternative. Am eigenen Herd gekocht wird dann eben abends. Leider jedoch nimmt die Lust am Kochen generell eher ab, auch weil vielen Menschen schlicht die Zeit dazu fehlt. Oder vielleicht richtiger: Bei der Entscheidung, auf welche Aktivitäten man angesichts eines knappen Zeitbudgets am ehesten verzichten kann, trifft es oft das Kochen. Schließlich gibt es ja ein großes Angebot an Billigrestaurants, Lieferservices und Fertiggerichten für die Mikrowelle. Manche schalten zwar noch regelmäßig den eigenen Herd an, aber sie wärmen im Grunde nur vorgefertigte Speisen, sogenanntes Convenience Food, darin auf. Leider enthalten diese Speisen, um »convenient«, also bequem, zu sein, eine Unmenge von Zusatzstoffen: Konservierungsmittel, Farbstoffe, Füllstoffe, Triebmittel, Stabilisatoren, Emulgatoren, Geschmacksverstärker, Säureregulatoren, künstliche Aromen und vieles mehr. Nicht wenige dieser Stoffe stehen im Verdacht, gesundheitsschädlich zu sein, obwohl sie lebensmittelrechtlich zugelassen sind. So gibt es etwa den Verdacht, dass bestimmte Farbstoffe ADHS, also die Aufmerksamkeits-Defizit- und Hyperaktivitätsstörung bei Kindern, begünstigen können.

Ich will auf diesen Problemkomplex nicht detaillierter eingehen, aber doch darauf hinweisen, dass auch Zucker und (modifizierte) Stärke zu den gängigen Hilfs- und Geschmacksstoffen gehören. Ketchup etwa bringt es leicht auf 30 Prozent Zucker, eine asiatische süß-saure Sauce schon auf 50 und Rotkohl aus dem Glas immerhin noch auf 10 Prozent. Auch fettreduzierte Produkte werden nicht nur mit Stärke gestreckt, sondern auch mit mehr Zucker und Salz auf Geschmack getrimmt, da der Geschmacksträger Fett ja weitgehend fehlt. Nicht immer ist das auf den ersten Blick ersichtlich: Auf der Zutatenliste versteckt sich der Zucker oft hinter Bezeichnungen wie Saccharose (Haushaltszucker), Glukosesirup, Dextrose (Traubenzucker), Fruktose (Fruchtzucker), Maltose (Malzzucker), Laktose (Milchzucker), Invertzucker oder Zuckercouleur. Modifizierte Stärken dagegen finden sich nicht nur in Light-Produkten, sondern auch in vielen Convenience-Lebensmitteln, um diesen ihre »praktischen« Eigenschaften zu verleihen. Doch es hilft wenig, auf die Lebensmittelindustrie zu schimpfen, die im Grunde ja nur anbietet, was von den Verbrauchern nachgefragt wird. Stattdessen kann man den ganzen unerwünschten Zusatzstoffen entgehen, indem man seine Mahlzeiten aus frischen Zutaten selbst zubereitet. Mit einfachen und schnellen Rezepten hält sich auch die Arbeit dafür in Grenzen. Wie Sie im Rezeptteil ab Seite 105 sehen, sind meine Rezepte im Grunde sehr schlicht. Sowohl die Menüs, als auch die einzelnen Gänge setzen sich meist aus mehreren, unkomplizierten Komponenten zusammen. Suchen Sie sich im Alltag einfach zwei oder drei dieser Bausteine heraus und kombinieren Sie sie nach

AMPEL-HAMPELEI

Vielleicht haben Sie schon von der Lebensmittel-Ampel gehört? Verbraucherschützer fordern seit langem, dass man auf einen Blick erkennen können sollte, wie viel von was worin steckt. Grün würde einen niedrigen Gehalt etwa an Zucker oder Salz bedeuten, gelb einen mittleren und rot einen hohen. Wenn die Werte der wichtigsten Inhaltsstoffe wie Eiweiß, Zucker, Gesamtkohlenhydrate, gesättigte Fettsäuren, Gesamtfett, Ballaststoffe und Salz mit Ampelfarben gekennzeichnet wären, könnten Verbraucher ein Lebensmittel im Nu einschätzen. Gerade bei stark verarbeitetem Convenience Food wäre das eine echte Hilfe. Immer wieder fordern die Verbraucherzentralen, die Deutsche Diabetes-Hilfe und die Adipositas-Gesellschaft die Einführung einer solchen Ampel. Leider sperrt sich der Gesetzgeber nach wie vor. Stattdessen gibt es die »GDA-Kennzeichnung«, die zeigt, wie viel vom täglichen Bedarf (guideline daily amount) in einer Portion des Produkts steckt. Aber ganz abgesehen davon, dass die Portionsgrößen willkürlich gewählt sind und niemand nachmessen wird, wie viel er tatsächlich isst, machen die Angaben für jemanden, der sich kohlenhydrat-reduziert ernährt, überhaupt keinen Sinn. Denn der tägliche Bedarf wird vom Verband der europäischen Lebensmittelindustrie festgesetzt. Dankenswerterweise gibt es wenigstens im Internet bereits Ampelrechner, auf denen man gekaufte Lebensmittel überprüfen kann.

Herzenslust neu. Es muss ja nicht jeden Tag ein komplettes Dreigänge-Menü sein, auch wenn eine solche Abfolge aus Vorspeise, Hauptgericht und Dessert natürlich die Krönung des Genusses bedeutet. Für eine Gemüsepfanne brauchen Sie kaum mehr Zeit als zum Erhitzen eines Fertiggerichts. Einfach im Wok Knoblauch, Ingwer und Chili anbraten, grob gewürfeltes Gemüse nach Jahreszeit dazugeben, bissfest schmoren und mit Gemüsefond oder Wein ablöschen – fertig! Alternativ schneide ich gerne verschiedenes Gemüse in Scheiben und überbacke das Ganze dann im Ofen mit Käse (Rezepte auf S. 102).
Versuchen Sie einfach, so oft wie möglich selbst zu kochen! Ich kann Ihnen nur versichern, dass es auch nach einem anstrengenden Arbeitstag keine Quälerei sein muss, sich noch an den Herd zu stellen. Im Gegenteil: Das Schneiden, Braten und Würzen kann sogar dabei helfen, den ganzen Ballast, der sich im Laufe des Tages angesammelt hat, loszuwerden. Allerdings sollten Sie sich nicht überfordern und zu anspruchsvolle Gerichte zaubern wollen, wenn Sie bereits erschöpft sind. Geben Sie sich unter der Woche mit »einfach und gut« zufrieden und heben Sie sich die kulinarischen Herausforderungen für das Wochenende auf, wenn Sie genug Zeit haben, die Zubereitung eines Menüs wirklich zu genießen. Ich bin sicher, Sie finden im Rezeptteil ab Seite 105 das Passende.

Verdammt gut drauf

SIND SIE BEREIT DEN KURS ZU ÄNDERN?

Na, alles klar auf der Andrea Doria? Oder sind Sie nach der ersten Lektüre dieses Buches doch erst einmal erschlagen und fragen sich möglicherweise, wie Sie eine derartig umfassende Umstellung Ihrer Ernährung bewältigen sollen? Zu viel Neues? Zu viele Verbote? Empfinden Sie meine Warnungen und Forderungen so geballt auf einmal doch etwas mühsam?

Gehen Sie die Sache locker an! Locker, flexibel, aber nicht gleichgültig! Wenn Sie Fan von Udo Lindenberg sind, dann werden Sie wissen, dass der sich zum Beispiel seine geliebten Zigarren bislang von seinem Doc noch nicht gänzlich hat verbieten lassen. Und vermutlich wird er in diesem Leben auch nicht mehr zum Abstinenzler werden. Jeder von uns hat seine kleinen Laster, an denen er zu sehr hängt, um sich für immer von ihnen zu trennen. Auch wenn sie der Gesundheit nicht unbedingt gut tun. Solange wir dafür, in anderen Dingen vernünftig sind, ist das okay. Wenn Sie Ihren Zucker im Kaffee »brauchen«, ab und zu gerne Pralinen naschen oder auf Ihr Vollkornbrot am Morgen nicht verzichten wollen … Bitte! Wie ich Ihnen bereits eingangs gesagt habe, ist unser Körper durchaus darauf ausgelegt, auch Kohlenhydrate gut zu verdauen.

Allein die Mengen, die wir ihm im »Zuckerzeitalter« zumuten, sind das Problem. Ich kann immer wieder nur den schönen Satz des mittelalterlichen Arztes Paracelsus zitieren, der vollständig lautet: »Alle Dinge sind Gift, und nichts ist ohne Gift; allein die Dosis macht's, dass ein Ding kein Gift sei.« Wenn die Dosis also nur klein genug ist, dann schaden uns auch Kohlenhydrate nicht. Sie sind nicht verboten, sie sind lediglich in die oberen Stockwerke unserer Lebensmittelpyramide verbannt, wo es recht eng zugeht.

Absolute Verbote, Kalorien- und Erbsenzählerei sind nicht meine Sache. Eine solche strenge Diät wäre auch zum Scheitern verurteilt. Bestenfalls! Schlimmstenfalls kann sie sogar zu Essstörungen führen. Wussten Sie, dass es tatsächlich Menschen gibt, die eine solche Angst davor haben, nicht das Richtige zu essen, dass diese Angst schon wieder krankhafte Züge annimmt? Orthorexia nervosa heißt diese Essstörung, die genauso krank machen kann wie Bulimie oder Magersucht. Der US-Mediziner Steven Bratman, der das Phänomen Ende der 1990er-Jahre entdeckt hat, spricht von »Health Food Junkies«, deren Gedanken und Sorgen zwanghaft um die gesunde Ernährung kreisen. Manche verbannen jedes Lebensmittel von ihrem Teller, über das sie einmal etwas Negatives gehört haben, bis am Ende nur noch drei Gemüsesorten bleiben, die aber keinesfalls gekocht

»Alle Dinge sind Gift, und nichts ist ohne Gift; allein die Dosis macht's, dass ein Ding kein Gift sei.«

Paracelsus

werden dürfen, bei Vollmond geerntet und vor dem Schlucken mindestens 50-mal gekaut werden müssen. Oder so ähnlich. Wie bei anderen Essstörungen stecken natürlich auch hier meist andere Gründe hinter der Krankheit. Nach ersten Erkenntnissen sind wohl vor allem Männer gefährdet, die sich dem Leben oft hilflos ausgeliefert fühlen – den Frauen, ihrem Chef, dem Älterwerden. Das tyrannische Regiment über den eigenen Speisezettel scheint ihnen das Gefühl zu geben, ihr Leben endlich wieder einmal im Griff zu haben. In anderen Fällen proben Jugendliche den Aufstand, indem sie ihren Eltern mit geradezu missionarischem Eifer jedes Lebensmittel verleiden und ganze Romane erzählen können, welche schädlichen Nebenwirkungen jedes einzelne davon hat.

Gehen Sie also bitte nicht in Sack und Asche, wenn Sie einmal gegen die Prinzipien einer kohlenhydrat-reduzierten Ernährung verstoßen haben. Malen Sie nicht jedem Bekannten, der nach der Zuckerdose greift, die Scheußlichkeiten einer diabetesbedingten Fußamputation aus und schlagen Sie eine Einladung nicht nur deshalb aus, weil Sie dort genötigt werden könnten, etwas »Falsches« zu essen. Der weitgehende Verzicht auf ungesunde Kohlenhydrate soll den Raubbau an unserer Gesundheit beenden, aber nicht stattdessen zu Schäden an unseren Sozialbeziehungen führen oder unsere geistige und seelische Stabilität durch negativen Stress untergraben.

Eines der besten und köstlichsten Argumente für eine gesunde Ernährung ist das Weihnachtsmenü von Seite 196 ff., das Sie Freunden und Familie natürlich auch an anderen (Fest-)Tagen servieren können. Ich habe Ihnen ein festliches Menü kreiert, bei dem niemand Kartoffelkroketten oder Thüringer Klöße vermissen wird.

Überhaupt geht es ja bei der kohlenhydrat-reduzierten Ernährung nicht in erster Linie um Verzicht, sondern darum, ungesunde Lebensmittel durch gesündere zu ersetzen, die aber – mindestens – genauso gut schmecken. Trotzdem mag es natürlich anfangs hart sein, mit vielen liebgewordenen Essgewohnheiten zu brechen. Vor allem sich eine Vorliebe für Süßes oder Brot abzutrainieren, ist alles andere als leicht. Doch wenn Ihnen die kohlenhydrat-reduzierte Ernährungsweise erst mal in Fleisch und Blut übergegangen ist, dann werden Sie sie als genauso selbstverständlich und genussreich empfinden, wie die vorherige kohlenhydrat-reiche. Allerdings werden Sie sich dabei körperlich besser fühlen.

»Du guckst immer nur nach vorne mit fest entschlossenem Blick«

Wie aber kommt man am besten an dieses Ziel? Wahrscheinlich wissen Sie das selbst am Besten. Manche Menschen haben am meisten Power, wenn Sie gleich das große Ganze in Angriff nehmen. Volle Ernährungsumstellung und mehr Bewegung von jetzt auf gleich, das ganze Programm ohne Ausnahmen. Prima! Tun Sie das, wenn Sie so entschlossen und willensstark sind. Anderen dagegen fällt es leichter, wenn Sie Schritt für Schritt vorgehen. Also nicht gleich Kohlenhydrate, Rauchen und das Couch-Potato-Dasein auf einmal aufgeben, sondern eins nach dem anderen. Und auch zunächst nur ein bisschen Sport und die Kohlenhydrate erst mal beim Abendessen einsparen, aber noch nicht beim Frühstück, um sich daran zu gewöhnen. Wenn das der Weg ist, auf dem Sie am besten vorwärts kommen, dann ist das auch okay.

Andererseits besteht die Gefahr, die positiven Seiten einer solchen Lebensumstellung nicht wirklich zu bemerken, wenn man zu kleine Schritte unternimmt. Ich habe in meiner Praxis festgestellt, dass ein perfekter Tag für viele Menschen die ideale Balance zwischen Über- und Unterforderung darstellt und oft am ehesten zum Erfolg führt. Dabei nehmen Sie sich vor, vorerst nur an einem Tag der Woche alles richtig zu machen: mindestens eine halbe Stunde Sport zu treiben, sich auch darüber hinaus mehr zu bewegen, nicht zu viel zu essen, dafür aber konsequent kohlenhydrat-arm und gesund. Natürlich kostet das Disziplin, aber einmal in der Woche kriegt man das hin. Mit der Zeit werden Sie merken, wie Ihnen der alternative Tagesablauf in Fleisch und Blut übergeht und es wird Sie keine große Mühe kosten, auch einen zweiten oder dritten Tag pro Woche so zu gestalten.

Ich gebe meinen Patienten nicht umsonst bis zu einem Jahr Zeit für die Umstellung. Eine Ernährungsweise, die über viele Jahre zur Gewohnheit wurde und sich in Ihr tägliches Leben eingeschliffen hat, lässt sich nicht im Handumdrehen verbessern. Es braucht seine Zeit, einen neuen Tagesablauf mit veränderter Ernährung und mehr Bewegung so zu ritualisieren, um ihn zur schönen Gewohnheit werden zu lassen.

Hauptsache, Sie verfallen nicht darauf, den Beginn immer wieder vor sich herzuschieben! Wenn Sie sich entschlossen haben, das Programm zu wagen, dann nehmen Sie sich gleich konkret erste Maßnahmen vor. Ersetzen Sie zum Beispiel ab morgen das nachmittägliche Kuchenstück durch einen Quark mit Beeren und gehen Sie außerdem mindestens dreimal in der Woche eine halbe Stunde oder länger spazieren.

Eine gute Idee ist es auch, sich für Erfolge zu belohnen. Das neue Kleidungsstück, wenn die ersten fünf Kilo geschafft sind, ist ein Klassiker, aber trotzdem wirksam. Was Sie jedoch nicht tun sollten: Als »Belohnung« wieder in abgelegte Verhaltensmuster zurückzufallen. Einer meiner Patienten, der wegen seines starken Übergewichts Bluthochdruck und Diabetes mellitus hatte, hatte sich als Belohnung für die ersten 50 Kilo Gewichtsabnahme ein Stück Sahnetorte versprochen. Als es dann soweit war, ist er in eine Konditorei gegangen, hat sich alle Torten eingehend angesehen und dann doch kein Stück gekauft. Stattdessen hat er ambitioniert mit viel Bewegung und der geänderten Ernährungsweise weiter abgenommen, hält heute sein Normalgewicht und braucht auch keine Medikamente mehr. Aber nicht alle Menschen sind so willensstark. Vor allem planen sie die erste Belohnung nicht erst nach einem Jahr oder später ein, wenn sie sich längst an die andere Ernährung gewöhnt haben.

Wer allerdings bereits eine Woche ohne Schokolade mit einem Stück Kuchen feiert, gerät hinterher leicht in Gefahr die süßen »Sünden« übermäßig zu vermissen und

ESST MEHR GEMÜSE !

Ich bitte die Patienten, die zu mir zur Ernährungsberatung kommen, zuvor eine Woche ein Ernährungsprotokoll zu führen. Bei der Auswertung fällt mir immer wieder auf, wie wenig Gemüse gegessen wird. Im Gespräch stellt sich dann meistens heraus, dass sie eigentlich Gemüse mögen, aber die Gelegenheit fehlt oder aber die Zubereitung vermeintlich zu lange dauert. Ich empfehle dann häufig zwei einfache, schnell zubereitete Gemüsegerichte, die sie beliebig variieren können und die sehr gut schmecken: den „Gemüse-Wok" und das „Ofengemüse", deren Rezepte ich Ihnen im Folgenden aufgeschrieben habe.

GEMÜSE-WOK

ZUTATEN: 300 g Möhren, 300 g Zucchini, 2 rote Zwiebeln, 250 g weiße Champignons, 500 g Brokkoli, 200 g Cashewkerne, 4 EL Rapsöl, 2 Knoblauchzehen, 1 kleine rote Chilischote, 30 g Ingwer, 400 ml Gemüsefond, Salz, Pfeffer

ZUBEREITUNG: Möhren schälen. Zucchini waschen, trocknen und die Enden abschneiden. Möhren und Zucchini quer in 4 cm lange Stücke schneiden und die Stücke der Länge nach in Stifte schneiden. Zwiebeln schälen, halbieren und in Spalten schneiden. Die Champignons mit einem Tuch abreiben und halbieren. Brokkoli waschen und die Röschen abschneiden. Den Ingwer schälen und reiben. Die Chilischote waschen, entkernen und fein hacken. Die Knoblauchzehen schälen und fein hacken.
Einen Esslöffel Rapsöl im Wok erhitzen und darin die Cashewkerne unter Rühren hellbraun rösten, auf Küchenpapier geben und mit Salz bestreuen.
Das restliche Öl im Wok erhitzen, Möhren, Zwiebeln, Champignons, Brokkoli zufügen und unter Rühren ca. 4 Minuten braten. Chili, Ingwer, Knoblauch hinzufügen und weitere 2 Minuten braten. Mit Gemüsefond ablöschen, Zucchini hinzufügen und ca. 2 Minuten kochen lassen. Cashewkerne zugeben, mit Pfeffer und Salz abschmecken und unter Rühren aufkochen. In tiefen Tellern oder Schalen servieren.

OFENGEMÜSE MIT FETAKÄSE

ZUTATEN: 500 g, Möhren, 2 mittelgroße Zucchini, 2 Bund Frühlingszwiebeln, 1 Aubergine, 1 rote Paprika, 25 Cocktailtomaten, 6 EL Rapsöl, 2 TL grob gehackter, frischer Thymian, Meersalz, schwarzer Pfeffer, 250 g Feta-Käse

ZUBEREITUNG: Das Gemüse zunächst waschen bzw. putzen, Möhren, Zucchini, Auberginen, Paprika, Frühlingszwiebeln in Abschnitte oder 2-3 cm dicke Scheiben schneiden, die Tomaten halbieren. Den Feta-Käse würfeln. Den Ofen auf 200 Grad Umluft vorheizen. Das vorbereitete Gemüse bis auf Aubergine und Tomaten auf dem Backblech verteilen und mit Rapsöl beträufeln. Mit Thymian, Pfeffer und Salz bestreuen und den Feta-Käse darüber verteilen. In den vorgeheizten Backofen schieben und ca. 20 Minuten garen. Tomaten und Aubergine hinzufügen, alles wenden und weitere 20 Minuten backen. Als Gemüse können Sie natürlich nehmen, was Sie mögen bzw. was saisonal, am besten auch regional verfügbar ist. Das Ofengemüse ist als leichtes Gericht am Abend, als Beilage warm oder kalt, als Vorspeise oder als Zutat für Salate mit oder ohne Käse vielseitig verwendbar.

stetig gegen die Versuchung kämpfen zu müssen. Essen Sie den Kuchen also als Ausnahme, wenn Sie gerade ein besonders verführerisches Stück anlacht. Und belohnen Sie sich lieber mit einem Strauß Blumen, einer guten Flasche Wein oder einem Kinobesuch. Auf jeden Fall sollte die Belohnung etwas sein, was Sie besten Gewissens tun dürfen, und nicht in etwas bestehen, was Sie sich abgewöhnen oder wenigstens reduzieren wollten.

Die größte Belohnung sollte ohnehin die Aussicht sein, schlanker, fitter und gesünder zu werden. Damit Sie sich in näherer oder fernerer Zukunft auch angesprochen fühlen, wenn es heißt: »Jetzt bist du um die 70 und immer noch so gut drauf. Wie machste das denn bloß? Wie kriegste das denn hin? Ich will so sein wie du, wenn ich mal 70 bin.«

Viel Erfolg!

Ich habe Ihnen in diesem Buch viele wichtigen Informationen gegeben, die Sie brauchen, um Ihre Lebensweise umzustellen, und darf mich an dieser Stelle von Ihnen verabschieden. Wichtig ist jetzt, dass Sie auch tatsächlich anfangen, das Gelesene in die Tat umzusetzen. Sie haben gesehen, wie viele Stellschrauben es gibt, an denen Sie drehen können, um sich gesünder zu ernähren.

Vielleicht haben Sie ja die Möglichkeit, dies zusammen mit einem Ernährungscoach zu tun. Aus meiner Erfahrung weiß ich, dass es tatsächlich immens hilft, den inneren Schweinehund zu überwinden, wenn man zu festen Terminen Rechenschaft über seine Fortschritte geben muss. Vielleicht finden Sie aber auch Mitstreiter, die das Unternehmen gemeinsam mit Ihnen angehen wollen. Dann rate ich Ihnen, sich mit Ihren Mitstreitern regelmäßig zu treffen und sich über Ihre Erfolge auszutauschen. Auch das wirkt ungemein anspornend. Wenn Sie den Kampf gegen die ungesunden Pfunde vollkommen alleine aufnehmen müssen, sollten Sie wenigstens möglichst vielen Leuten davon erzählen, um sich selbst unter einen gewissen Erfolgsdruck zu setzen. Auf jeden Fall wünsche ich Ihnen ein gutes Gelingen!

Ihr Dr. Andreas Pauly

MEINE
KEINE-PANIK-MENÜS

Backstage in der Küche

RAN AN DIE TÖPFE

Im ersten Teil dieses Buches habe ich Ihnen das nötige Hintergrundwissen für eine veränderte Lebensweise vermittelt sowie zahlreiche praktische Tipps und Hilfen zur leichteren Umsetzung verraten. Sie haben gesehen, wie viele Stellschrauben es gibt, an denen Sie drehen können, um sich gesünder zu ernähren. Aktiv werden müssen Sie selbst. Daher geht es jetzt los mit der Küchenpraxis und vielen kulinarischen Rezeptideen. Wie Sie auf den nächsten Seiten sehen, sind meine Rezepte im Grunde sehr schlicht. Und so hält sich auch die Arbeit dafür in Grenzen. Sowohl die Menüs als auch die einzelnen Gänge setzen sich meist aus mehreren, unkomplizierten Komponenten zusammen, die Sie nach Lust und Laune beziehungsweise dem jahreszeitlichen Angebot austauschen können; je nachdem, was der Wochenmarkt oder der eigene Garten gerade hergibt. Suchen Sie sich am Anfang einfach zwei oder drei dieser Bausteine heraus und kombinieren Sie sie nach Herzenslust. Es muss auch nicht jeden Tag ein komplettes Dreigänge-Menü sein, obwohl eine solche Abfolge aus Vorspeise, Hauptgericht und Dessert natürlich die Krönung des Genusses bedeutet. Sie werden sehen, mit dem richtigen Know-how fällt es gar nicht schwer, auf traditionelle Beilagen zu verzichten. Damit es auf dem Teller nicht langweilig wird, schenken Sie einfach dem Gemüse viel mehr Aufmerksamkeit. Sich auf eine Sorte zu beschränken, wie das in der klassischen Küche oft geschieht, wäre zu wenig. Es würde auch den Spaß beim Kochen schmälern. Denn gerade beim Komponieren verschiedener Gemüsesorten kann man viel Kreativität entwickeln und neue Geschmackserlebnisse entdecken. Sie brauchen übrigens keine Angst zu haben, dass Sie nicht satt werden. Sie werden nämlich ganz automatisch mehr Gemüse essen, allein, um all die verschiedenen Geschmacksnuancen auszukosten.

GUT ZU WISSEN

FÜR VIER PERSONEN

Die Rezepte in diesem Buch sind, sofern nicht anders angegeben, jeweils für vier Personen berechnet. Wenn Sie für mehr Gäste kochen wollen, rechnen Sie die Zutatenmengen einfach hoch.

Die Temperaturangaben im Backofen gelten für Umluft, bei Abweichungen ist dies im Rezept vermerkt.

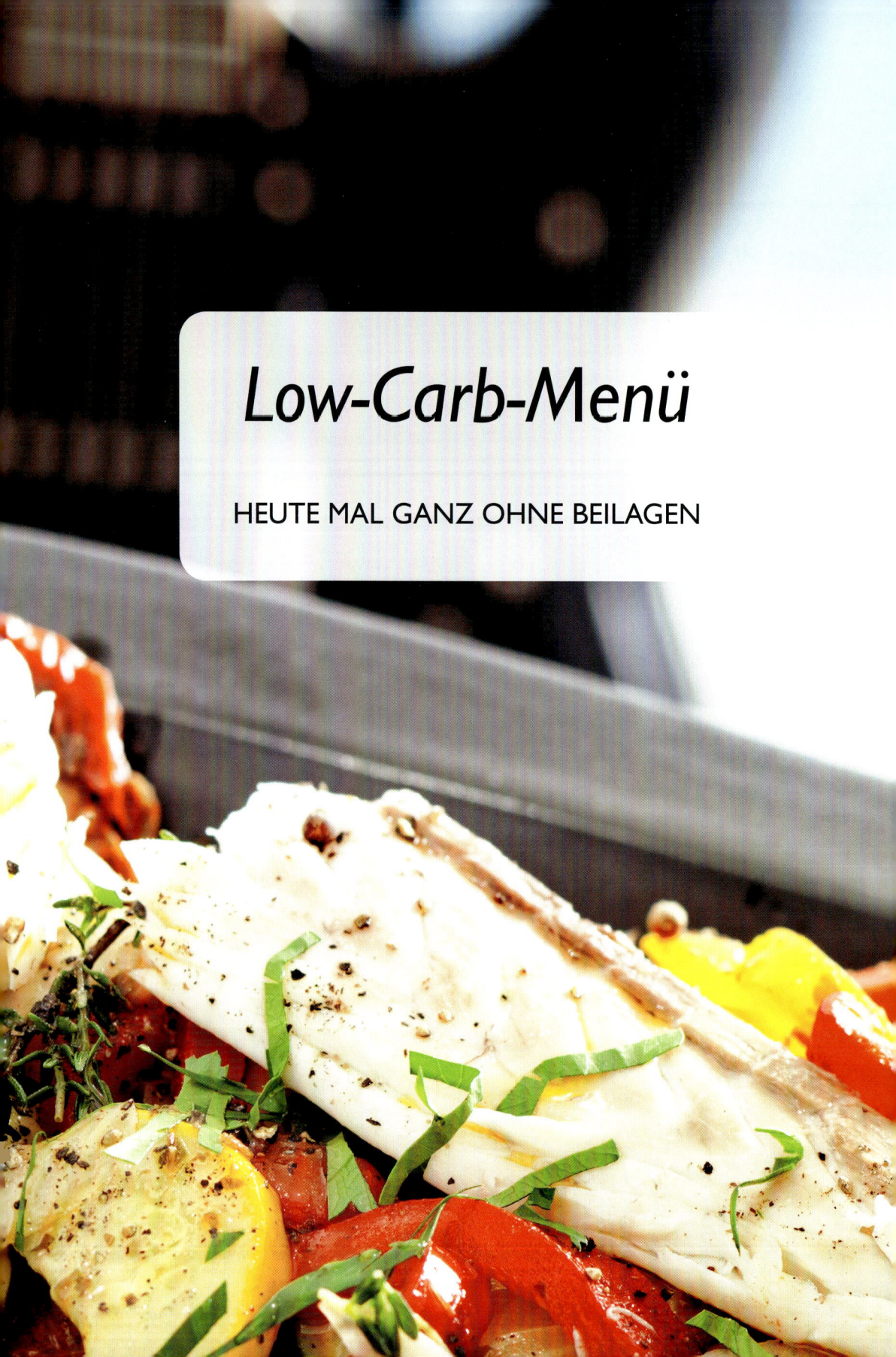

Low-Carb-Menü

HEUTE MAL GANZ OHNE BEILAGEN

Dieses Menü zeigt, dass die klassischen Beilagen oftmals überbewertet werden. Es gibt nämlich ausschließlich Fleisch und Fisch mit Gemüse. Sonst nichts. Keine Kartoffeln, keinen Reis, kein Brot. Aus dem klassischen Dreiklang auf dem Teller wird ein Duett, auch beim Hauptgericht, dem Wolfsbarsch mit Ratatouille. Das köstliche, feste Fleisch des Fisches bleibt durch das Garen im Salzmantel besonders saftig. Das Gemüse dazu orientiert sich an einem provenzalischen Ratatouille. Dieses Schmorgericht enthält traditionell Paprika, Zwiebeln, Zucchini, Tomaten, Auberginen und viele Kräuter. Ich habe die Auberginen, die eher zu Fleisch passen, durch Fenchel ersetzt, dessen feines Aroma bestens mit dem zarten Fisch harmoniert. Statt robuster Küchenzwiebeln verwende ich feine Frühlingszwiebeln. Statt frischer Tomaten nehme ich getrocknete aus dem Glas. Erstens kommen die frischen hierzulande meist aus dem Gewächshaus und haben daher kaum Aroma. Zweitens machen die getrockneten mit ihrem Biss das Gemüse noch abwechslungsreicher. Das Öl, in dem sie eingelegt sind, lässt sich auch gleich gut zum Schmoren verwenden. Dadurch ist das Ratatouille zwar nicht gerade ein Leichtgewicht, aber die Zusatzkalorien können Sie sich durch den Verzicht auf Kartoffeln und Reis locker leisten. Am schönsten sieht das Gemüse natürlich aus, wenn Sie verschiedenfarbige Paprika und Zucchini kleinscheiden – nur die grünen Paprika sind ungeeignet, weil ihr »grasiger« Eigengeschmack nicht zu den übrigen Zutaten passt.

GUT ZU WISSEN

SONNE IN DER KONSERVE

Generell sollte man natürlich versuchen, so oft wie möglich frisches Gemüse zu benutzen. Nur bei Tomaten sieht die Sache anders aus. Hier hat Konservenware meist mehr Geschmack – nicht nur im Winter. Woran liegt das? Für getrocknete und eingelegte Tomaten beziehungsweise solche aus Dose oder Tetrapack werden reife Früchte aus dem Mittelmehrraum verwendet, die einfach mehr Sonne abbekommen. Das wirkt sich auf den Geschmack aus. Trotzdem haben im Sommer frische Gartentomaten ihren berechtigten Platz in der Küche. Vor allem, wenn es sich um besonders geschmackvolle, alte Sorten handelt, die man immer öfter wieder auf Wochenmärkten und in gut sortierten Supermärkten findet.

Entenbrust mit Roter Bete, Birne & Chili-Dressing

Rote Beten waschen und in reichlich Salzwasser ca. eine Stunde kochen. Abgießen, abkühlen lassen, dann schälen und in sehr dünne Scheiben schneiden. Die Haut der Entenbrust rautenförmig einritzen und das Fleisch auf der Hautseite ohne Fett ca. fünf Minuten haselnussbraun braten. Wenden und eine Minute weiterbraten. Von beiden Seiten salzen und pfeffern und im vorgeheizten Backofen bei 100° C ca. 20 Minuten nachgaren lassen. Chicorée waschen, trockentupfen, halbieren und die einzelnen Blätter ablösen. Chilischote waschen, der Länge nach halbieren, die Kerne entfernen und das Fruchtfleisch hacken. Essig mit 2 EL Wasser, Dijon Senf, Salz und Pfeffer verrühren. Chili und Eigelb zufügen und alles mit dem Pürierstab mixen. Walnuss-Öl tröpfchenweise zugeben. Rote Bete auf Tellern anrichten. Birnen waschen und vierteln. Kerngehäuse entfernen und das Fruchtfleisch in schmale Spalten schneiden. Mit Chicorée auf den Roten Beten verteilen. Gorgonzola würfeln und darüber streuen. Dressing aufträufeln. Entenbrust aus dem Ofen nehmen, drei Minuten ruhen lassen, aufschneiden und auf dem Salat anrichten.

ZUTATEN

2 Rote Beten	2 TL Dijon Senf
Salz	½ Chilischote
2 Barbarie-Entenbrüste	1 Eigelb
(á 250-300 g)	4 EL Walnussöl
Pfeffer	2 reife Birnen
2 Chicorée	120 g Gorgonzola
2 EL Essig	

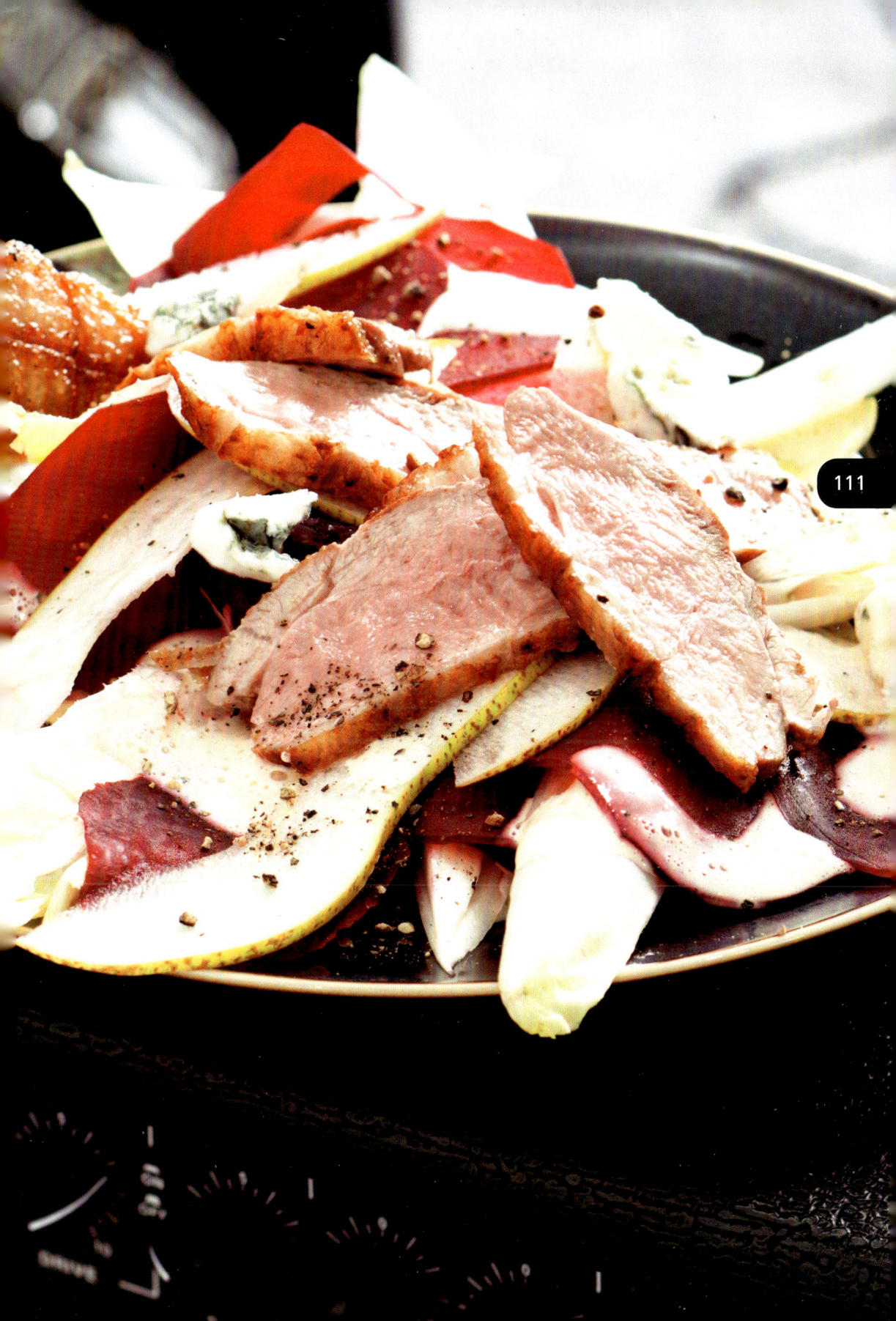

Loup de mer im Salzteig & Ratatouille

Kräuter waschen und trockenschwenken. Zitrone heiß abwaschen und in dünne Scheiben schneiden. Den Wolfsbarsch (Loup de mer) unter kaltem Wasser abbrausen, trockentupfen und die Flossen abschneiden. Die Bauchhöhle mit grob gemahlenem Pfeffer, 2 Zweigen Thymian, Rosmarin sowie Zitronenscheiben füllen. 1,5 kg grobes Meersalz mit 200 ml Eiweiß mischen und auf einem geölten Backblech in Fischform verteilen. Den gefüllten Fisch darauflegen.

Das restliche Eiweiß zu steifem Schnee schlagen, unter das übrige Salz heben und die Masse auf dem Fisch verteilen. Er darf nicht mehr zu sehen sein. Im vorgeheizten Backofen bei 200° C 40 Minuten backen. Den Ofen ausschalten, die Ofentür öffnen und den Fisch im Salzmantel noch ca. 10 Minuten dort stehen lassen. In der Zwischenzeit Paprika, Zucchini und Fenchel waschen, putzen und in mundgerechte Stücke schneiden. Frühlingszwiebeln waschen, putzen und in Ringe schneiden. Knoblauch schälen und hacken. Getrocknete Tomaten abtropfen. Paprikastücke mit etwas Öl von den Tomaten bepinseln und im heißen Ofen grillen, bis die Haut an einigen Stellen schwarze Blasen wirft. In einen Gefrierbeutel geben und leicht abkühlen lassen. Nun lässt sich die Haut leicht abziehen. In einem Wok etwas Tomaten-Rapsöl erhitzen, Knoblauch anschwitzen, den verbliebenen Thymian zugeben. Frühlingszwiebel, Zucchini, Fenchel, getrocknete Tomaten bissfest garen. Zuletzt die Paprikastücke dazugeben. Mit Salz und Pfeffer würzen und alles mit fein gehackter Petersilie bestreuen. Den Wolfsbarsch aus dem Ofen nehmen. Mit einem Sägemesser die Salzkruste vorsichtig aufklopfen, die Haut entfernen und den Fisch mit einem Löffel oder einer Palette am Rücken entlang der Mittelgräte portionieren. Die Mittelgräte herausziehen und dann die andere Hälfte portionieren. Die ausgelösten Filets auf dem Ratatouille servieren.

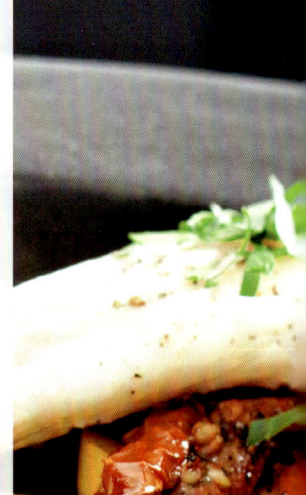

ZUTATEN (für 6 Personen)

2 Zweige frischer Rosmarin
3 Zweige frischer Thymian
1 Zitrone
Pfeffer
1 ganzer Loup de mer (1,8-2,4 kg,
   vom Fischhändler ausgenommen,
   aber ungeschuppt)
4 kg grobes Meersalz
400 ml Eiweiß (im Tetrapack erhältlich)
je 1 gelbe und rote Paprika

je 1 grüne und gelbe Zucchini
1 große Fenchelknolle
2 Frühlingszwiebeln
2 Knoblauchzehen
200 g getrocknete Tomaten
   (in Rapsöl eingelegt)
4 EL gehackte Petersilie
Salz
Öl fürs Blech

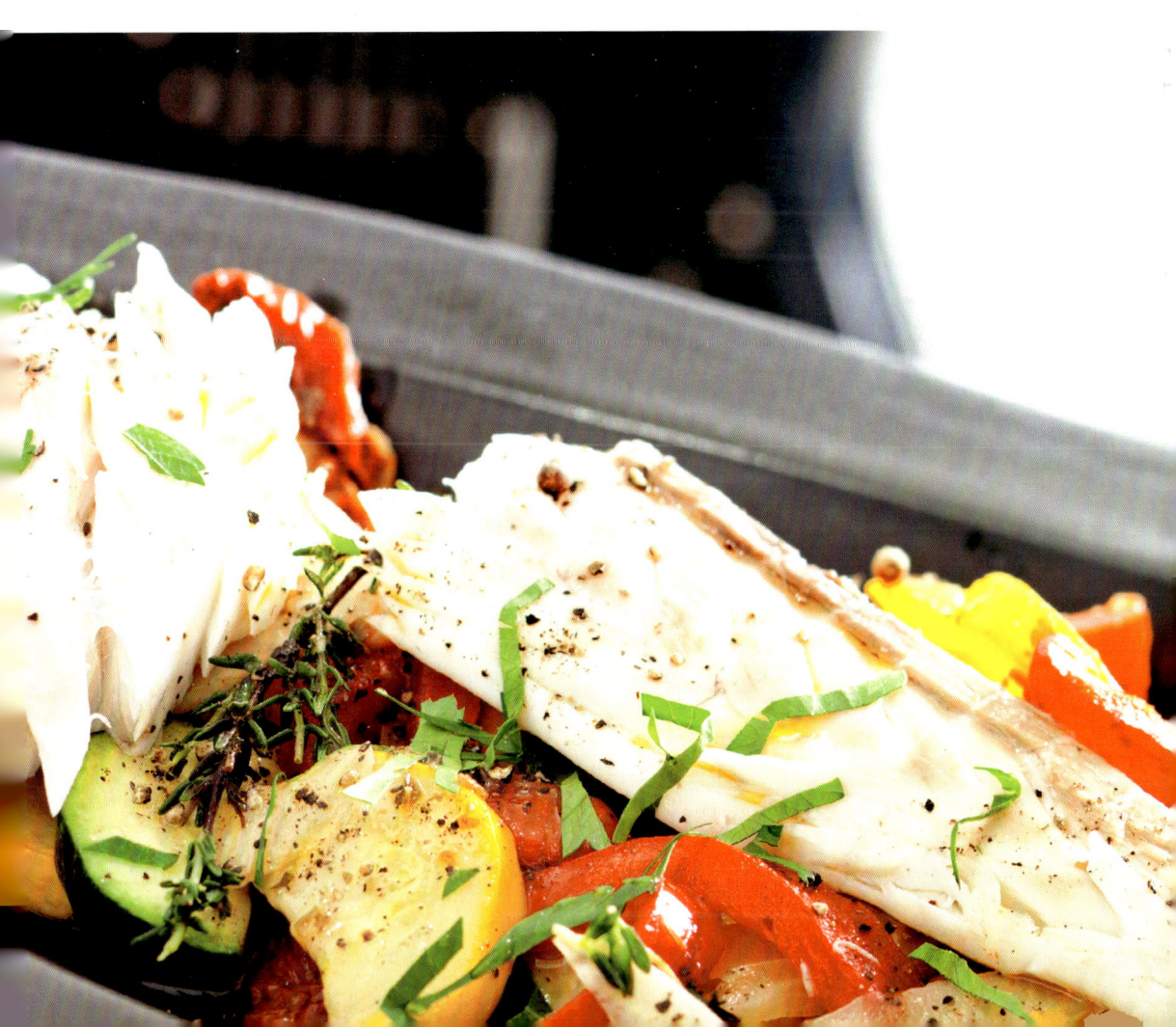

Heiße Walnuss-Ingwer Äpfel & Vanillequark

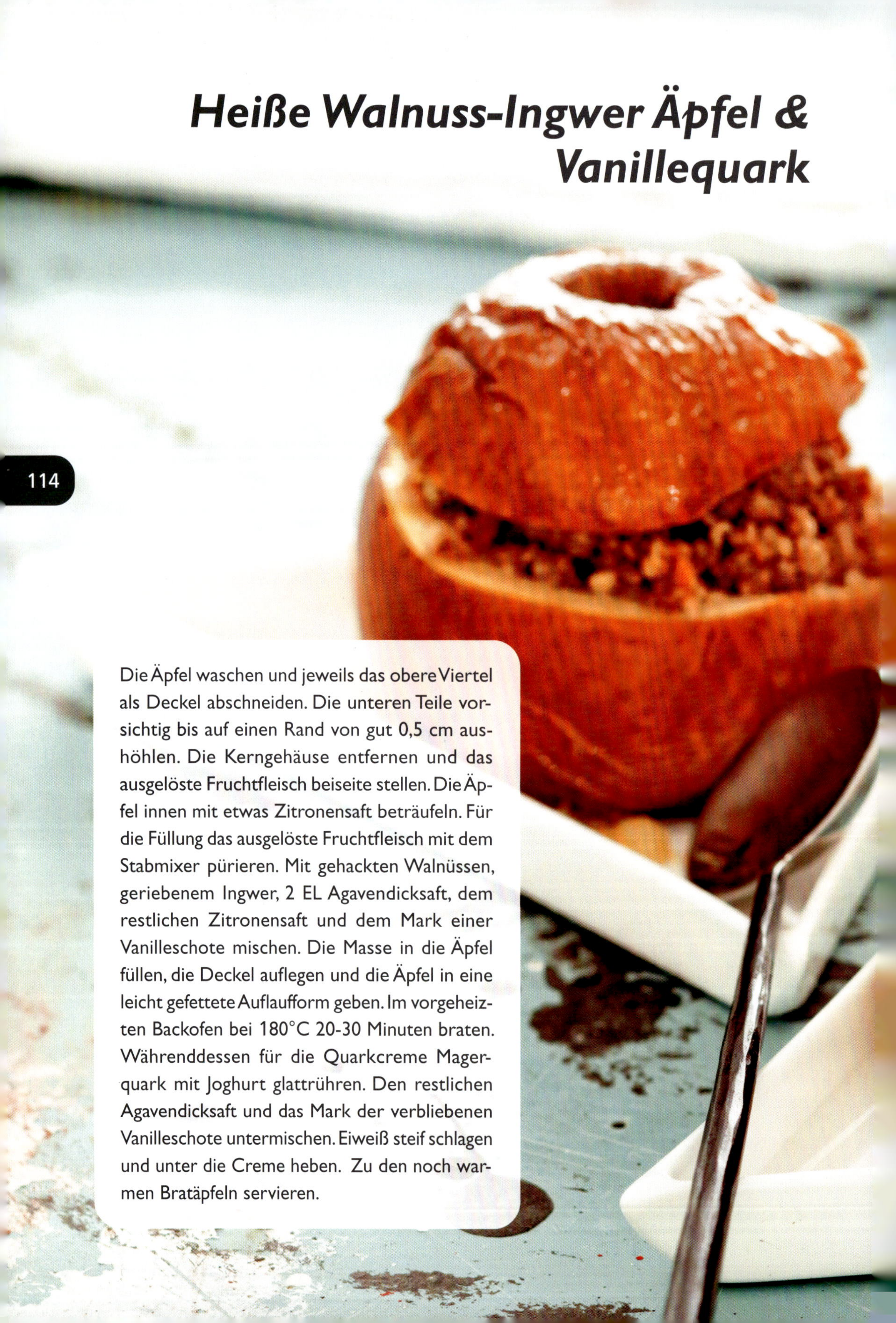

Die Äpfel waschen und jeweils das obere Viertel als Deckel abschneiden. Die unteren Teile vorsichtig bis auf einen Rand von gut 0,5 cm aushöhlen. Die Kerngehäuse entfernen und das ausgelöste Fruchtfleisch beiseite stellen. Die Äpfel innen mit etwas Zitronensaft beträufeln. Für die Füllung das ausgelöste Fruchtfleisch mit dem Stabmixer pürieren. Mit gehackten Walnüssen, geriebenem Ingwer, 2 EL Agavendicksaft, dem restlichen Zitronensaft und dem Mark einer Vanilleschote mischen. Die Masse in die Äpfel füllen, die Deckel auflegen und die Äpfel in eine leicht gefettete Auflaufform geben. Im vorgeheizten Backofen bei 180°C 20-30 Minuten braten. Währenddessen für die Quarkcreme Magerquark mit Joghurt glattrühren. Den restlichen Agavendicksaft und das Mark der verbliebenen Vanilleschote untermischen. Eiweiß steif schlagen und unter die Creme heben. Zu den noch warmen Bratäpfeln servieren.

ZUTATEN

4 säuerliche Äpfel (z. B. Boskoop)
Saft von 1 Zitrone
150 g Walnüsse
35 g frisch geriebener Ingwer
5 EL Agavendicksaft
2 Vanilleschoten
350 g Magerquark
2 EL Joghurt 1,5%
1 Eiweiß
Rapsöl für die Form

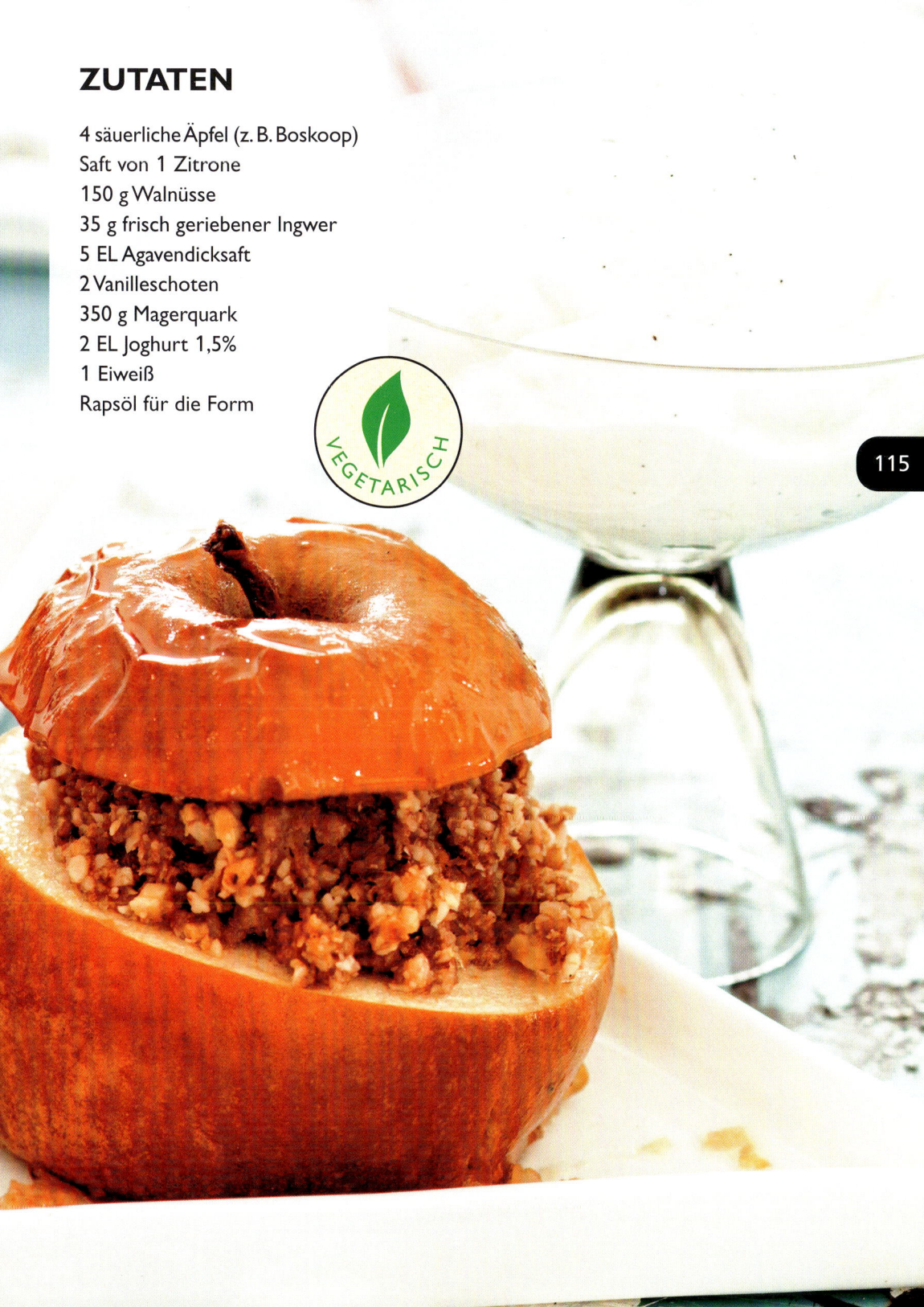

VEGETARISCH

Checker-Menü

WENN'S MAL BESONDERS FEIN SEIN SOLL

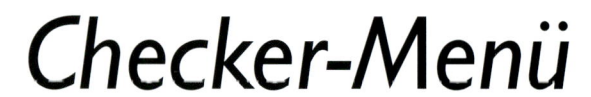

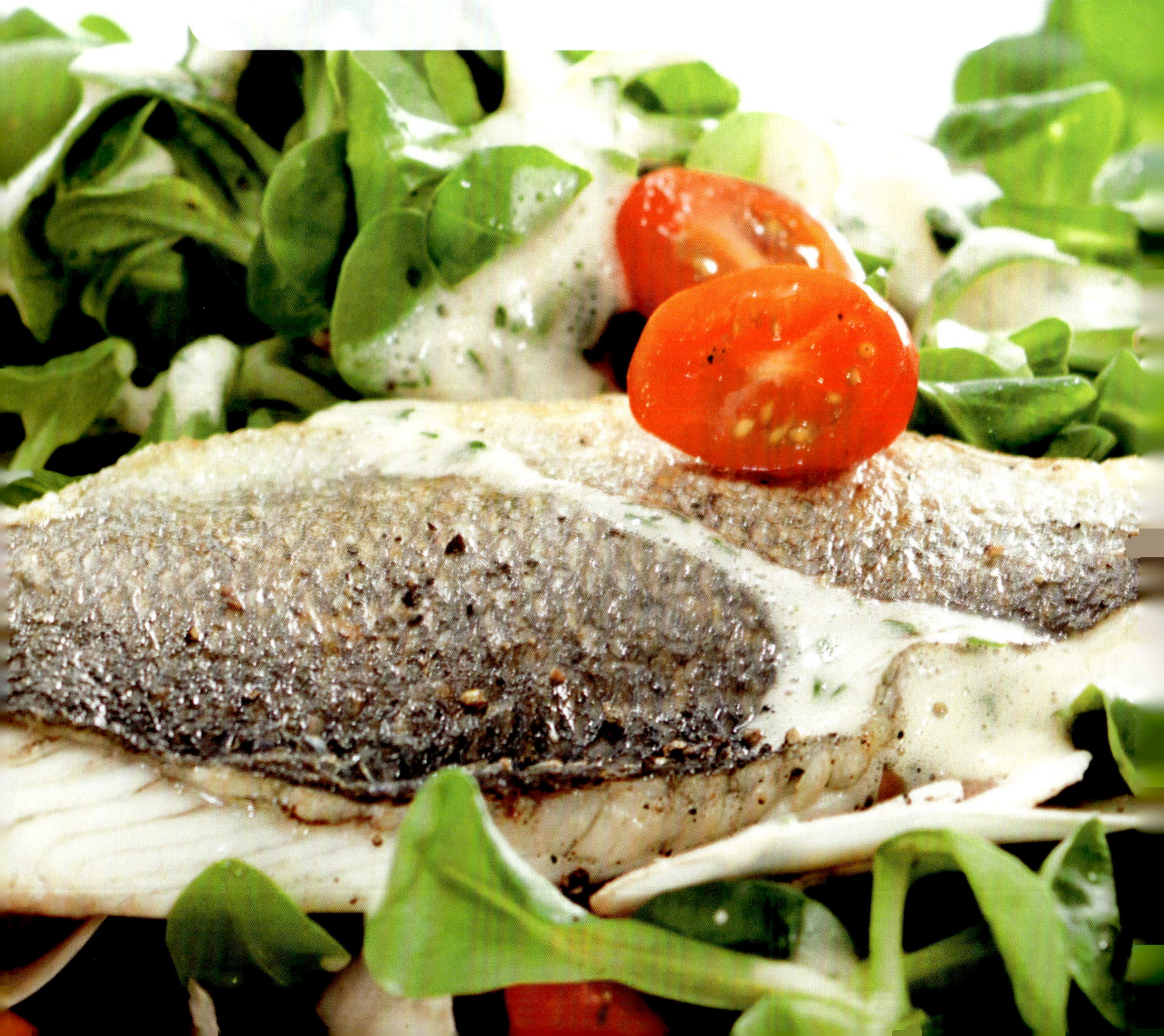

Auf Seite 108 ff. habe ich Ihnen gezeigt, dass es durchaus möglich ist, ein Menü ohne klassische Beilage zu kochen. Aber Sie müssen gar nicht immer so »radikal« kochen, es geht auch anders. Mit Topinambur zum Beispiel, den Sie schon von Seite 29 f. kennen. Die länglichen Knollen sind mittlerweile auch bei uns in jedem gut sortierten Bioladen zu finden und lassen sich wie Kartoffeln verwenden. Topinambur schmeckt leicht nussig und etwas süßlicher als Kartoffeln. Die dünne Schale ist im Prinzip essbar. Bei deftigen Gerichten, etwa Topinambur-Ofen-Chips, reicht es deshalb, wenn Sie die Knollen vorher gründlich waschen und schrubben. Für feinere Gerichte oder Pürees entfernt man die Haut am besten nach dem Kochen. Für dieses Menü habe ich ihn nach dem Schälen in dünne Scheiben geschnitten, blanchiert und mit Olivenöl und Trüffel verfeinert, deren erdiges Aroma hervorragend mit der nussigen Frische harmoniert. Sie können mit den Knollen aber auch Pürees und Creme-Suppen kochen, ihn wie Bratkartoffeln zubereiten oder als Alternative zu Pommes frites im Ofen backen. Im Gegensatz zu Kartoffeln ist Topinambur roh essbar, sodass Sie ihn beispielsweise geraspelt in Salate mischen können. In Würfel geschnitten gibt er einen vorzüglichen, sättigenden Bestandteil von gemischten Schmorgemüsen ab. Und sogar mehlfreie Kuchen lassen sich aus geriebenem Topinambur, gemahlenen Nüssen und Eiern herstellen. Orientieren Sie sich dabei an einem Rezept für Möhrenkuchen!

GUT ZU WISSEN

TOPINAMBUR-CHIPS

Waschen Sie die Topinambur-Knollen und schneiden Sie sie, je nach persönlicher Vorliebe geschält oder ungeschält, in gleichmäßige dünne Scheiben. Legen Sie ein Backblech mit Backpapier aus und bestreichen Sie dieses mit Olivenöl. Topinambur darauf verteilen und mit Olivenöl beträufeln. Im vorgeheizten Backofen bei 200°C (Umluft) in 15 bis 20 Minuten goldbraun backen. Auf Küchenpapier abkühlen lassen und mit groben Meersalz bestreuen. Die Chips eignen sich als herzhafter Snack, geben aber auch eine passende Beilage zu kurz gebratenem Fleisch ab. Nach Belieben können Sie sie auch noch mit Rosmarin oder anderen frischen Kräutern würzen.

Knusper-Dorade auf Tomaten-Feldsalat

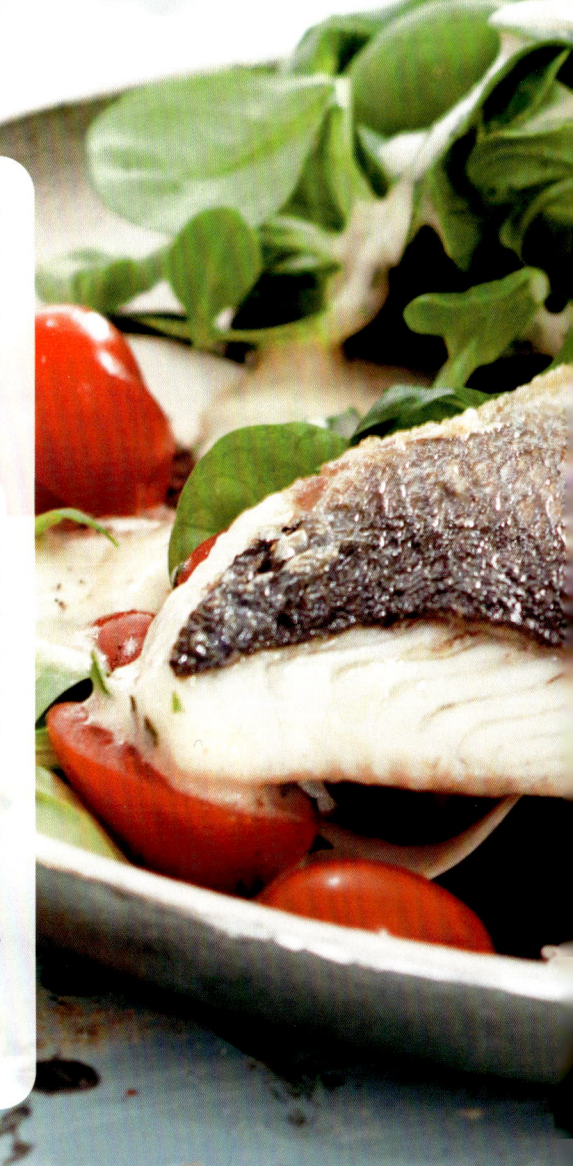

Den Feldsalat gründlich waschen, verlesen, trockenschleudern und auf Teller verteilen. Champignons mit einem Küchentuch sauberreiben. Die Stiele herausdrehen und die Köpfe auf der Gemüsereibe in dünne Scheiben hobeln. Cocktailtomaten waschen und in Scheiben schneiden. Pilze und Tomaten auf dem Salat verteilen. Estragon und Petersilie waschen und trockentupfen oder -schwenken. Die Blättchen abzupfen und fein hacken. Für die Vinaigrette Dijon-Senf und Eigelb mit Kräuteressig, 2 EL Wasser, Salz und Pfeffer verrühren, Walnussöl mit dem Pürierstab unterschlagen, bis eine cremige Emulsion entsteht. Die fein gehackten Kräuter unterheben. Die Dorade kurz unter kaltem Wasser abbrausen und trockentupfen. Die Filets teilen. Rapsöl in einer Pfanne erhitzen und die Filets auf der Hautseite ca. 4 Minuten bei mittlerer Hitze kross braten. Die Hitze reduzieren und die Filets für 30 Sekunden auf die Fleischseite drehen. Mit Salz und Pfeffer würzen. Den Salat mit Vinaigrette beträufeln und die Doradenfilets darauf anrichten.

ZUTATEN

1 Dorade (ca. 500 g, beim Fischhändler
  küchenfertig filetiert)
200 g Feldsalat
8 Champignons
12 Cocktailtomaten
je 1 Bund Estragon und Petersilie

1 TL Dijon Senf
1 Eigelb
3 EL Kräuteressig
Salz
Pfeffer
5 EL Walnussöl

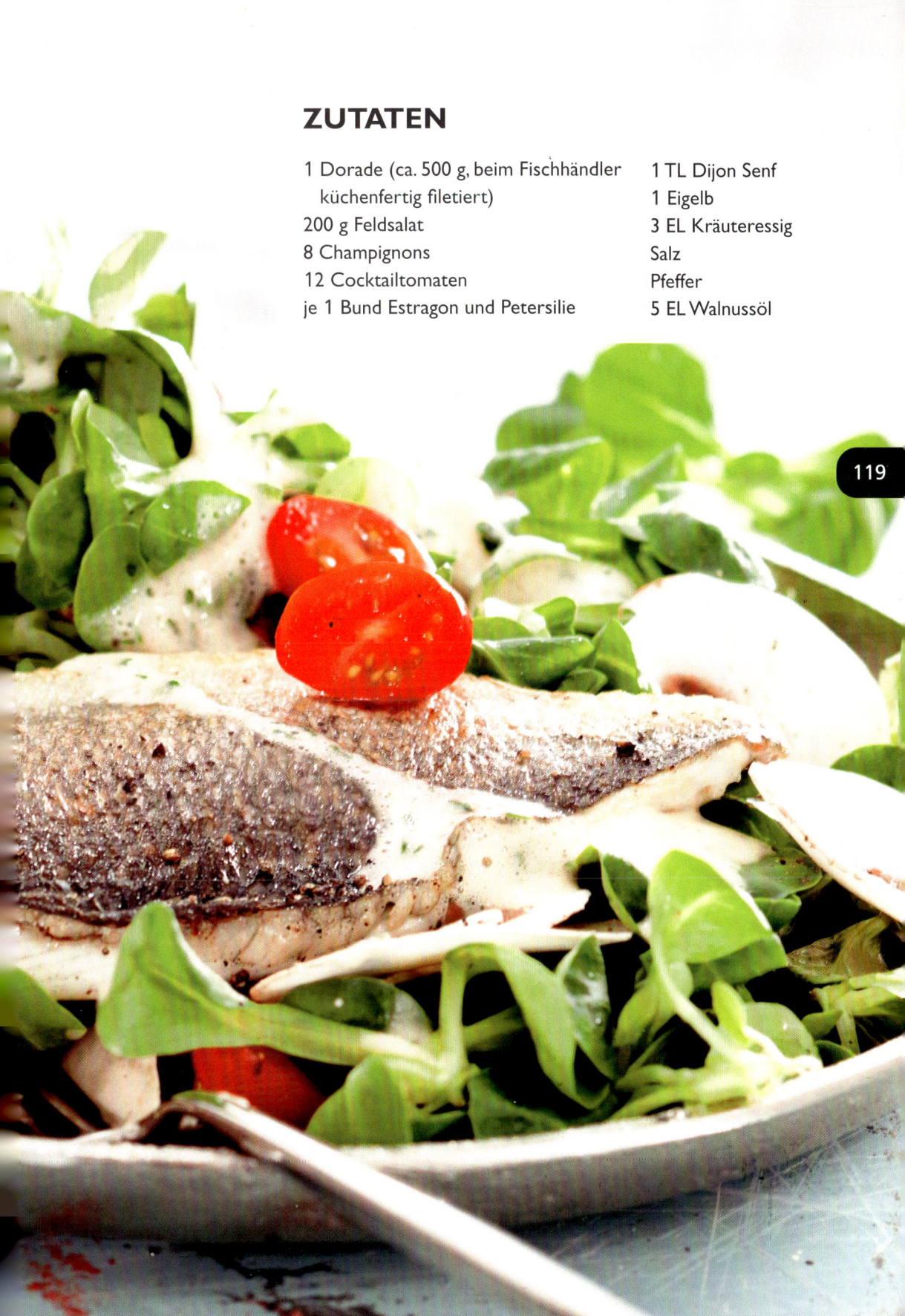

Rinderfilet mit Küchengarn in eine gleichmäßige Form binden. Rosmarin und Thymian waschen und trockenschwenken. Knoblauchknolle halbieren. Alles in einer feuerfesten Form verteilen. Das Filet in heißem Rapsöl rundum anbraten, auf das Kräuter-Knoblauch-Bett legen und im vorgeheizten Backofen bei 180°C bis zum gewünschten Gargrad braten (Kerntemperatur 51°C für *rare*, 55°C für *medium,* 65°C für *well done*). Aus dem Ofen nehmen, pfeffern und salzen, in Alufolie wickeln und 15 Minuten ruhen lassen.

Pak Choi waschen, putzen und in Streifen schneiden. Frühlingszwiebeln waschen, putzen und in Ringe schneiden. 2 EL Olivenöl erhitzen und die Zwiebelringe darin andünsten. Pak Choi zugeben und bissfest garen; salzen und pfeffern. Topinambur schälen, in dünne Scheiben schneiden, 5 Minuten in Salzwasser blanchieren und abtropfen lassen. Restliches Olivenöl erhitzen und die Scheiben darin schwenken. Mit Salz und ein paar Tropfen Trüffel-Öl würzen. Pinienkerne ohne Fett in einer beschichteten Pfanne goldgelb rösten. Rinderfilet aus der Folie nehmen und aufschneiden. Pak Choi auf Tellern verteilen und mit den gerösteten Pinienkernen bestreuen. Topinambur und Filet dazugeben. Unmittelbar vor dem Servieren Trüffel über den Topinambur hobeln.

ZUTATEN

1 Rinderfilet (küchenfertig, ca. 800 g)	500 g Topinambur
10 Rosmarinzweige	4 EL Olivenöl
3 EL Rapsöl	Trüffelöl (nach Geschmack)
Salz	1 schwarzer Trüffel (20 g)
Pfeffer	500 g Pak Choi
1 Bund Thymian	3 Frühlingszwiebeln
1 Knoblauchknolle	50 g Pinienkerne

Rinderfilet auf Schmor-Pak-Choi & getrüffelter Topinambur

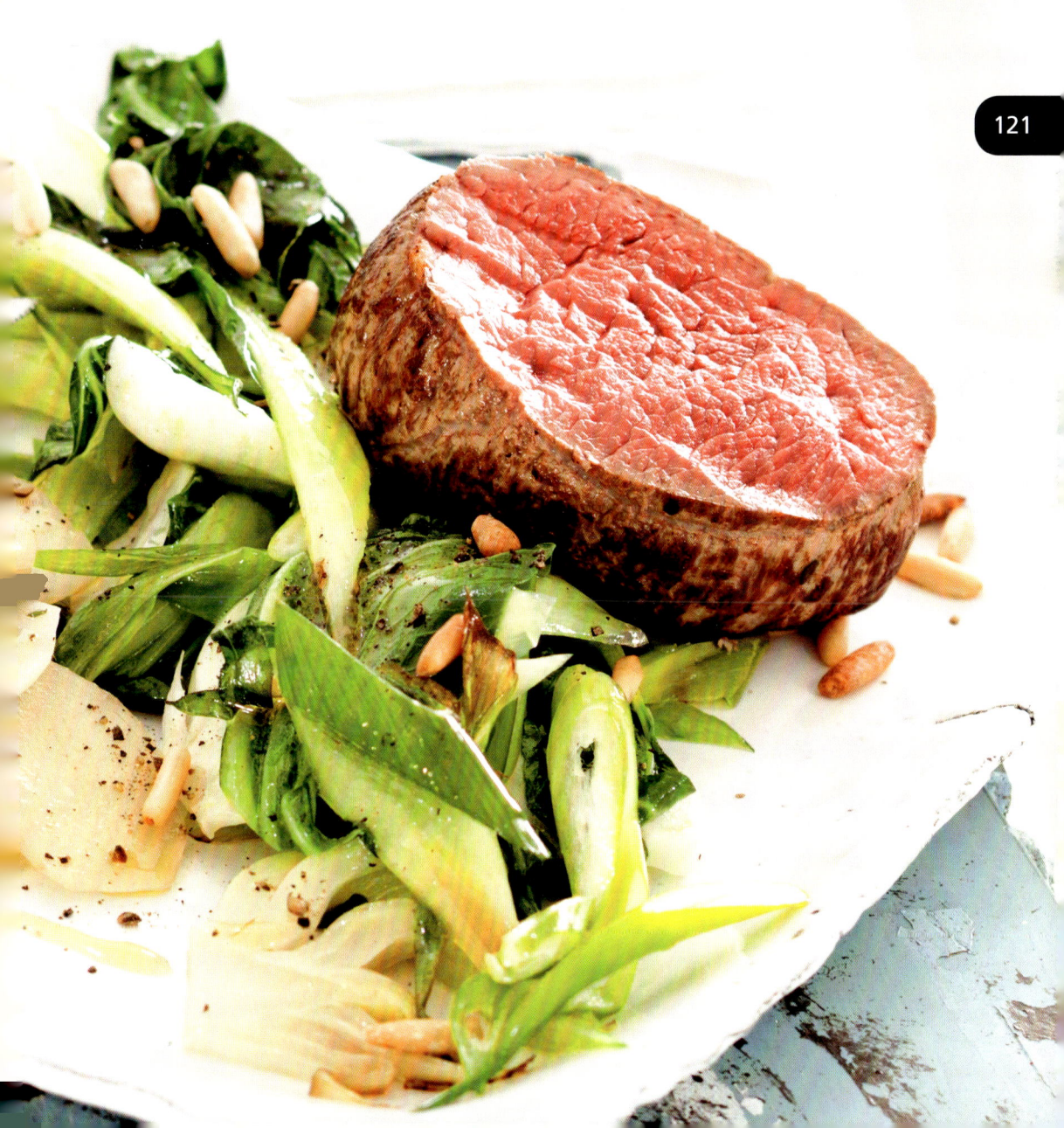

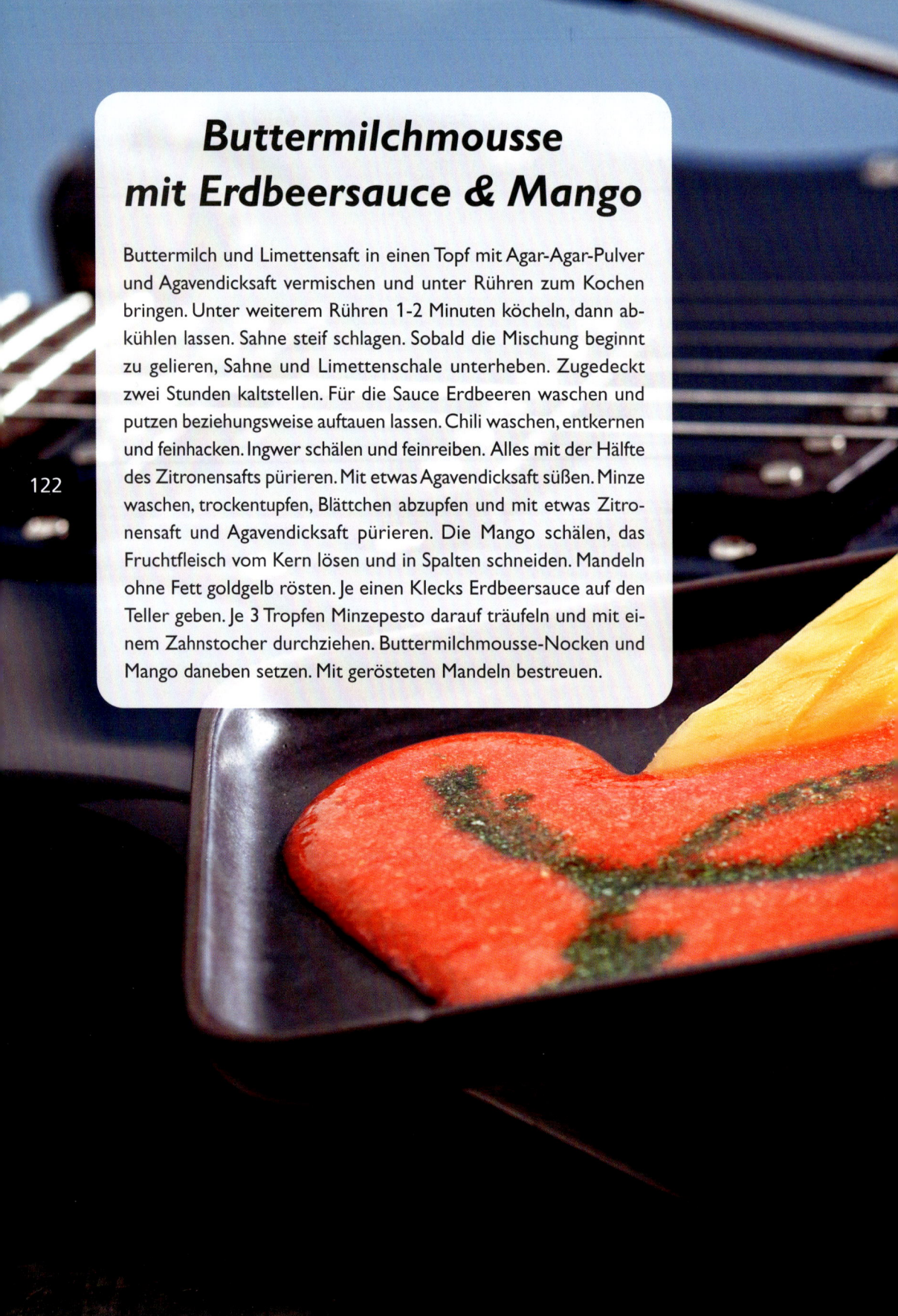

Buttermilchmousse
mit Erdbeersauce & Mango

Buttermilch und Limettensaft in einen Topf mit Agar-Agar-Pulver und Agavendicksaft vermischen und unter Rühren zum Kochen bringen. Unter weiterem Rühren 1-2 Minuten köcheln, dann abkühlen lassen. Sahne steif schlagen. Sobald die Mischung beginnt zu gelieren, Sahne und Limettenschale unterheben. Zugedeckt zwei Stunden kaltstellen. Für die Sauce Erdbeeren waschen und putzen beziehungsweise auftauen lassen. Chili waschen, entkernen und feinhacken. Ingwer schälen und feinreiben. Alles mit der Hälfte des Zitronensafts pürieren. Mit etwas Agavendicksaft süßen. Minze waschen, trockentupfen, Blättchen abzupfen und mit etwas Zitronensaft und Agavendicksaft pürieren. Die Mango schälen, das Fruchtfleisch vom Kern lösen und in Spalten schneiden. Mandeln ohne Fett goldgelb rösten. Je einen Klecks Erdbeersauce auf den Teller geben. Je 3 Tropfen Minzepesto darauf träufeln und mit einem Zahnstocher durchziehen. Buttermilchmousse-Nocken und Mango daneben setzen. Mit gerösteten Mandeln bestreuen.

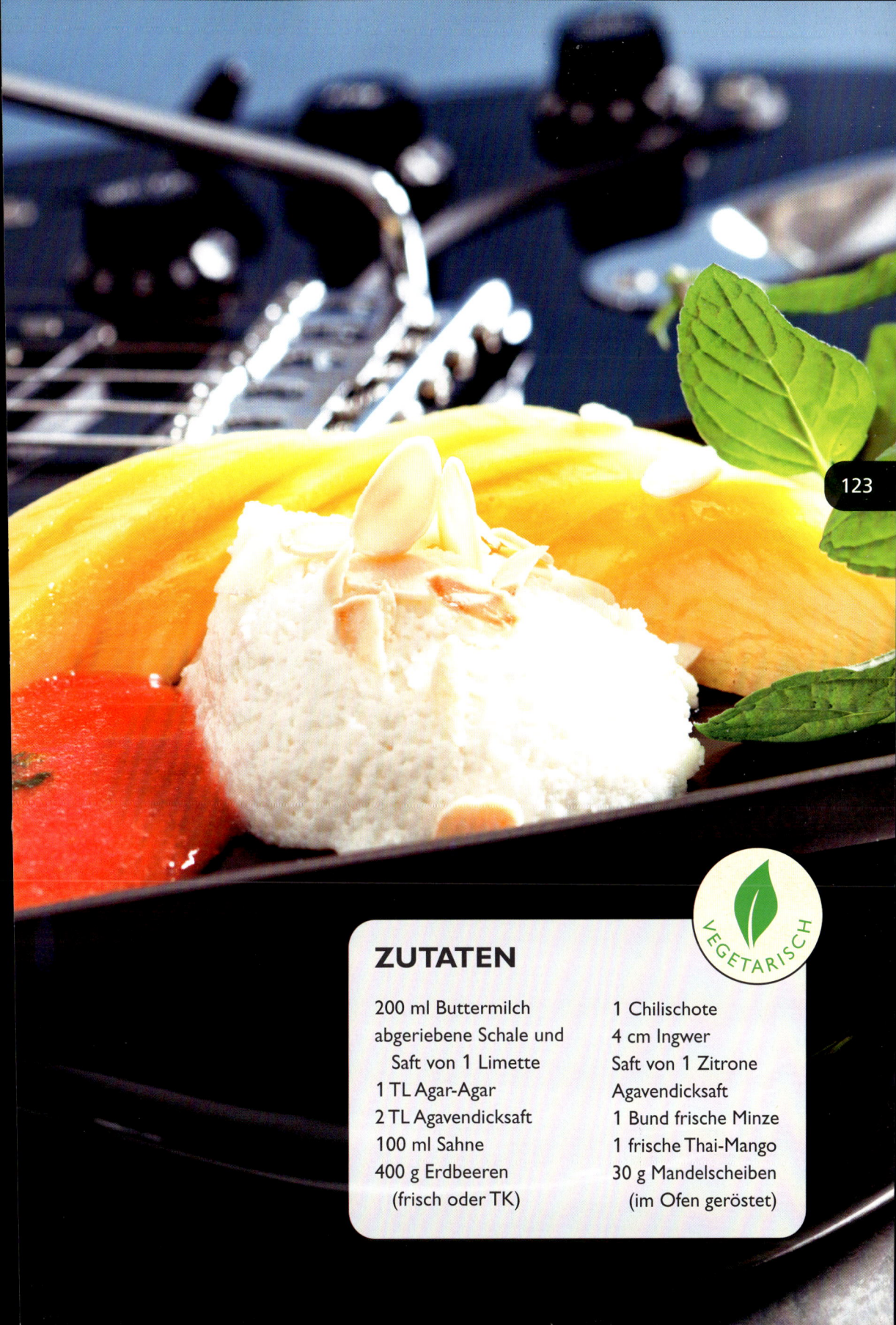

ZUTATEN

200 ml Buttermilch
abgeriebene Schale und
   Saft von 1 Limette
1 TL Agar-Agar
2 TL Agavendicksaft
100 ml Sahne
400 g Erdbeeren
   (frisch oder TK)

1 Chilischote
4 cm Ingwer
Saft von 1 Zitrone
Agavendicksaft
1 Bund frische Minze
1 frische Thai-Mango
30 g Mandelscheiben
   (im Ofen geröstet)

VEGETARISCH

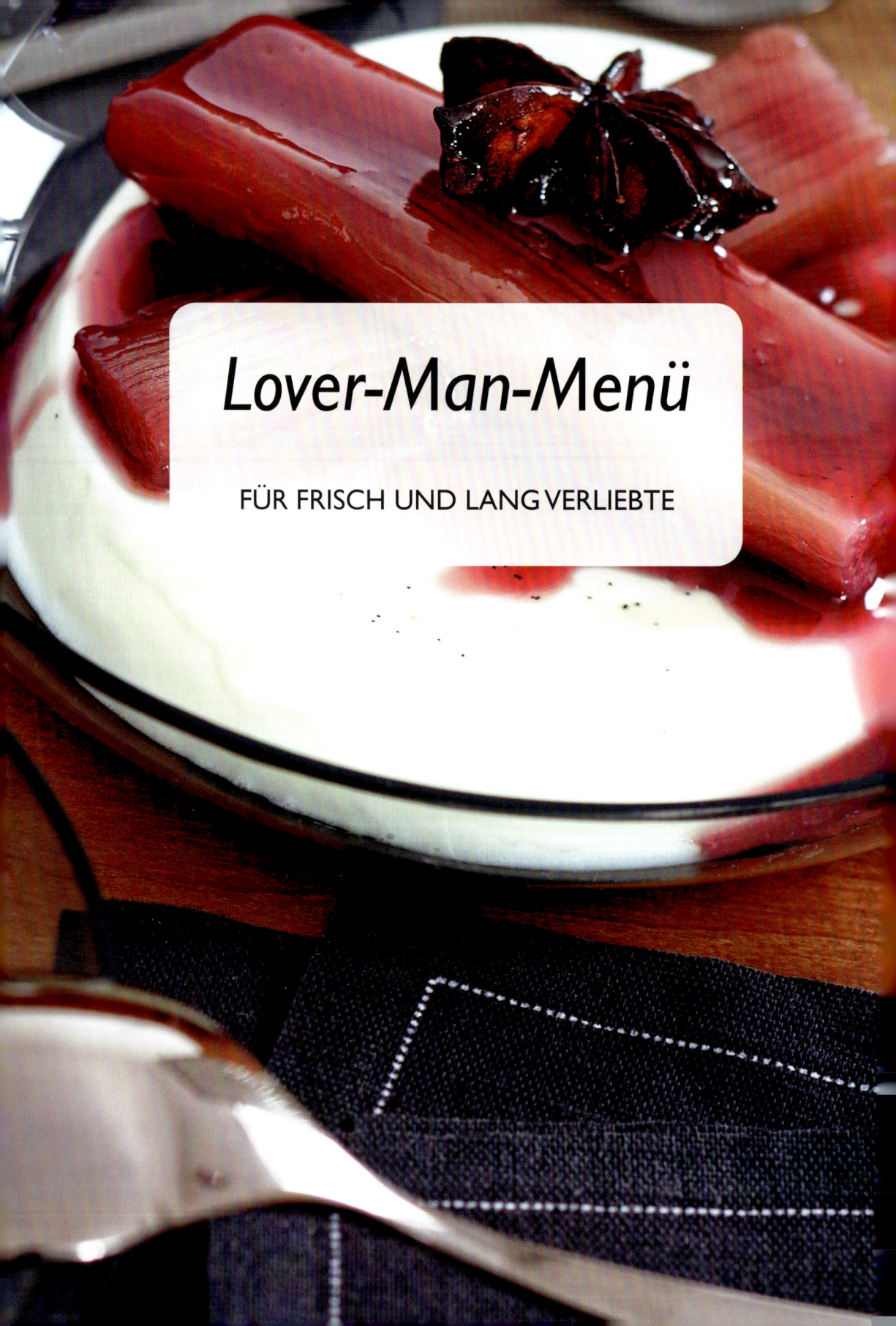

Lover-Man-Menü

FÜR FRISCH UND LANG VERLIEBTE

Bei den folgenden Rezepten habe ich mich ein bisschen vom Speiseplan unserer stein-zeitlichen Vorfahren inspirieren lassen. Natürlich nicht, indem ich Sie zu einer wilden Fleischorgie einlade, wie die Urzeitjäger sie vermutlich nach einer erfolgreichen Mam-mutjagd abgehalten haben. Stattdessen habe ich mich bemüht, der ganzen kulinarischen Vielfalt dieser Jäger- und Sammler-Zeit Rechnung zu tragen: Kombiniert werden Fleisch, Meeresfrüchte, Obst, Gemüse, Kräuter, Nüsse, Samen, Sahne, Öl und Gewürze.

Vielfach gilt es ja noch als Dogma, dass Fleisch und Fisch von Gemüse begleitet werden, während Obst dem Dessert vorbehalten ist. Wer so denkt, dem entgeht eine ganze Menge, denn das fruchtig-süße Aroma vieler Obstsorten harmoniert hervorragend mit Kräutern und Gemüse, Fleisch und Fisch, sodass sich völlig neue Geschmackswelten erschließen. Vor allem Apfel geht fast immer. Man kennt das etwa von Apfelrotkohl oder Berliner Leber mit Zwiebeln und Apfelscheiben. Aber lassen Sie die Paradies-früchte doch einmal eine Hauptrolle spielen! Die gebratenen Jakobsmuscheln der Vor-speise ruhen in einem Bett aus gedünstetem Sellerie – beides regt übrigens die Libido an, heißt es -, der nur klassisch-dezent mit etwas Apfel abgeschmeckt ist. Den großen Auftritt hat das Obst dann im sahnig-pikanten Apfelschaum. Für das Hauptgericht habe ich mich zusätzlich von der orientalischen Küche inspirieren lassen. Hier spielen Tro-ckenfrüchte, Nüsse und Zitronen traditionell auch in pikanten Gerichten eine große Rolle. Gerade zu Lammfleisch mit seinem herberen Geschmack setzen sie einen her-vorragenden Kontrapunkt. Ganz nebenbei sättigen sie auch noch prima, so dass die Couscous-Beilage nicht allzu üppig ausfallen muss.

Couscous wird traditionell aus gedämpftem Weizengrieß hergestellt. Leider ist sein Einfluss auf den Blutzuckerspiegel ähnlich verheerend wie der von anderen Weizen-produkten. Buchweizen ist da eine gute Alternative. Die Samen dieses Knöterich-Gewächses mit ihrem ausdrucksvollen, nussigen Geschmack führen in unserer Küche zu Unrecht ein Schattendasein. Neben Stärke enthalten sie viel Eiweiß und Ballaststoffe und bewirken daher nur einen moderaten Blutzuckeranstieg. Auch sonst ist Buchwei-zen sehr gesund. Er liefert die essenziellen Aminosäuren Lysin, Threonin und Tryphto-phan sowie Eisen, Zink und Selen. Da Buchweizen kein Gluten (Kleber-Eiweiß) enthält, ist er auch für Menschen mit Glutenintoleranz gut verträglich. Allerdings kann man aus diesem Grund mit Buchweizenmehl nichts backen, das dicker als ein Eierkuchen ist und daher Stabilität braucht – also kein Brot oder Kuchen.

Jakobsmuschel-Duett auf Ofensellerie & Apfelschaum

Den Sellerie schälen, in fingerdicke Scheiben schneiden, salzen, pfeffern und in Alufolie wickeln. Im Backofen bei 220°C 50-60 Minuten garen, bis er weich ist. Rucola waschen, verlesen, trockenschleudern und fein-hacken. Einen Apfel waschen, vierteln und das Kerngehäuse entfernen. Das Fruchtfleisch in winzige Würfel schneiden. Den weichen Sellerie aus der Folie wickeln, kleinwürfeln und mit Rucola und Apfel vermengen. Die restlichen Äpfel waschen, vierteln und die Kerngehäuse entfernen. Das Fruchtfleisch würfeln. Petersilie waschen und trockenschwenken. Die Blättchen abzupfen und mit den Äpfeln in einen Entsafter geben. Gelatine fünf Minuten in kaltem Wasser einweichen. Den Apfel-Peter-silien-Saft leicht erwärmen und die ausgedrückte Gelatine darin auflö-sen. Mit Meersalz und etwas Agavendicksaft abschmecken. Sahne zu-geben und alles mit dem Pürierstab schaumig mixen. Die Hälfte der Jakobsmuscheln ohne Rogen klein schneiden, mit Meersalz, Chilipulver, etwas Zitronensaft, 2 EL Olivenöl und Nolly Prat abschmecken. Die restlichen Jakobsmuscheln samt Rogen in einer Pfanne mit dem ver-bliebenen Olivenöl auf beiden Seiten goldgelb anbraten, pfeffern und salzen. Den Sellerie in einem Setzring anrichten und darauf das Tartar von einer Jakobsmuschel verteilen. Den Ring vorsichtig abziehen. Je eine gebratene Jakobsmuschel und Rogen aufsetzen. Den Apfel-Petersilien-Schaum in kleinen Klecksen drumherum verteilen und alles mit grob geschrotetem Pfeffer garnieren.

ZUTATEN

1 Sellerieknolle	50 ml Sahne
Meersalz	8 Jakobsmuscheln
Pfeffer	Chilipulver
1 Bund Rucola	Saft von 1 Zitrone
5 kleine Äpfel	4 EL Olivenöl
1 Bund Petersilie	2 cl Nolly Prat
1 Blatt Gelatine	grob geschroteter Pfeffer
Agavendicksaft	

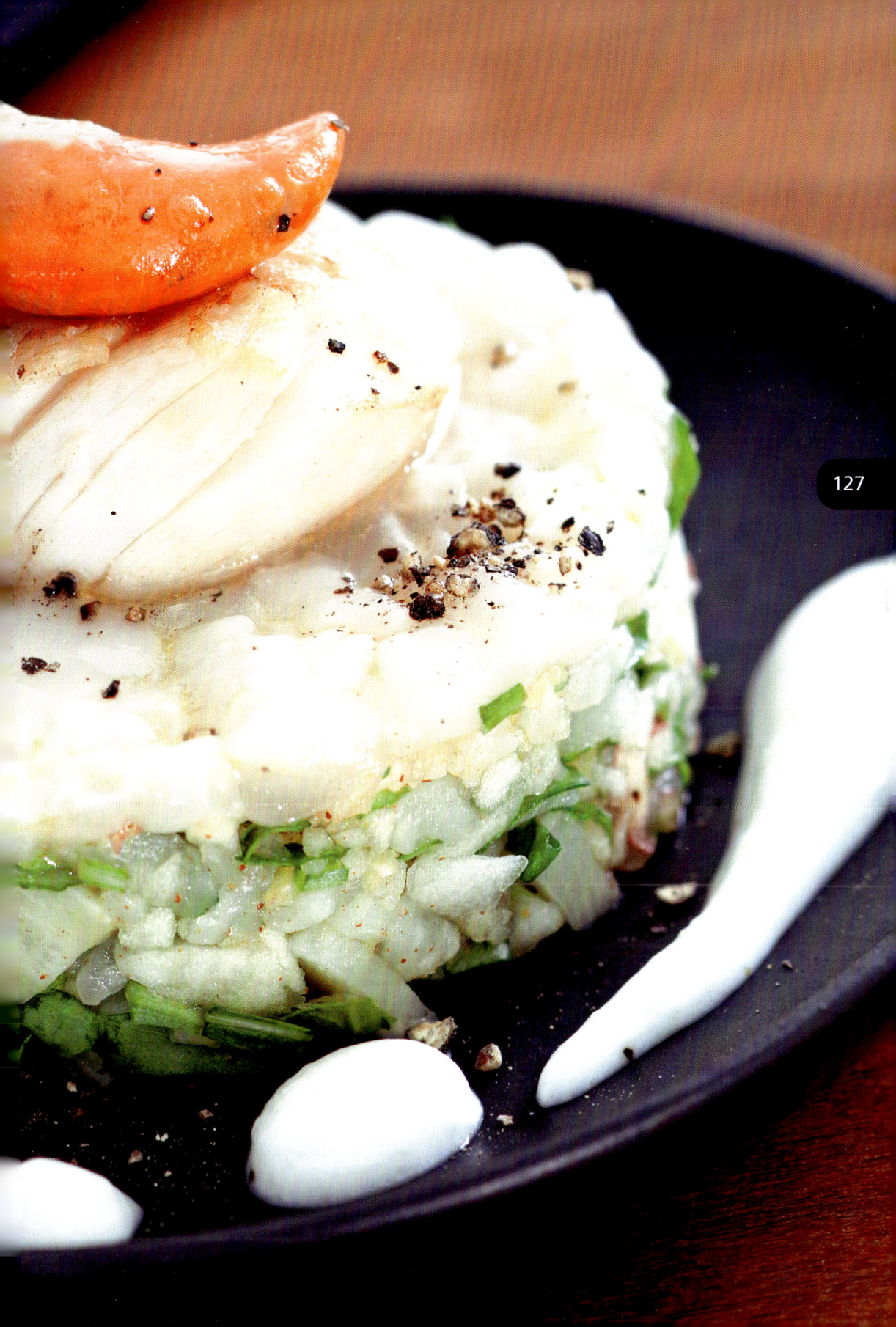

Lammkarree & Buchweizen-»Couscous«

Lammkarree in 2 EL Rapsöl rundherum anbraten, salzen, pfeffern und im vorgeheizten Backofen bei 100°C 30-40 Minuten garen. Bratensatz mit Rotwein und Lammfond ablöschen und zusammen mit fünf klein gewürfelten Datteln in einem Topf auf ca. ein Viertel reduzieren. Mit dem Mixstab pürieren und durch ein feines Sieb passieren. Schalotte schälen, in kleine Würfel schneiden und mit dem restlichen Öl anschwitzen. Buchweizen dazugeben und ebenfalls anschwitzen. Unter ständigem Rühren portionsweise den Gemüsefond zugeben. Sobald die Flüssigkeit aufgenommen wurde, weiteren Fond zufügen. Piment und Koriander im Mörser fein zerstoßen und zum Buchweizen geben. Möhren schälen und in Scheiben schneiden. Brokkoli waschen, trocknen und die Röschen abschneiden. Zitronen waschen und achteln, Datteln vierteln. Alles mit den Mandeln im Dampfgarofen bei 100°C und 100 Prozent Feuchtigkeit etwa 8 Minuten garen (alternativ im Topf mit etwas Wasser bei mittlerer Hitze langsam dünsten). Buchweizen-»Couscous« auf die Teller geben, Gemüse und Lamm daneben anrichten und mit der Soßen-Reduktion garnieren.

ZUTATEN

800 g Lammkarree
4 EL Rapsöl
Salz
Pfeffer
400 ml trockener Rotwein
1 Glas Lammfond
16 Datteln, entsteint
1 Schalotte
250 g Buchweizen
1 Glas Gemüsefond (400 ml)
1 EL Piment
1 EL Koriandersamen
4 Möhren
500 g Brokkoli
2 ungespritzte Bio-Zitronen
50 geschälte Mandeln

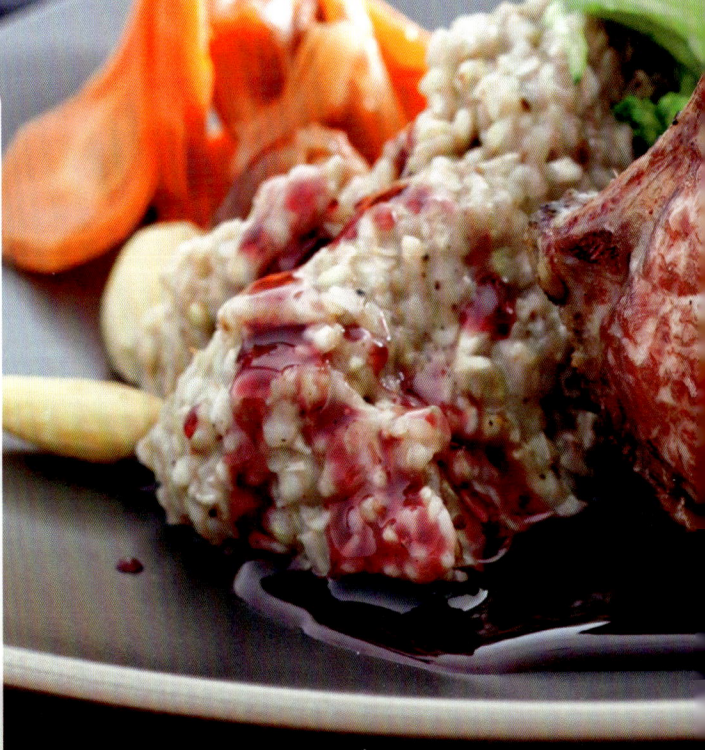

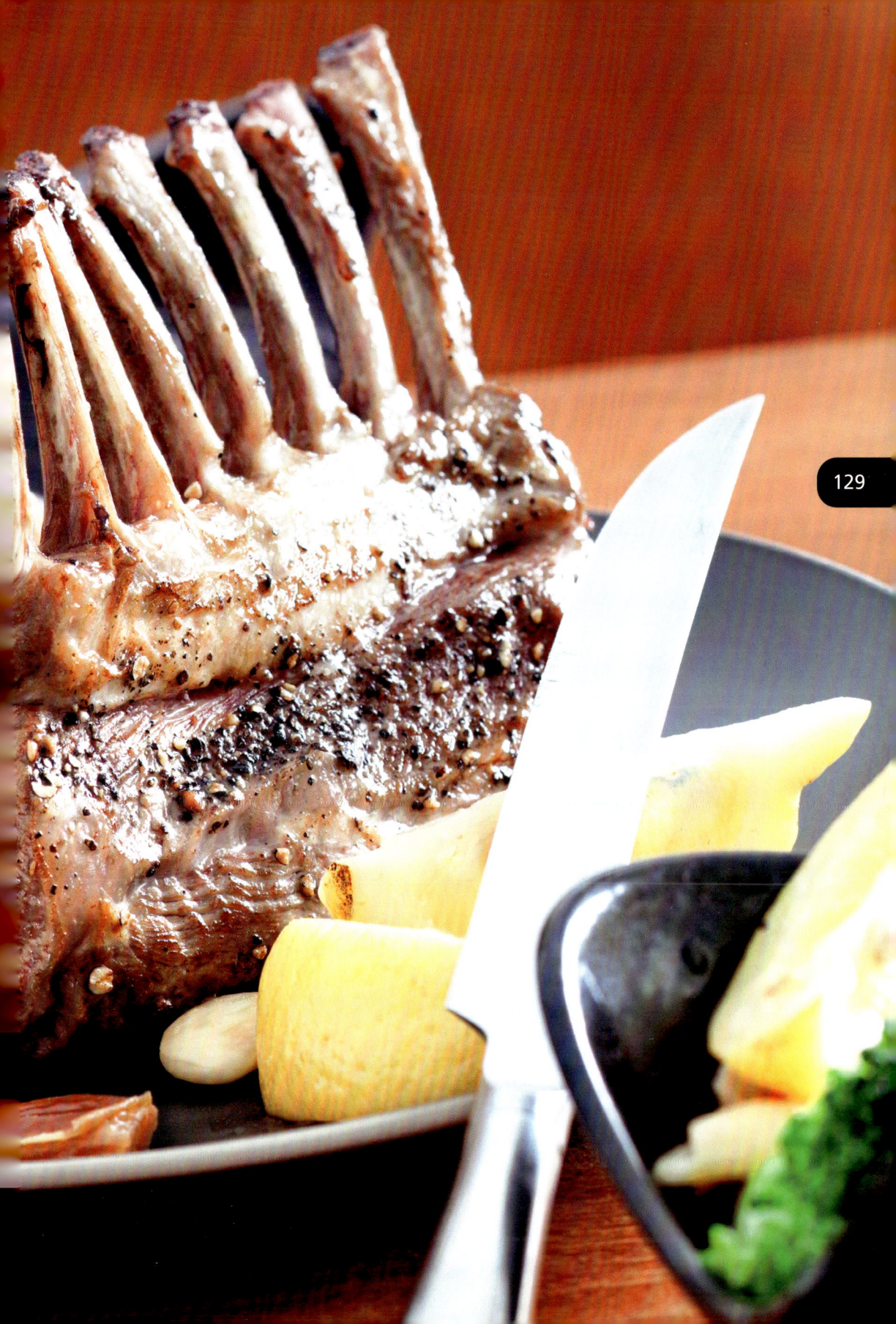

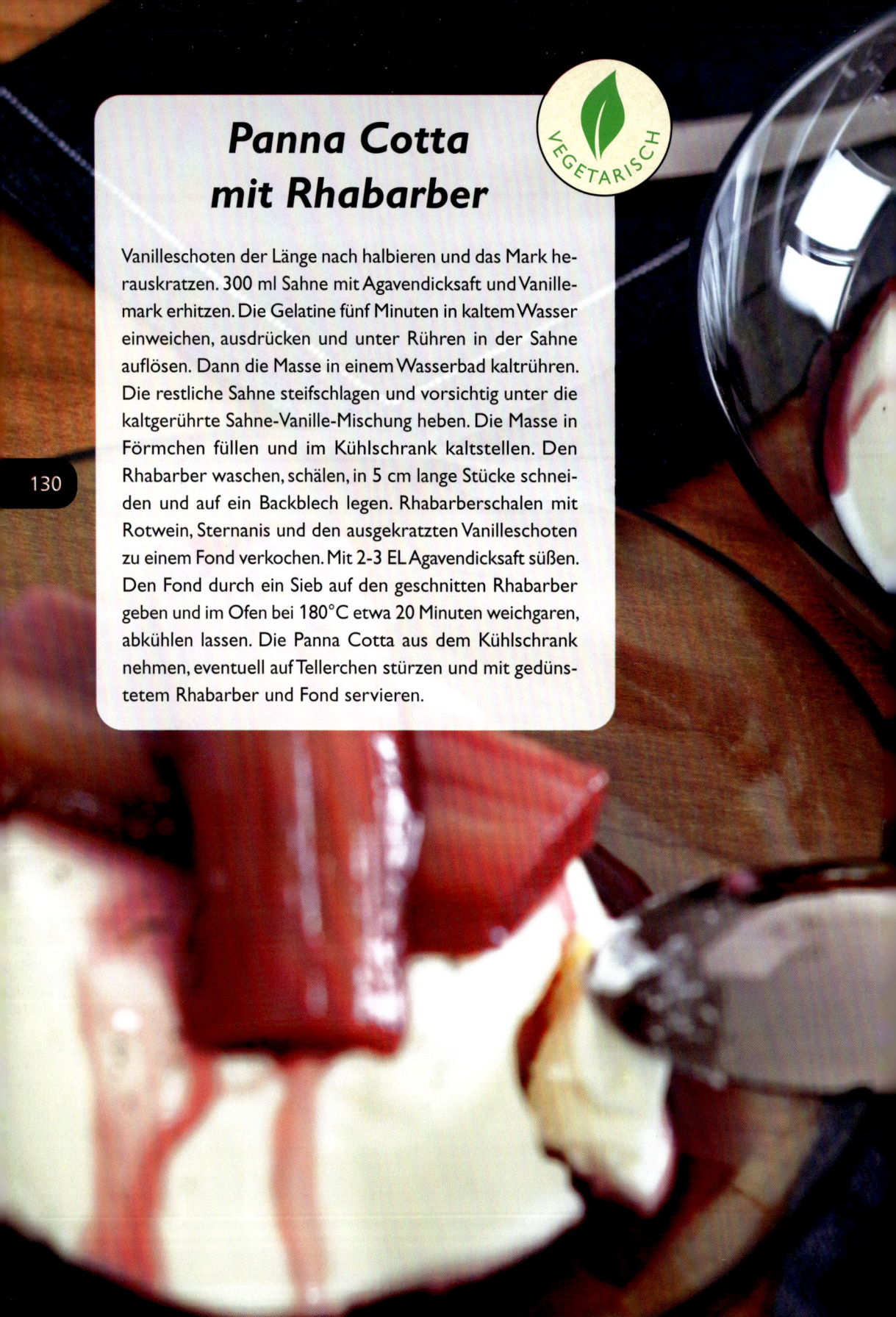

Panna Cotta mit Rhabarber

Vanilleschoten der Länge nach halbieren und das Mark herauskratzen. 300 ml Sahne mit Agavendicksaft und Vanillemark erhitzen. Die Gelatine fünf Minuten in kaltem Wasser einweichen, ausdrücken und unter Rühren in der Sahne auflösen. Dann die Masse in einem Wasserbad kaltrühren. Die restliche Sahne steifschlagen und vorsichtig unter die kaltgerührte Sahne-Vanille-Mischung heben. Die Masse in Förmchen füllen und im Kühlschrank kaltstellen. Den Rhabarber waschen, schälen, in 5 cm lange Stücke schneiden und auf ein Backblech legen. Rhabarberschalen mit Rotwein, Sternanis und den ausgekratzten Vanilleschoten zu einem Fond verkochen. Mit 2-3 EL Agavendicksaft süßen. Den Fond durch ein Sieb auf den geschnitten Rhabarber geben und im Ofen bei 180°C etwa 20 Minuten weichgaren, abkühlen lassen. Die Panna Cotta aus dem Kühlschrank nehmen, eventuell auf Tellerchen stürzen und mit gedünstetem Rhabarber und Fond servieren.

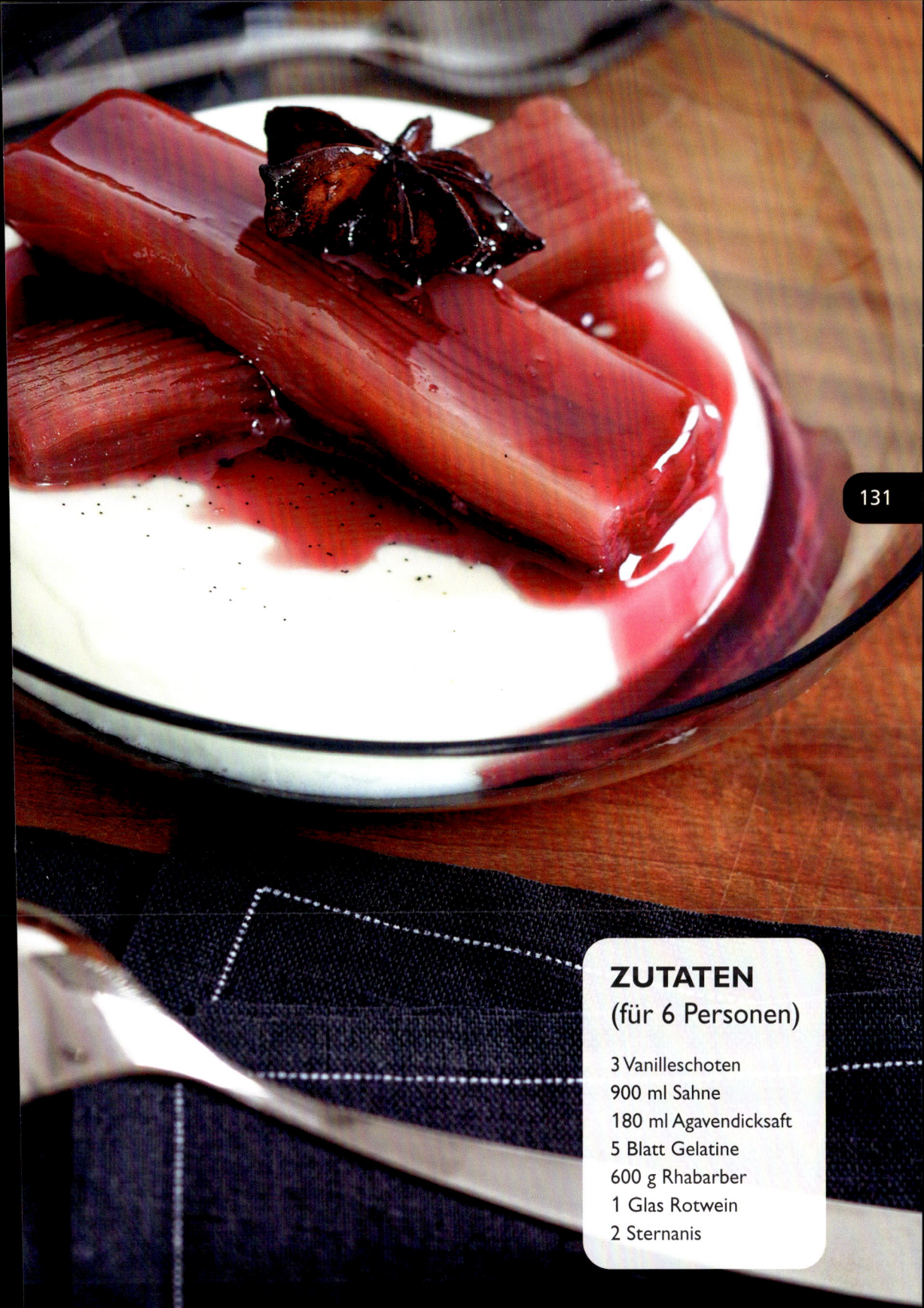

ZUTATEN
(für 6 Personen)

3 Vanilleschoten
900 ml Sahne
180 ml Agavendicksaft
5 Blatt Gelatine
600 g Rhabarber
1 Glas Rotwein
2 Sternanis

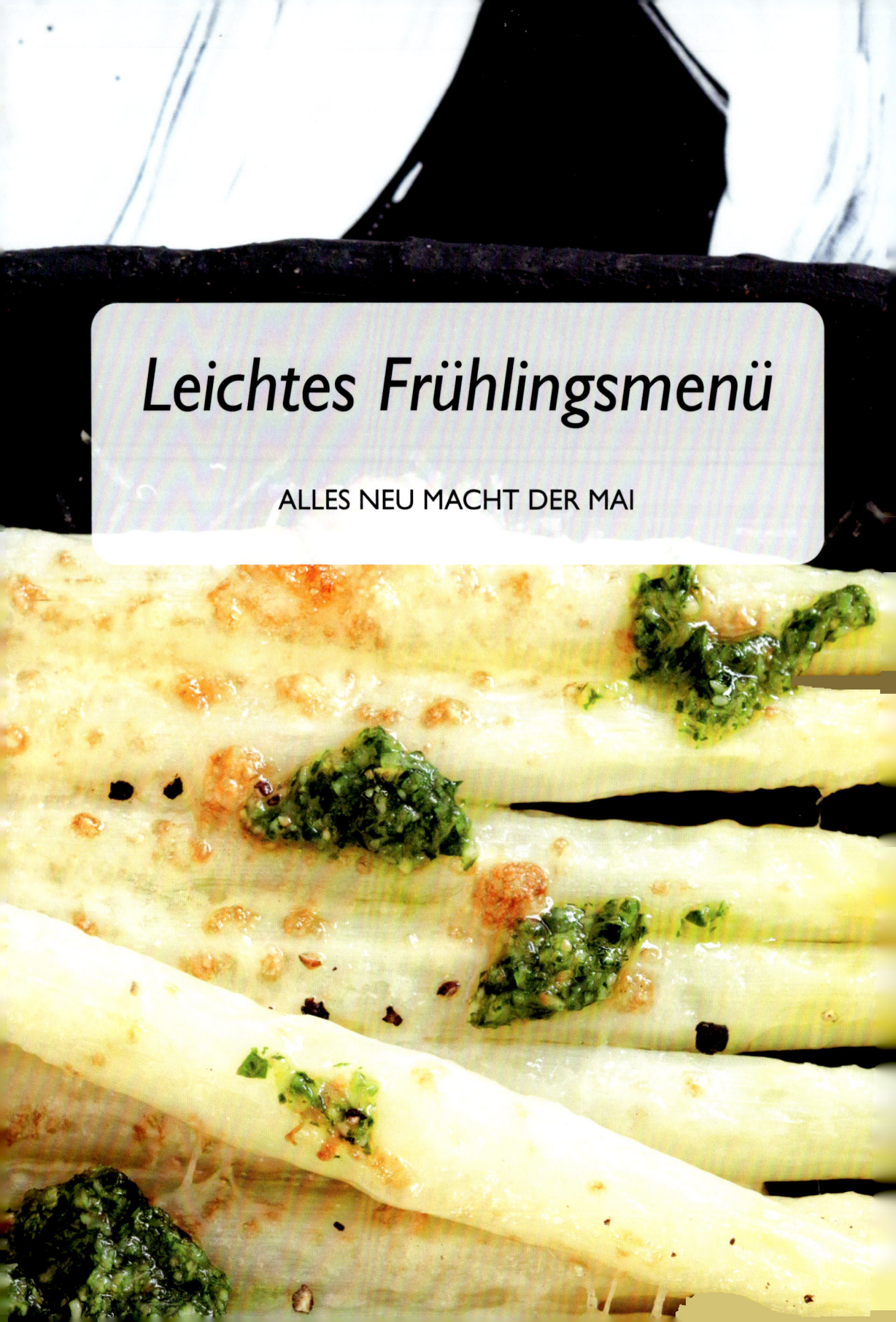

Leichtes Frühlingsmenü

ALLES NEU MACHT DER MAI

Ich möchte diesmal Ihr Augenmerk auf frische Kräuter lenken, die vor allem im Frühling reichlich zur Verfügung stehen. Zum einen geben sie den Gerichten durch ihr charakteristisches Aroma eine ganz besondere geschmackliche Note. Zum anderen enthalten sie äußerst gesunde Inhaltsstoffe, die vielfach sogar in der Naturheilkunde Verwendung finden. Dill zum Beispiel, bekannt als beliebter und traditioneller Begleiter von Fisch und Meeresfrüchten, ist ein altes Hausmittel gegen Blähungen und Krämpfe. Aber auch, wenn man nicht unter diesen Beschwerden leidet, trägt er zu einer besseren Verdauung bei. Die Minzeblättchen, die den Nachtisch begleiten, sind ebenfalls mehr als nur Dekoration. Pfefferminze wirkt wie Dill krampflösend und verdauungsfördernd. Das Gleiche gilt für Rucola, der hier der Vorspeise mit milden Krabben Pep gibt. Wer sich um seine Verdauung Sorgen macht, sollte überhaupt häufiger zu Kräutern und Gewürzen greifen. Anis, Basilikum, Beifuß, Bohnenkraut, Estragon, Fenchel, Galgant, Ingwer, Kapern, Kardamom, Kerbel, Koriander, Kreuzkümmel (Cumin), Kümmel, Kurkuma, Majoran, Meerrettich, Nelken, Oregano, Petersilie, Pfeffer, Piment, Rosmarin, Salbei, Senf, Thymian, Ysop und Zitronenmelisse enthalten alle ätherische Öle, die auf die ein oder andere Weise Verdauungsproblemen vorbeugen, etwa indem sie den

GUT ZU WISSEN

BÄRLAUCH: WOHER NEHMEN?

Bärlauch wird im April und Mai geerntet, noch bevor er zu blühen beginnt. Man findet ihn an schattigen, feuchten Standorten, zum Beispiel in Auwäldern. In Norddeutschland ist er allerdings so selten, dass man die wenigen Bestände nicht plündern sollte. Mittlerweile ist das aromatische Kraut im Frühling nämlich in Bio-Läden, auf dem Markt und in gut sortierten, konventionellen Supermärkten erhältlich. In Süddeutschland dagegen gibt es vielerorts recht große Bestände. Wer hier sammeln möchte, sollte sich aber vorher genau über die Unterschiede zwischen Bärlauch und Maiglöckchen informieren. Die Blätter der beiden Arten ähneln sich nämlich, Maiglöckchen sind jedoch hochgiftig.

Magen beruhigen, die Galleproduktion steigern oder Blähungen entgegen wirken. Außerdem finden sich in Kräutern allerlei Mineralstoffe und Vitamine, die auf dem Speiseplan der essenziellen Nährstoffe stehen. Dill etwa enthält vor allem Kalium, Kalzium und Natrium, Rucola Vitamin A, B und C sowie Jod, Pfefferminze Vitamin C, E, Eisen und Mangan. Ein ganz besonders interessantes Kraut ist der Bärlauch, der erst seit einigen Jahren so richtig Einzug in unsere Küchen gehalten hat und beim Hauptgericht zum Einsatz kommt. Wegen seines zarten, knoblauchähnlichen Aromas wird er auch als Knoblauchspinat oder Waldknoblauch bezeichnet. Bärlauch enthält viel Schwefel,

Magnesium, Mangan und Eisen. Wie Knoblauch wirkt er antibakteriell und verdauungs-fördernd. Außerdem werden ihm noch positive Auswirkungen auf den Cholesterin-spiegel und den Blutdruck sowie eine vorbeugende Wirkung gegen Arteriosklerose zugeschrieben. Vor allem aber schmeckt Bärlauch ausgezeichnet. Da sein Aroma feiner ist als das des Knoblauchs, erschlägt es den zarten Spargel nicht, sondern bildet einen interessanten Kontrast.

Außerdem verfliegt der charakteristische Geruch schneller, als beim gemeinen Knob-lauch, sodass man sich um Mundgeruch nach einer Bärlauchmahlzeit weniger Sorgen machen muss. Ganz wichtig: Bärlauch wird niemals mitgekocht, sondern immer frisch verwendet, um den Geschmack und die wertvollen Inhaltsstoffe zu bewahren. Wenn Sie ihn nicht gleich benutzen, schlagen Sie ihn am besten in ein feuchtes Tuch ein und heben ihn in der Gemüseschublade des Kühlschranks auf. Sie können ihn auch, bereits gewaschen und gehackt, einfrieren.

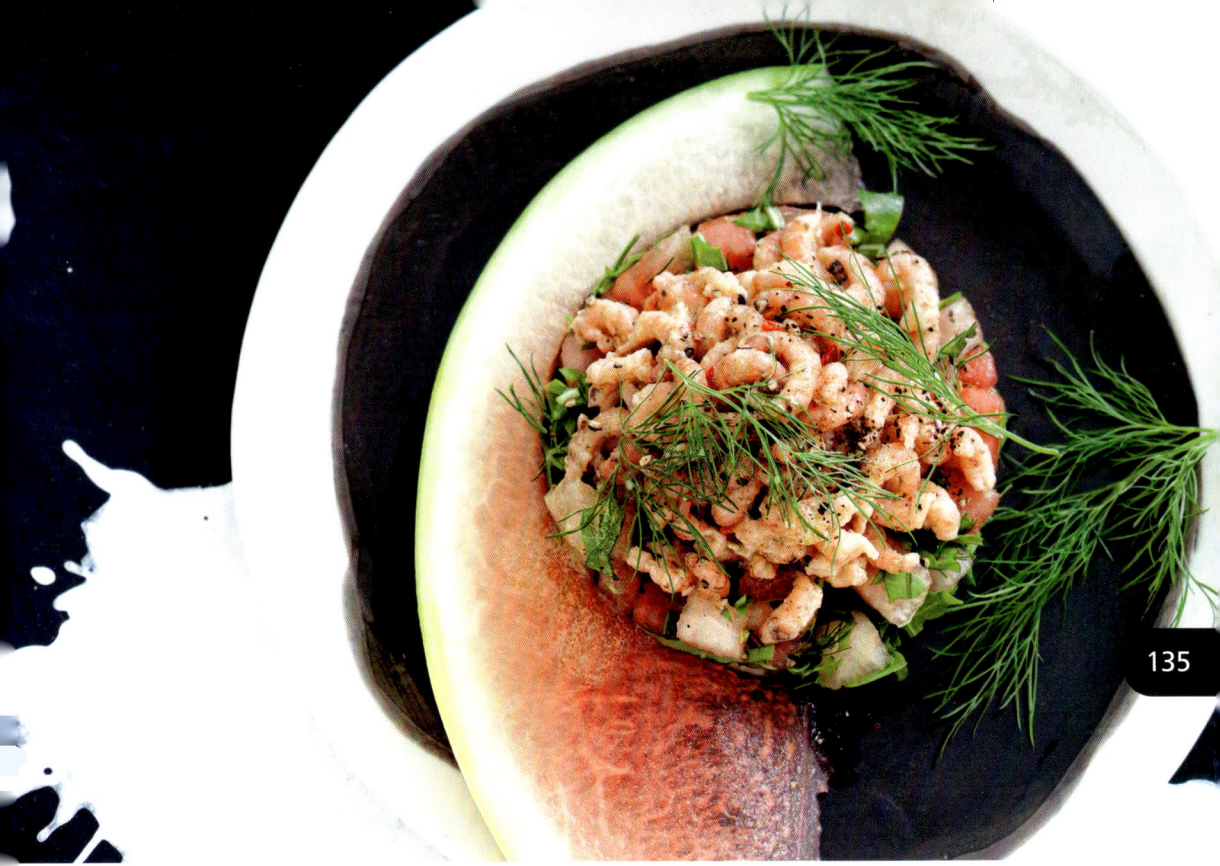

Krabben-Melonen-Salat

ZUTATEN

½ Bund Rucola

40 g Fruchtfleisch von der Wassermelone

1 Bund frischer Dill

150 g Büsumer Krabbenfleisch

½ frische Chilischote

1 TL Dijon Senf

Saft von 1 Limette

6 EL Olivenöl

1 Msp Kardamom

Salz

Pfeffer

Rucola waschen, trockenschleudern und die Stiele abschneiden. Die Blätter in dünne Streifen schneiden und in eine Schüssel geben. Das Fruchtfleisch der Wassermelone entkernen, in kleine Würfel schneiden und zum Rucola geben. Dill waschen, abtrocknen und abzupfen. Die Hälfte kleinschneiden und zu der Melonen-Rucola-Mischung geben. Den Rest beiseitestellen. Krabbenfleisch in einem Sieb unter kaltem Wasser abbrausen und auf Küchenkrepp gut trocknen. Für das Dressing Chilischote waschen, der Länge nach halbieren, entkernen und sehr fein hacken. Mit Senf, Limettensaft, Olivenöl, Kardamom, einer Prise Salz und Pfeffer verrühren. Die Hälfte davon über die Krabben geben und diese etwa 10 Minuten marinieren. Das restliche Dressing kurz vor dem Anrichten unter den Melonensalat mischen. Je eine dünne Scheibe Wassermelone auf die Teller legen. Darauf in einem Setzring den Melonensalat und die marinierten Krabben anrichten. Den Setzring vorsichtig entfernen und die Teller mit dem restlichen Dill garnieren.

Ofenspargel & Bärlauchpesto

Spargel putzen und gut schälen. In einem Topf (am besten ein Spargelkochtopf, in dem die Stangen aufrecht stehen) reichlich Wasser mit einer guten Prise Salz, 1 Prise Zucker und Butter zum Kochen bringen. Den Spargel darin ca. 10 Minuten bissfest garen. In der Zwischenzeit Bärlauch waschen, trocknen und von den Stielen befreien. Die Blätter kleinschneiden und in einen Mixbecher geben. Die Pinienkerne in einer beschichteten Pfanne ohne Fett kurz anrösten und ebenfalls in den Mixbecher geben. Mit reichlich Olivenöl zu Pesto pürieren. Mit Salz und Pfeffer abschmecken und den geriebenen Pecorino untermischen. Spargel herausnehmen, abtropfen lassen und auf einem Backblech verteilen. Reichlich geriebenen Pecorino darüber streuen (vorher etwa 2 EL ins Pesto rühren). Den Spargel im Backofen unter dem heißen Grill 3-5 Minuten gratinieren, bis der Käse leicht braun geworden ist. Spargel auf Tellern mit etwas Pesto anrichten. Mit wenig gutem Olivenöl beträufeln und mit grob geschrotetem Pfeffer bestreuen.

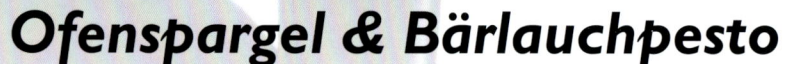

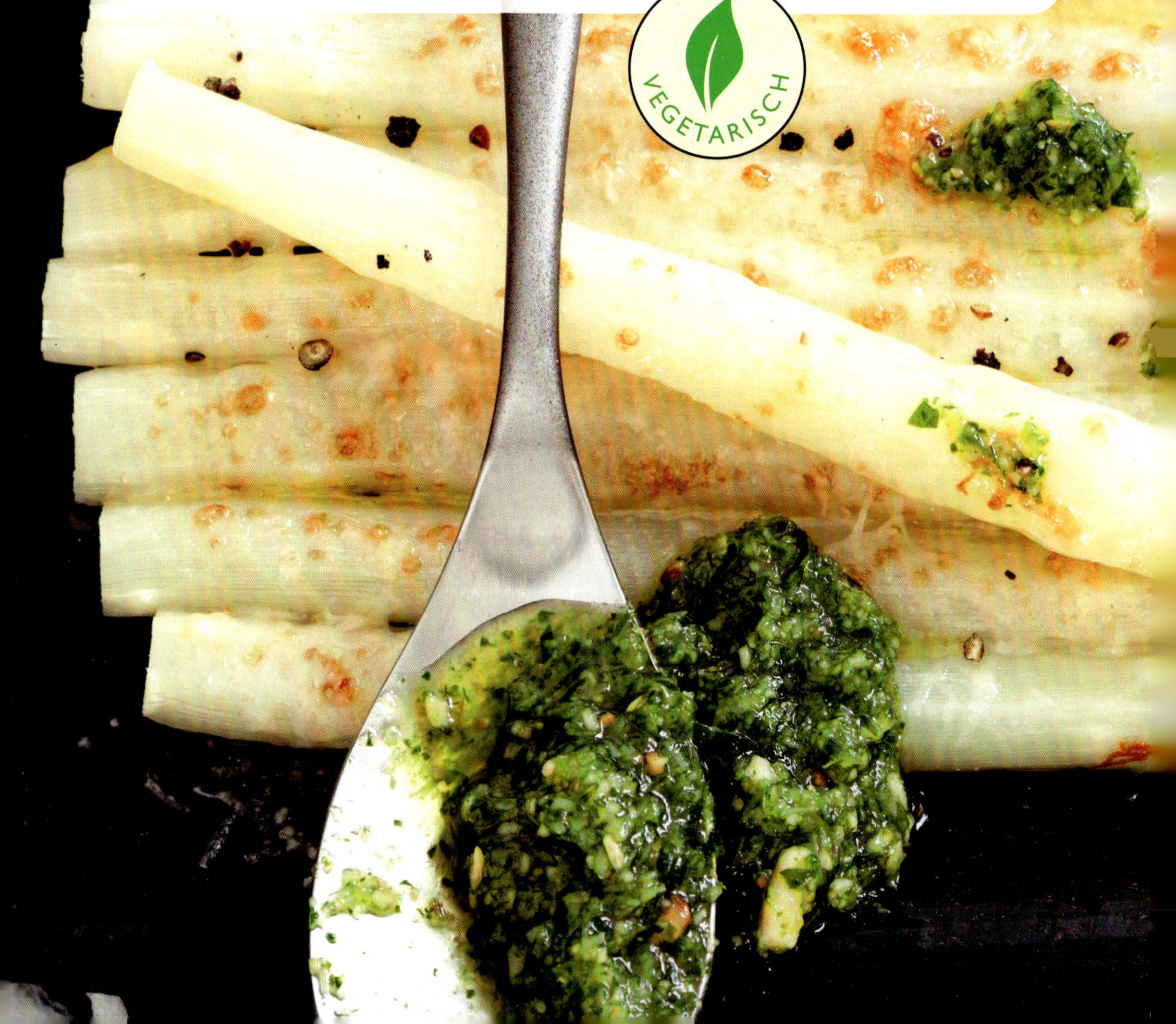

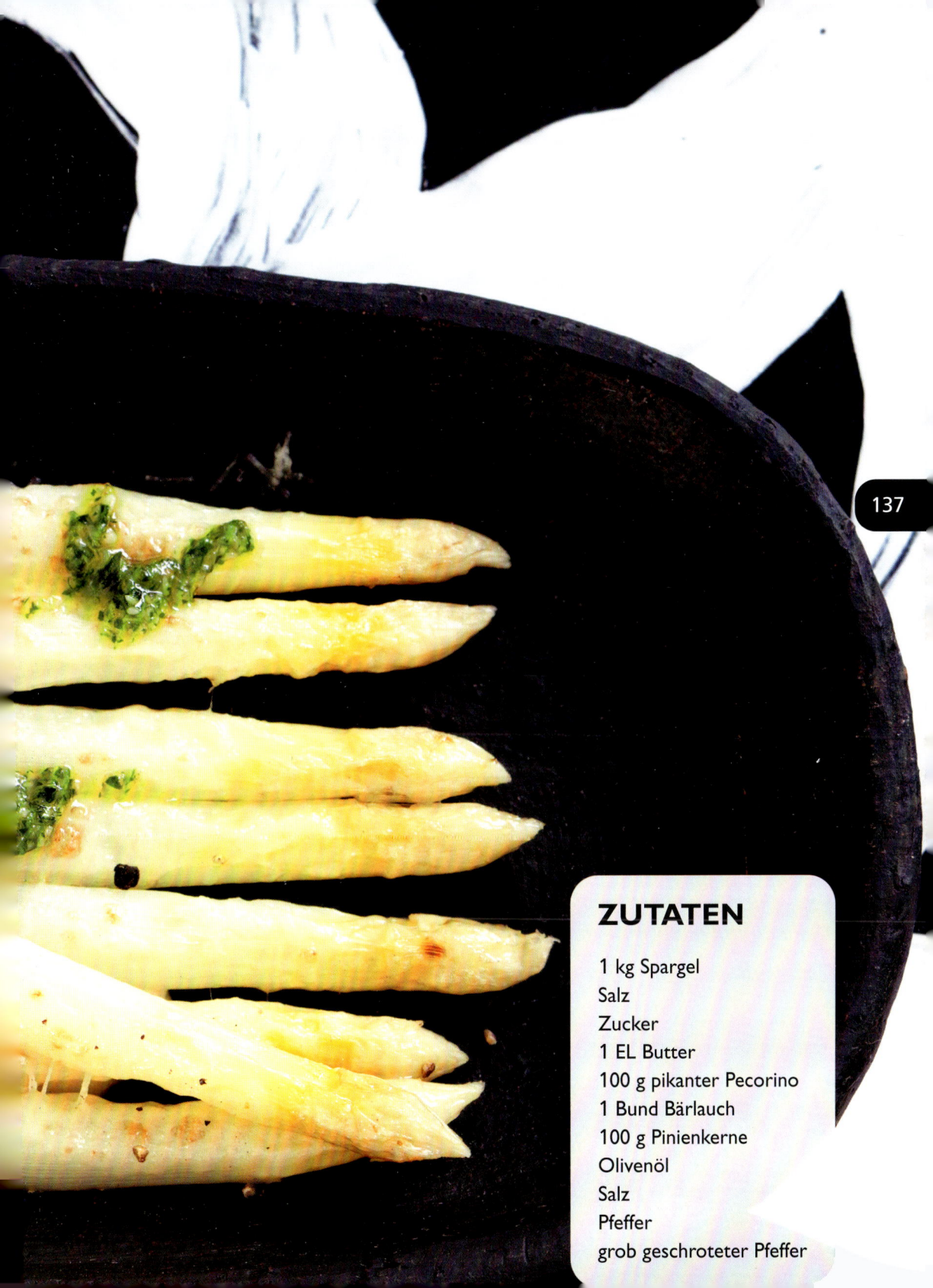

ZUTATEN

1 kg Spargel
Salz
Zucker
1 EL Butter
100 g pikanter Pecorino
1 Bund Bärlauch
100 g Pinienkerne
Olivenöl
Salz
Pfeffer
grob geschroteter Pfeffer

Vanillequark & marinierte Erdbeeren

Die Erdbeeren waschen und gut abtropfen lassen. Die Blütenkelche entfernen und das Fruchtfleisch halbieren. Den Ingwer schälen und reiben. Die Chilischote waschen, entkernen und fein hacken. Ingwer, Chili und Zitronensaft mit dem Erythrit vermengen und die Erdbeeren darin ca. 15 Minuten marinieren. Mandelblättchen ohne Fett in einer beschichteten Pfanne goldgelb rösten. Den Magerquark mit dem ausgekratzten Mark der Vanilleschote und ein paar Tropfen Stevia glattrühren. Die Sahne steif schlagen und vorsichtig unterheben. Die Erdbeeren auf Tellern anrichten, etwas Vanillequark darüber geben und mit gerösteten Mandelblättchen und Minze dekorieren.

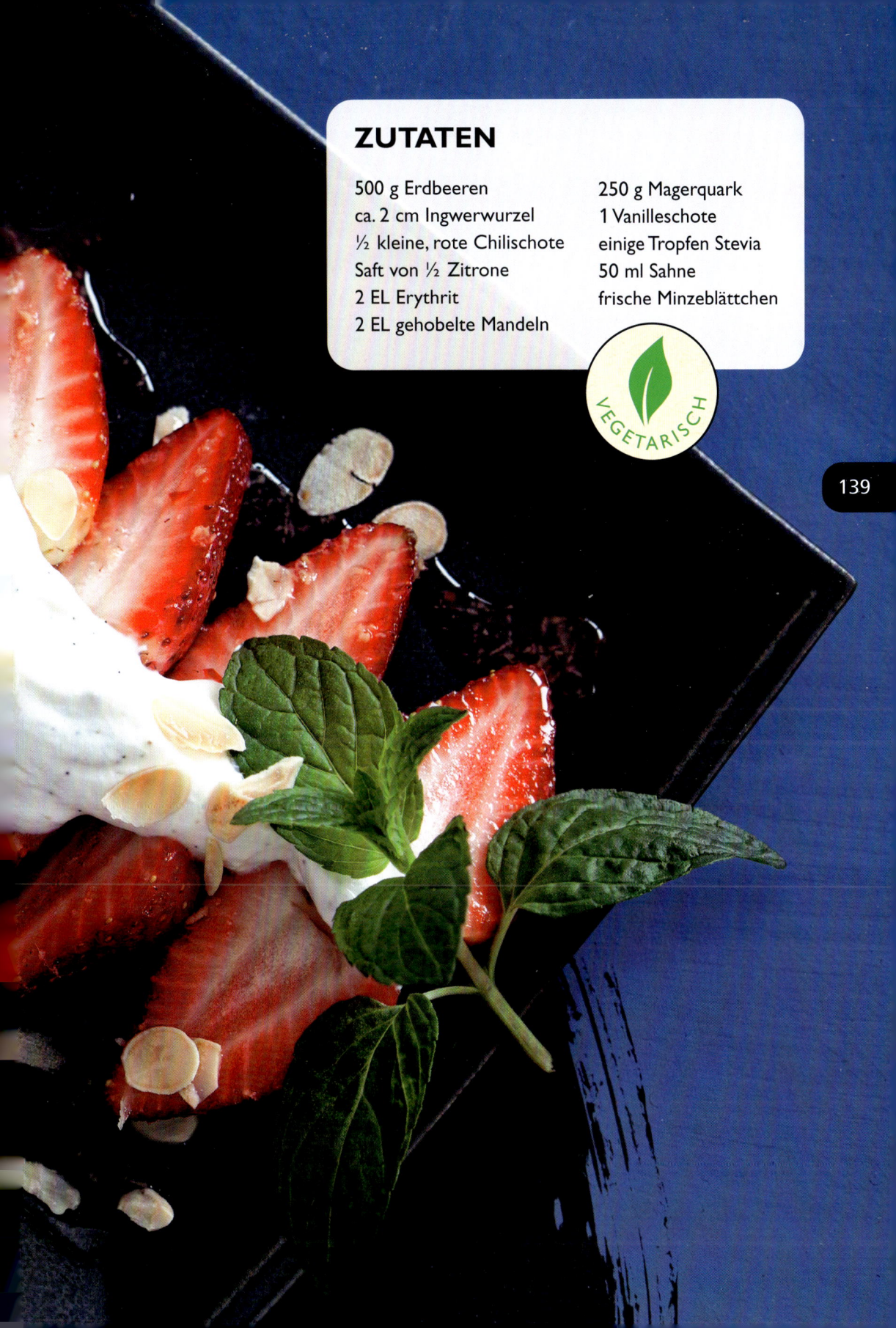

ZUTATEN

500 g Erdbeeren
ca. 2 cm Ingwerwurzel
½ kleine, rote Chilischote
Saft von ½ Zitrone
2 EL Erythrit
2 EL gehobelte Mandeln

250 g Magerquark
1 Vanilleschote
einige Tropfen Stevia
50 ml Sahne
frische Minzeblättchen

VEGETARISCH

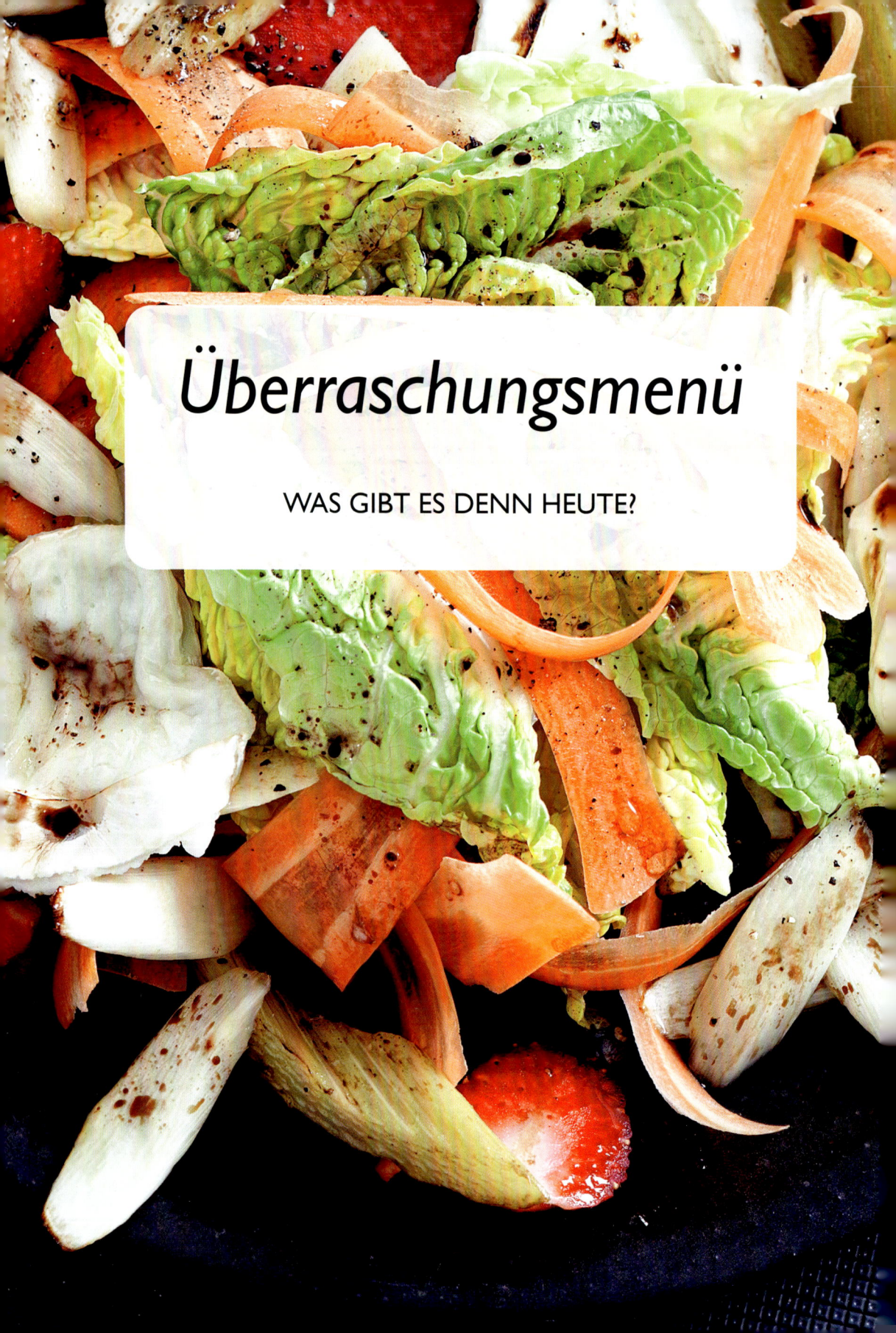

Überraschungsmenü

WAS GIBT ES DENN HEUTE?

Gehören Sie auch zu den Leuten, die bei dem Wort »Salat« sofort an grüne Blätter denken? Ich erlebe das oft und fast genauso oft wird Salat dann als zwar gesund, aber langweilig abgetan. Ursprünglich verstand man unter »Salate« ja einmal verschiedenes eingesalzenes Gemüse, das als Vorspeise gereicht wurde. Und auch heute noch steht der Begriff genau genommen für einen Mix verschiedener Zutaten, die durch ein Dressing zusammengehalten werden. Da jedoch traditionell gerne Blätter verschiedener Lattichpflanzen (zum Beispiel Kopfsalat, Romana, Lollo Rosso, Eichblatt, Eisberg oder Batavia) dafür verwendet wurden, wurden diese irgendwann genauso als Salat bezeichnet wie die Zichoriengewächse Endivie, Chicorée, Radicchio, Feld- oder Rapunzelsalat. Lange Zeit stand es hierzulande relativ traurig um die Salatkultur und man servierte unter diesem Namen meist tatsächlich nur grüne Blätter mit Essig und Öl- oder Joghurtdressing. Inzwischen kann man in einem gemischten Salat in der Regel wenigstens Tomaten und Gurken erwarten. Im schlimmsten Fall kamen die Zutaten für die Mischung auch noch aus dem Glas. Angesichts der kreativen Möglichkeiten, die eine Salatvorspeise bietet, ist das ganz schön dürftig. Denn ein Salat, gerade weil er als erstes serviert wird, sollte eigentlich immer ein Erlebnis sein. Ich möchte Ihnen daher hier eines meiner Lieblingsrezepte vorstellen, das exemplarisch zeigt, welch vielfältige

GUT ZU WISSEN

SPARGEL SATT

Wussten Sie schon, dass Spargel nicht nur ein Hochgenuss ist, sondern auch so gesund, dass er früher als Heilpflanze angesehen wurde? Obwohl er zu 92 Prozent aus Wasser besteht und extrem kalorienarm ist, enthält er viele Vitamine und Mineralien. So ist zum Beispiel der tägliche Bedarf an Vitamin C, E und Niacin mit einem Pfund Spargel schon mehr als gedeckt.

Möglichkeiten man beim Komponieren eines außergewöhnlichen Salates hat: Frühlingssalat mit warmem Ziegenkäse. Lassen Sie sich überraschen, wie unglaublich gut der schmeckt.

Die Grundlage bilden Romana-Salatherzen, weil sie fester als Kopfsalat und aromatischer als Eisbergsalat sind. Dazu kommen als ergänzendes Gemüse Möhrenstreifen und angebratener Spargel. Theoretisch kann man diesen auch roh verzehren, aber das wäre schade, denn der delikate Geschmack bleibt dabei auf der Strecke. Gekocht und abgekühlt ist er ebenfalls nicht so schmackhaft wie warm. Aber wer sagt, dass Salat nicht auch warme Zutaten enthalten darf? Damit sie zu den knackigen Möhren und Salatblättern passen, werden die Spargelstangen nicht gekocht, sondern nur kurz angebraten. So schmecken sie wunderbar, haben aber noch Biss. Und da ein Salat natürlich auch Obst enthalten darf, kommt gleich noch Rhabarber mit in die Pfanne; er erhält so nicht die typische, breiige Kompottkonsistenz, sondern bleibt schön fest und säuerlich. Auch die häufig gewohnte Begleitung zu Rhabarber, die Erdbeeren, fehlen nicht. Sie wiederum bleiben aber kalt, da sie nur so ihr herrliches Aroma behalten.

Für das gewisse Extra zu all den frischen Obst- und Gemüsearomen sorgt als sahnigwürziger Kontrast ein milder Ziegenkäse. Er kann sich einerseits gegen all die starken Geschmäcker behaupten, sollte aber andererseits nicht zu pikant schmecken, um sie nicht zu dominieren. In der klassischen französischen Küche wird Ziegenkäse als »Chevre chaud« gerne im Ofen gratiniert und dann warm zum Salat serviert. Genau das tun wir auch – und davor bestreichen wir ihn noch mit etwas Honig, der hervorragend mit den Obstaromen harmoniert. Zugegeben, das alles ist etwas aufwändiger, als grüne Blätter mit einem Dressing zu übergießen. Aber dafür schmeckt es auch ungleich besser. Genauso überraschend wie die Vorspeise, erleben wir auch das Hauptgericht – und das im wahrsten Sinn des Wortes. Fisch, Muscheln und Gemüse kommen diesmal nämlich gut verhüllt auf den Tisch. Die geheimnisvollen Päckchen werden erst dort geöffnet und entfalten einen herrlichen Duft.

Den Abschluss bildet dann ein lockeres Soufflé, das im Ofen wie von Geisterhand nach oben wächst und noch einmal von einem Mix aus Rhabarber und Erdbeeren begleitet wird.

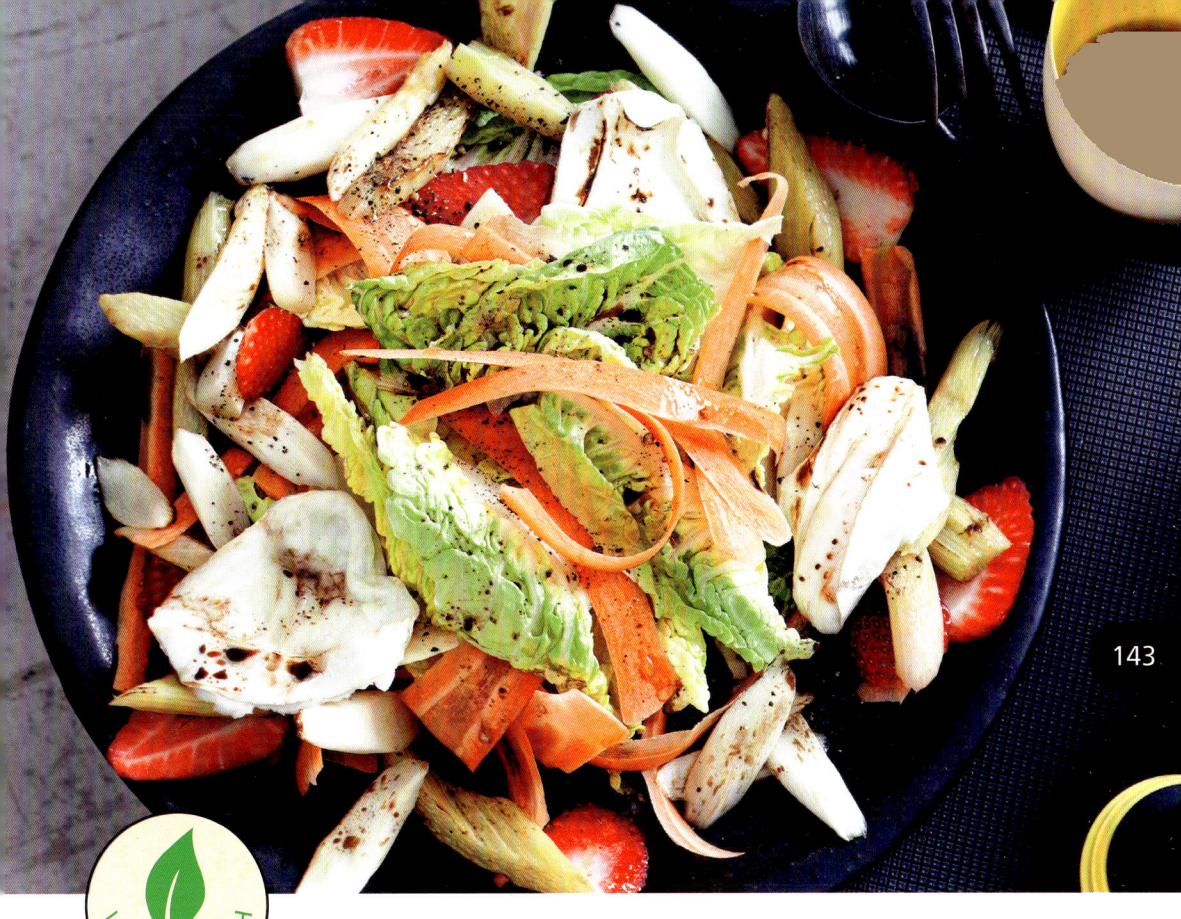

Warmer Ziegenkäse auf Frühlingssalat

ZUTATEN

2 Romana Salatherzen
1 Möhre
4 Erdbeeren
Saft von 1 Limette
3 EL Balsamico Essig
Salz
Pfeffer
3 EL Walnussöl
2 Spargel
1 Rhabarberstange
1 EL Olivenöl
250 g milder Ziegenkäse
1 EL Honig
grob geschroteter Pfeffer

Den Salat putzen, waschen und trockenschleudern, anschließend in die gewünschte Größe zupfen. Die Möhre schälen und in dünne Streifen schneiden (das geht einfach mit einem Sparschäler). Die Erdbeeren putzen, waschen und trockentupfen. In Scheiben schneiden und mit Limettensaft beträufeln. Für das Dressing Balsamico-Essig mit Salz und Pfeffer verquirlen. Das Walnussöl tröpfchenweise einrühren. Spargel, Rhabarber putzen, schälen, in Stücke schneiden und in Olivenöl anbraten. Vorsichtig mit Salatblättern, Möhren und Erdbeeren im Dressing wenden. Mit Salz, Pfeffer und etwas Limettensaft abschmecken und auf Teller verteilen. Ziegenkäse in Scheiben schneiden, mit etwas Honig bestreichen und unter dem heißen Grill kurz gratinieren. Auf den Salat setzen, mit grob geschrotetem Pfeffer bestreuen und servieren.

VEGETARISCH

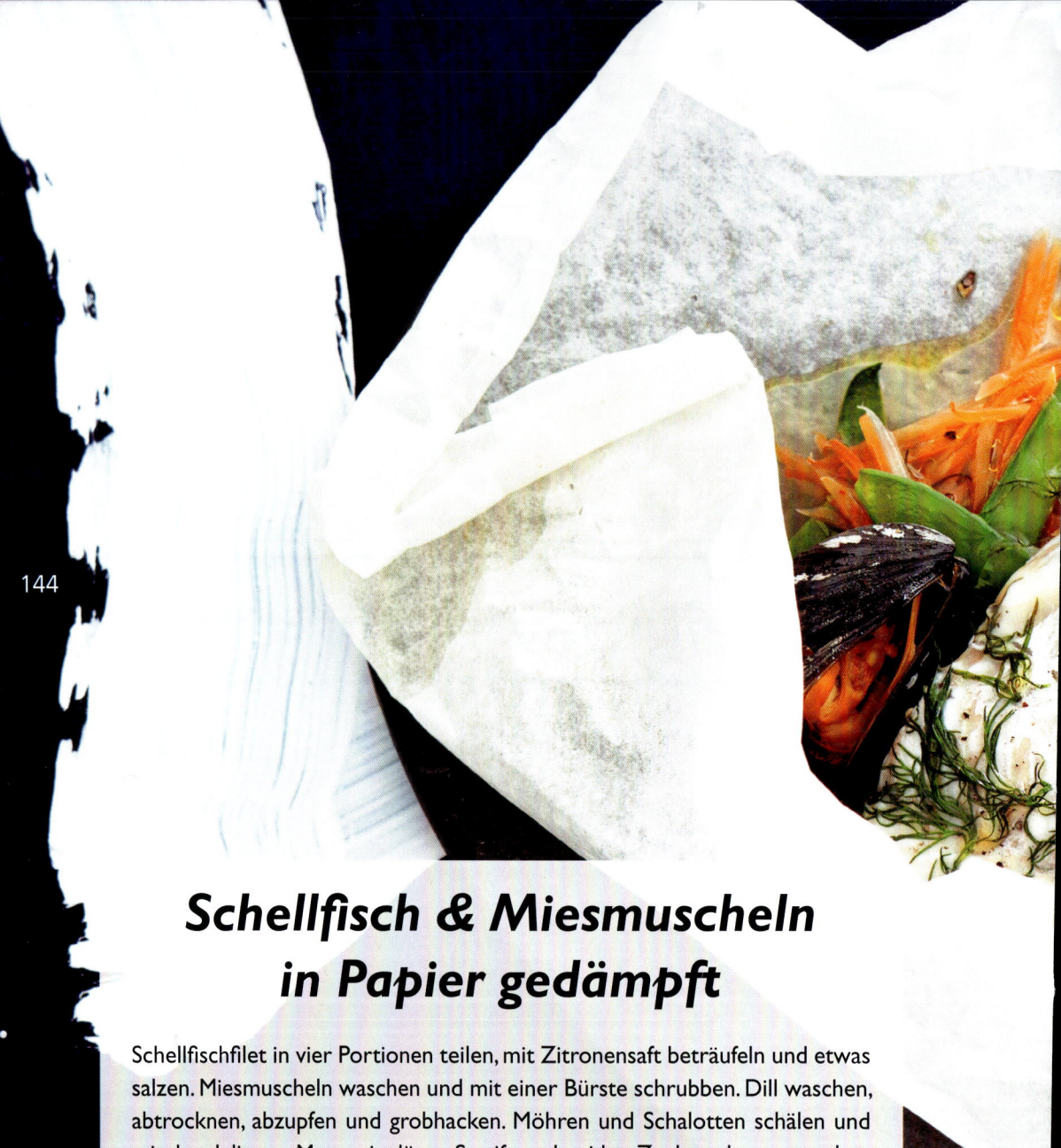

Schellfisch & Miesmuscheln in Papier gedämpft

Schellfischfilet in vier Portionen teilen, mit Zitronensaft beträufeln und etwas salzen. Miesmuscheln waschen und mit einer Bürste schrubben. Dill waschen, abtrocknen, abzupfen und grobhacken. Möhren und Schalotten schälen und mit dem Julienne-Messer in dünne Streifen schneiden. Zuckerschoten waschen und putzen. Alles Gemüse 2-3 Minuten in kochendem Salzwasser blanchieren. Vier Blätter Backpapier (ca. 40 x 80 cm) zurechtschneiden. Jeweils auf eine Hälfte eine Portion Gemüse und ein Fischfilet geben, je 3 Muscheln hinzufügen, mit Salz und Pfeffer würzen, mit Dill bestreuen und mit einem Schuss Olivenöl begießen. Die andere Hälfte des Backpapiers darüber klappen und das Back-papier vom Rand aus rundherum mehrfach falten, bis die Päckchen luftdicht verschlossen sind. Die Pakete im vorgeheizten Backofen bei 100°C ca. 15 Mi-nuten garen (das Backpapier bläht sich dabei auf). Die verschlossenen Päckchen auf Tellern servieren und erst am Tisch vorsichtig öffnen.

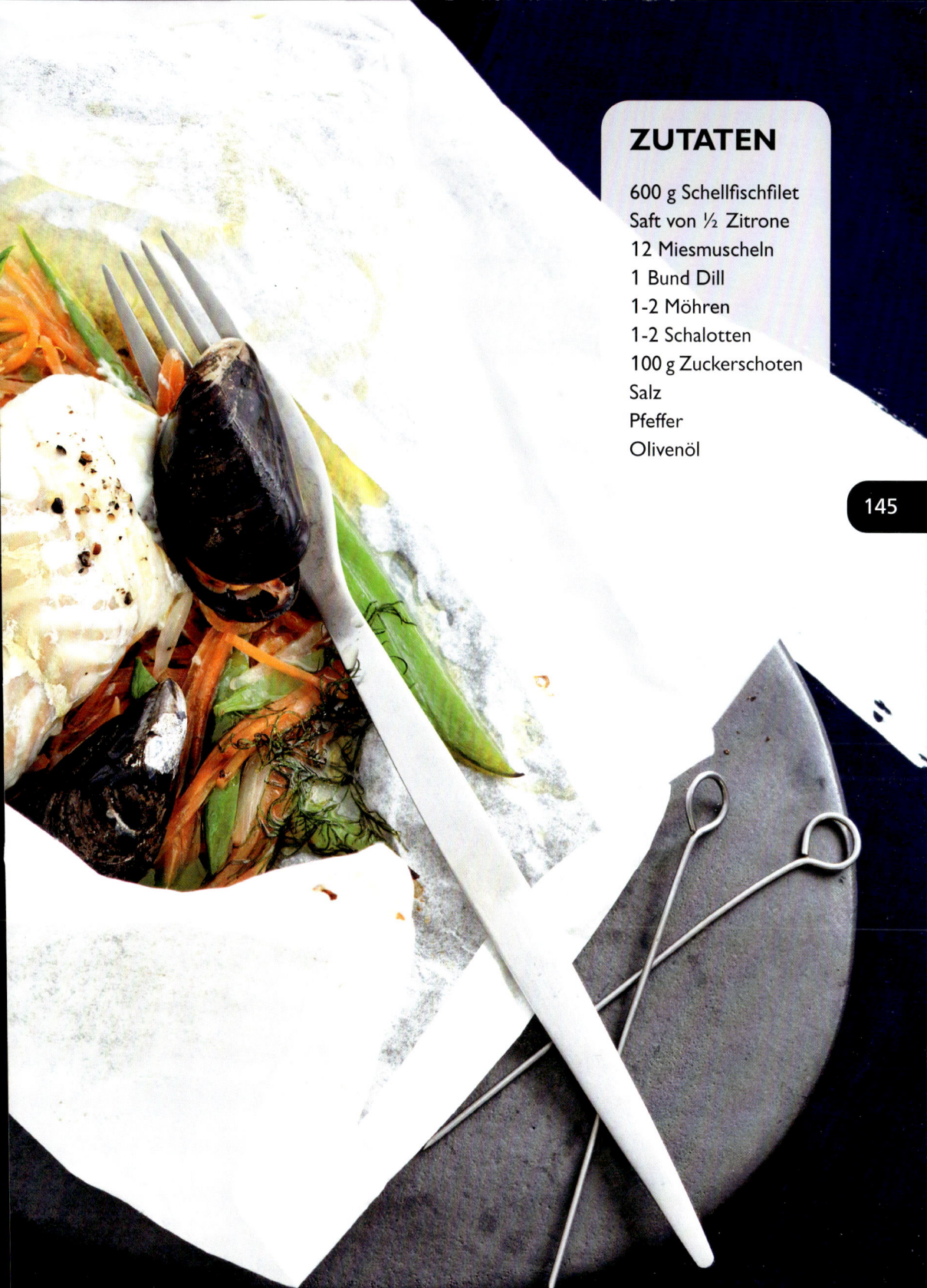

ZUTATEN

600 g Schellfischfilet
Saft von ½ Zitrone
12 Miesmuscheln
1 Bund Dill
1-2 Möhren
1-2 Schalotten
100 g Zuckerschoten
Salz
Pfeffer
Olivenöl

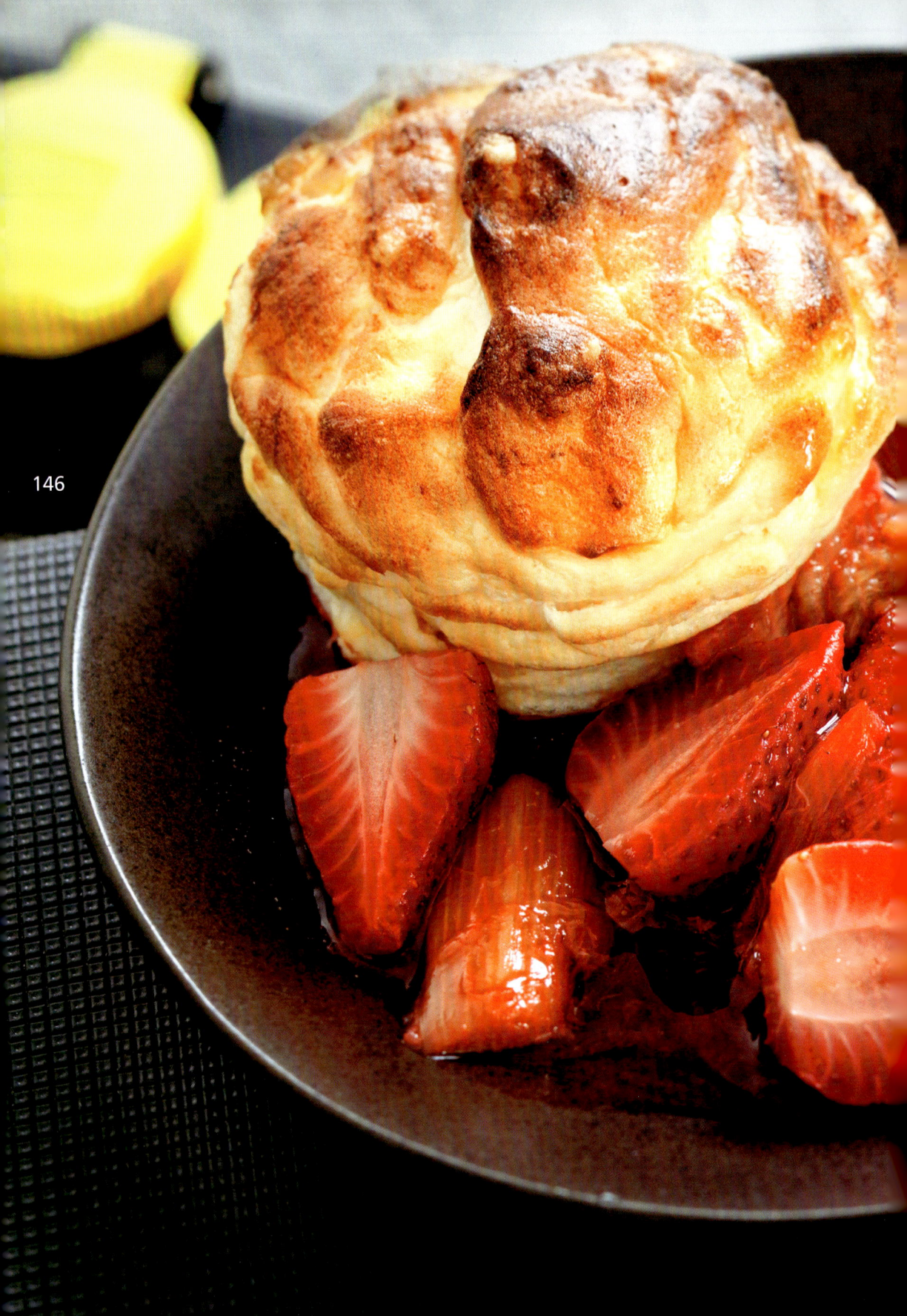

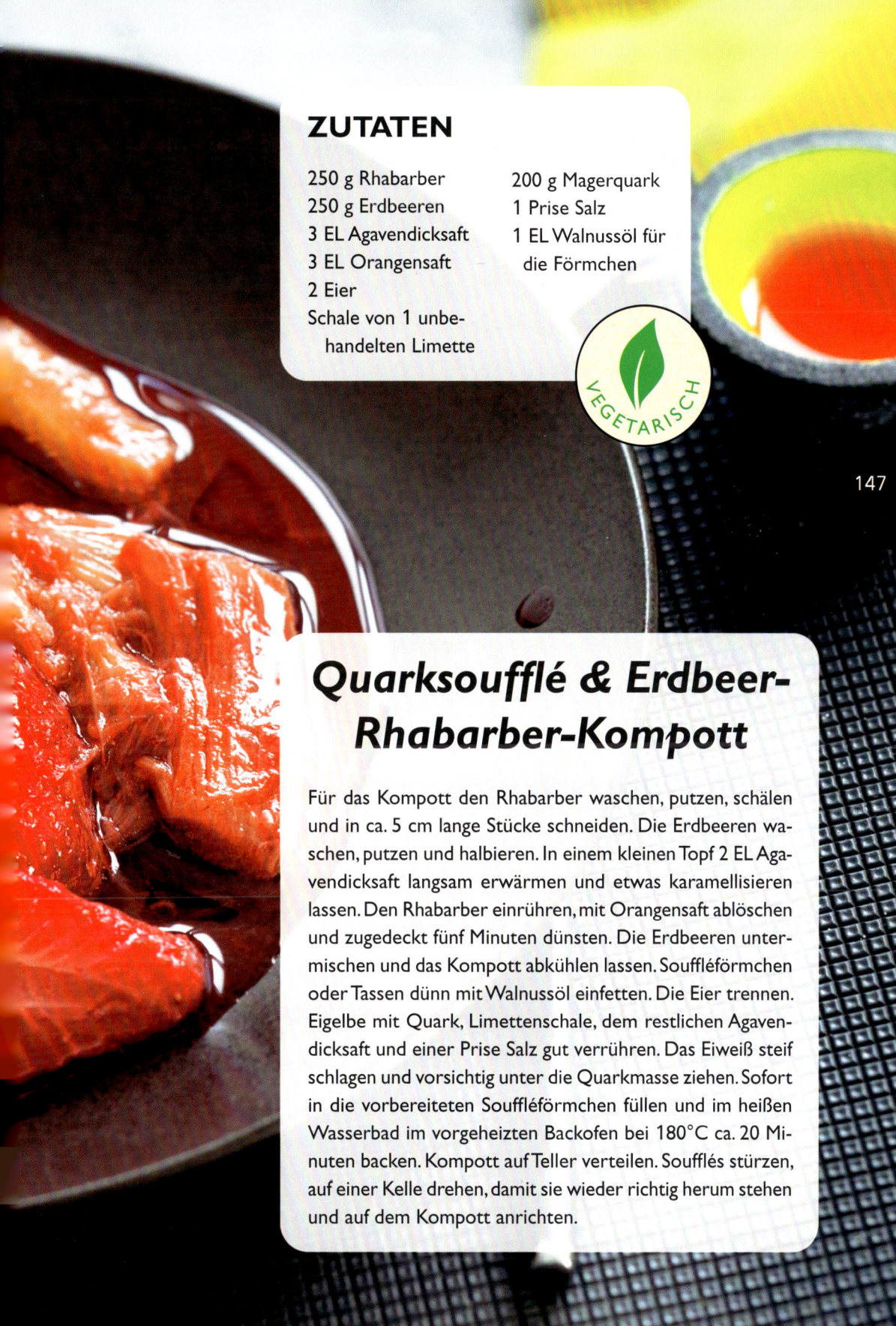

ZUTATEN

250 g Rhabarber
250 g Erdbeeren
3 EL Agavendicksaft
3 EL Orangensaft
2 Eier
Schale von 1 unbe-
handelten Limette

200 g Magerquark
1 Prise Salz
1 EL Walnussöl für
die Förmchen

VEGETARISCH

Quarksoufflé & Erdbeer-Rhabarber-Kompott

Für das Kompott den Rhabarber waschen, putzen, schälen und in ca. 5 cm lange Stücke schneiden. Die Erdbeeren waschen, putzen und halbieren. In einem kleinen Topf 2 EL Agavendicksaft langsam erwärmen und etwas karamellisieren lassen. Den Rhabarber einrühren, mit Orangensaft ablöschen und zugedeckt fünf Minuten dünsten. Die Erdbeeren untermischen und das Kompott abkühlen lassen. Souffléförmchen oder Tassen dünn mit Walnussöl einfetten. Die Eier trennen. Eigelbe mit Quark, Limettenschale, dem restlichen Agavendicksaft und einer Prise Salz gut verrühren. Das Eiweiß steif schlagen und vorsichtig unter die Quarkmasse ziehen. Sofort in die vorbereiteten Souffléförmchen füllen und im heißen Wasserbad im vorgeheizten Backofen bei 180°C ca. 20 Minuten backen. Kompott auf Teller verteilen. Soufflés stürzen, auf einer Kelle drehen, damit sie wieder richtig herum stehen und auf dem Kompott anrichten.

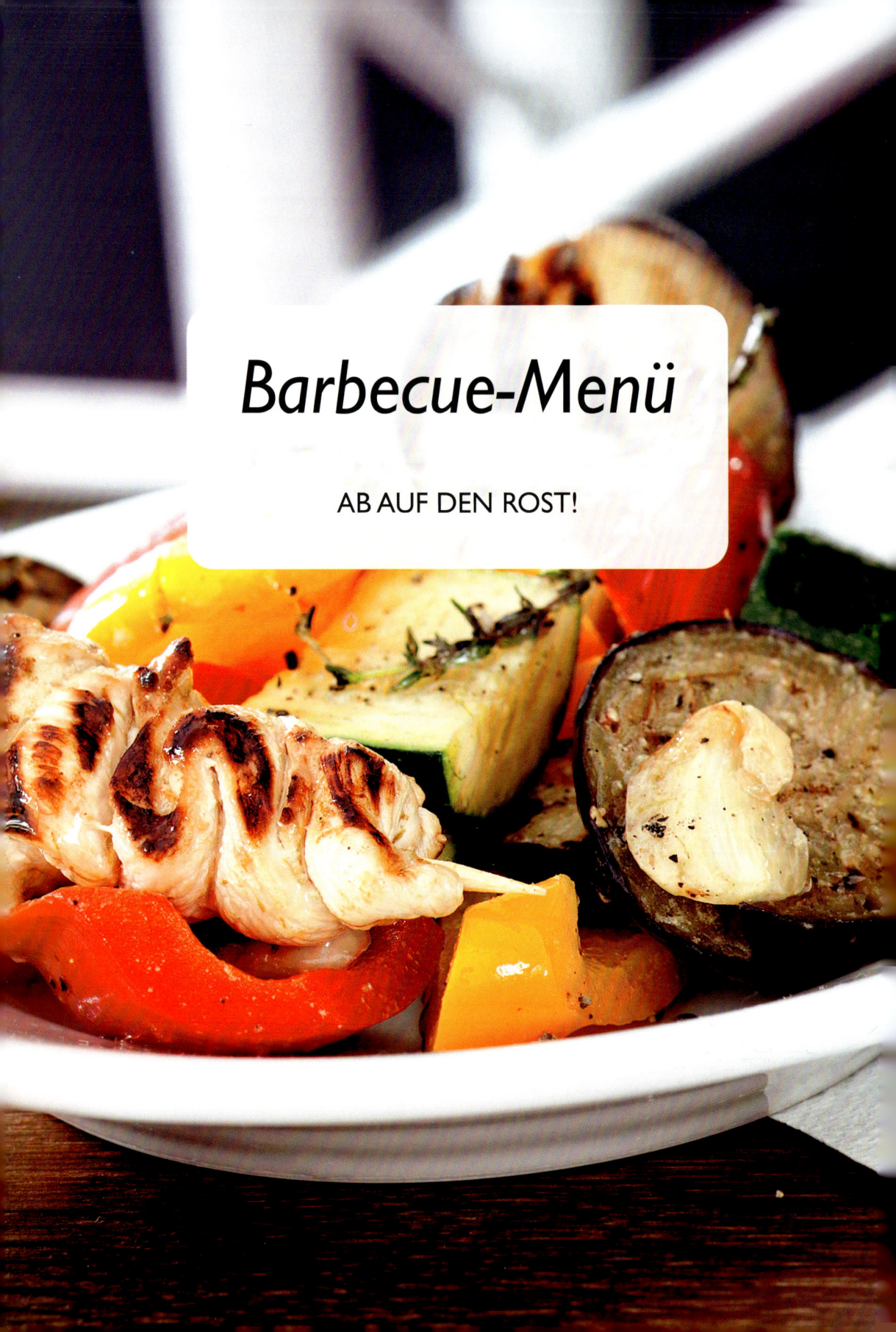

Barbecue-Menü

AB AUF DEN ROST!

Die Abende werden wärmer, die Grillsaison beginnt und Sie sollen abnehmen? Keine Bratwürste und saftigen Nackensteaks mit Folienkartoffeln und einer reichlichen Portion Kräuterbutter? Beim Grillen, das erlebe ich oft, hört für viele der Spaß auf. Im Alltag sind sie ja bereit, sich gesünder und vernünftiger zu ernähren. Aber auf das Grillen zu verzichten, das geht einfach nicht – die Geselligkeit, das archaische Spiel mit dem Feuer, das Zischen des Fleisches auf der Glut, der appetitanregende Duft ... Keine Angst! Ich grille selbst gerne und zeige Ihnen, dass auch hier »gesund« und »Genuss« keine unvereinbaren Gegensätze sind.

Grundsätzlich find ich es besser, das Grillfleisch nicht fertig zu kaufen, sondern selbst zu marinieren. Vor allem Hühnerfleisch eignet sich wunderbar für eine solche Behandlung. Es harmoniert mit fast jeder Geschmacksrichtung, nicht nur mit den üblichen Paprika- und Kräutermarinaden. Ich mag es besonders gerne fruchtig, daher stelle ich Ihnen eine ganz einfache, aber wunderschön würzig-frische Variante mit Zitronengras, Zitronenschale und Sojasauce vor. Lassen Sie sich davon animieren, selbst zu experimentieren. Der Fantasie sind praktisch keine Grenzen gesetzt. Nehmen Sie immer gutes Rapsöl als Basis, geben sie nach Belieben Kräuter und Gewürze dazu und runden Sie das Ganze durch Sojasauce, Senf, Fruchtsäfte, aromatisierten Essig und diverse Alkoholika ab. Gerade Likörweine wie Sherry, Madeira oder Marsala, aber auch Cognac und andere Weinbrände oder sogar Bier geben ihrem Grillgut das gewisse Etwas.

GUT ZU WISSEN

KEIN BISSCHEN SPIESSIG

Damit zartes Fleisch wie Hähnchenbrustfilet auf dem Grill nicht trocken wird oder durch den Rost rutscht, fädle ich es ziehharmonikaartig auf gewässerte Holzspieße und schiebe es dann eng zusammen. Holzspieße sind ein extrem praktisches Utensil beim kreativen Grillen. Zum einen lassen sich damit auch alle dünnen und empfindlichen Fleischstücke in eine kompakte, gut handhabbare Form bringen, vor allem Filet oder Leber. Auch Fisch und Meeresfrüchte kann man aufgespießt prima grillen: Garnelen etwa oder Muscheln, Würfel von festem Fischfleisch wie Schwertfisch oder Wels, aber auch Filets, zum Beispiel von Makrelen. Zum anderen werden auch Fleischstücke, die an sich groß und dick genug sind, um sie einfach auf den Grill zu legen, würziger, wenn sie in Würfeln mariniert und dann auf Spießen gegrillt werden. Zusammen mit den Fleisch- und Fischwürfeln können Sie Gemüsestücke, Champignonköpfe, Kirschtomaten, Mini-Maiskolben aus dem Glas, Zwiebelviertel, in mageren Bacon gewickelte Trockenpflaumen oder auch anderes passendes Obst aufspießen. Für Vegetarier eignen sich Spieße mit Gemüse und marinierten Tofuwürfeln oder Panir, dem indischen Rahmkäse, der in der Hitze nicht schmilzt.

Je länger Sie das Fleisch in der Marinade liegen lassen, desto besser. Aber beachten Sie bitte, dass Marinaden niemals gesalzen werden, weil das Fleisch dadurch auslaugen würde und dann ziemlich trocken wäre. Salzen Sie daher am besten erst nach dem Grillen oder allenfalls kurz davor.

Der beste Begleiter von Grillfleisch ist frisch gegrilltes Gemüse, dessen Genuss Sie sich nicht entgehen lassen sollten. Leider erlebe ich jedoch oft, dass dieses zu scharf angebraten wird und dann zu einem trockenen, faserigen Lappen mit eingebrannten schwarzen Gitterstreifen mutiert. Schneiden Sie deshalb Gemüse immer in möglichst große und nicht zu dünne Stücke und grillen sie es sanft an. Im Gegensatz zum Fleisch empfehle ich hier, die Stücke nicht vorher zu marinieren, sondern erst nach dem Grillen mit Gewürzöl zu beträufeln Findet man schon Gemüse zu selten auf dem Grill, so macht sich Obst noch rarer. Dabei vertragen viele Sorten ein paar Röstaromen ganz wunderbar. Ich habe mich bei diesem Menü für gegrillte Ananas mit marinierten Erdbeeren entschieden. Aber auch Apfelscheiben oder Pfirsichhälften machen sich auf dem Grill sehr gut. Letztere können Sie auch noch mit einer Quarkcreme füllen. Oder Sie machen bunte Obstspieße, die Sie nach dem Grillen mit einer passenden Sauce oder geschmolzener, 70-prozentiger Schokolade servieren. Ganz ehrlich, macht das alles nicht Lust, mal auf Würstchen und Ofenkartoffeln zu verzichten?

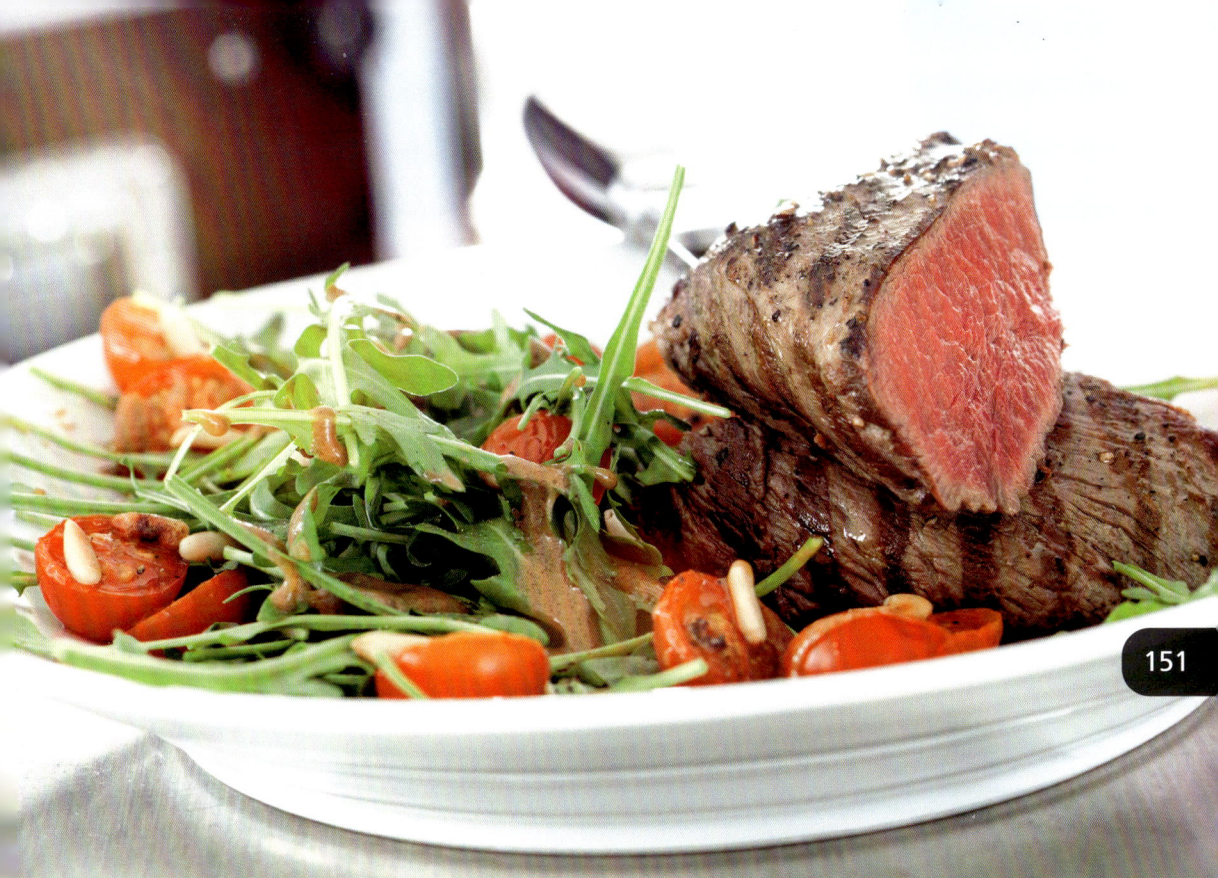

Tagliata auf Rucola-Salat

Die Cocktailtomaten waschen, halbieren und auf ein Backblech geben. Im heißen Ofen bci 200 °C ca. 15 Minuten backen. Den Rucola waschen, trockenschleudern und die Stiele abschneiden. Aus Dijon-Senf, Essig, Olivenöl, Salz und Pfeffer ein Dressing rühren. Rucola und Tomaten untermischen. Die Pinienkerne in einer beschichteten Pfanne ohne Fett goldgelb anrösten. Die Rinderfilets auf den Grill legen und bis zum gewünschtem Gargrad grillen. Auf beiden Seiten mit Salz und Pfeffer würzen, in Alufolie wickeln und einige Minuten ruhen lassen. Die Filets in ca. 1 cm breite Scheiben schneiden und auf dem Salat anrichten. Mit den Pinienkernen bestreuen.

ZUTATEN

16 Cocktailtomaten
2 Bund Rucola
1 TL Dijon-Senf
2 EL Balsamico-Essig
4 EL Olivenöl

Salz
Pfeffer
40 g Pinienkerne
500 g Rinderfilet (2 Filets á 250 g)

Lachsfilet vom Grill & Spargel-Erdbeer-Salat

Den weißen Spargel vollständig, den grünen Spargel nur im unteren Drittel schälen. In zwei Töpfen in kochendem Salzwasser mit einer Prise Zucker bissfest garen; das dauert beim grünen Spargel 8-10 Minuten, beim weißen 10-15 Minuten. Herausnehmen, sofort in kaltem Wasser abschrecken und auf einem sauberen Geschirrtuch abtropfen lassen. In der Zwischenzeit aus Dijon-Senf, der Hälfte des Zitronensafts, Salz, Pfeffer, Agavendicksaft und Walnussöl eine Marinade rühren. Den Zitronenthymian waschen und abtrocknen. Die Blättchen von den Stängeln zupfen und in die Marinade geben. Den Spargel in 6-7 cm große Stücke schneiden und vorsichtig untermischen. Den Lachs in vier Stücke teilen, mit dem restlichen Zitronensaft beträufeln, salzen, pfeffern und auf Alufolie auf dem Grill bei mittlerer Hitze von beiden Seiten garen. Die Erdbeeren waschen, trockentupfen, putzen, halbieren und vorsichtig unter den Spargelsalat heben. Auf Tellern anrichten und den fertig gegrillten Lachs darauf servieren.

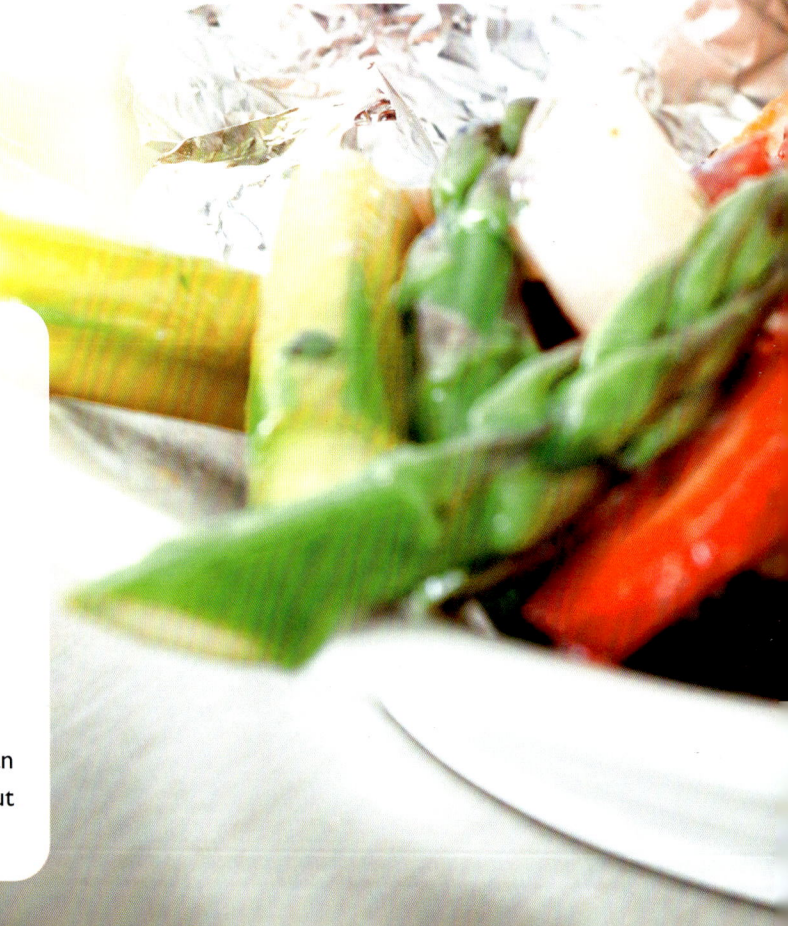

ZUTATEN

je 300 g weißer und
    grüner Spargel
Salz
Zucker
1 TL Dijon-Senf
Saft von 2 Zitronen
Pfeffer
1 EL Agavendicksaft
3 EL Walnussöl
1 Bund Zitronenthymian
500 g Lachsfilet mit Haut
300 g Erdbeeren

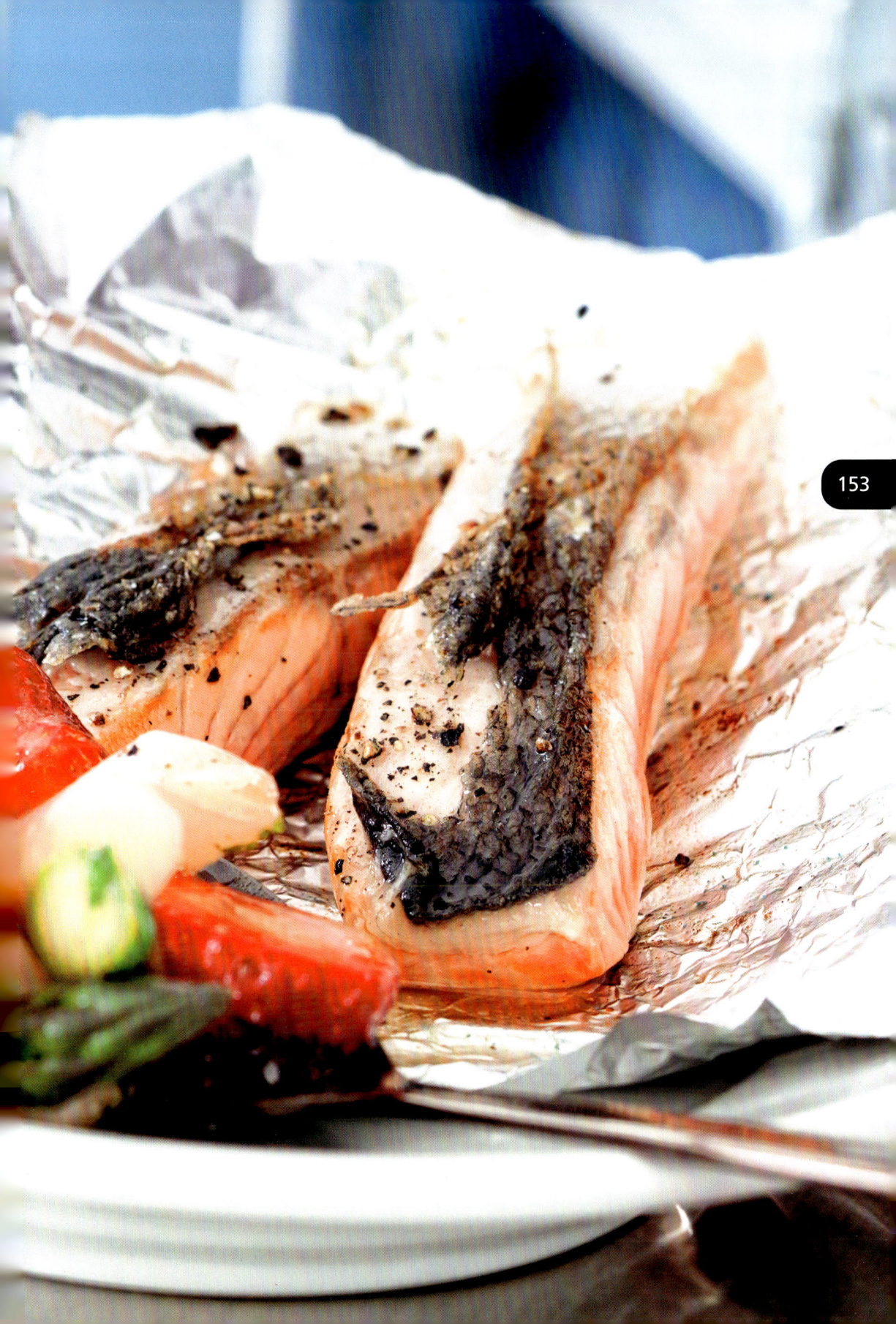

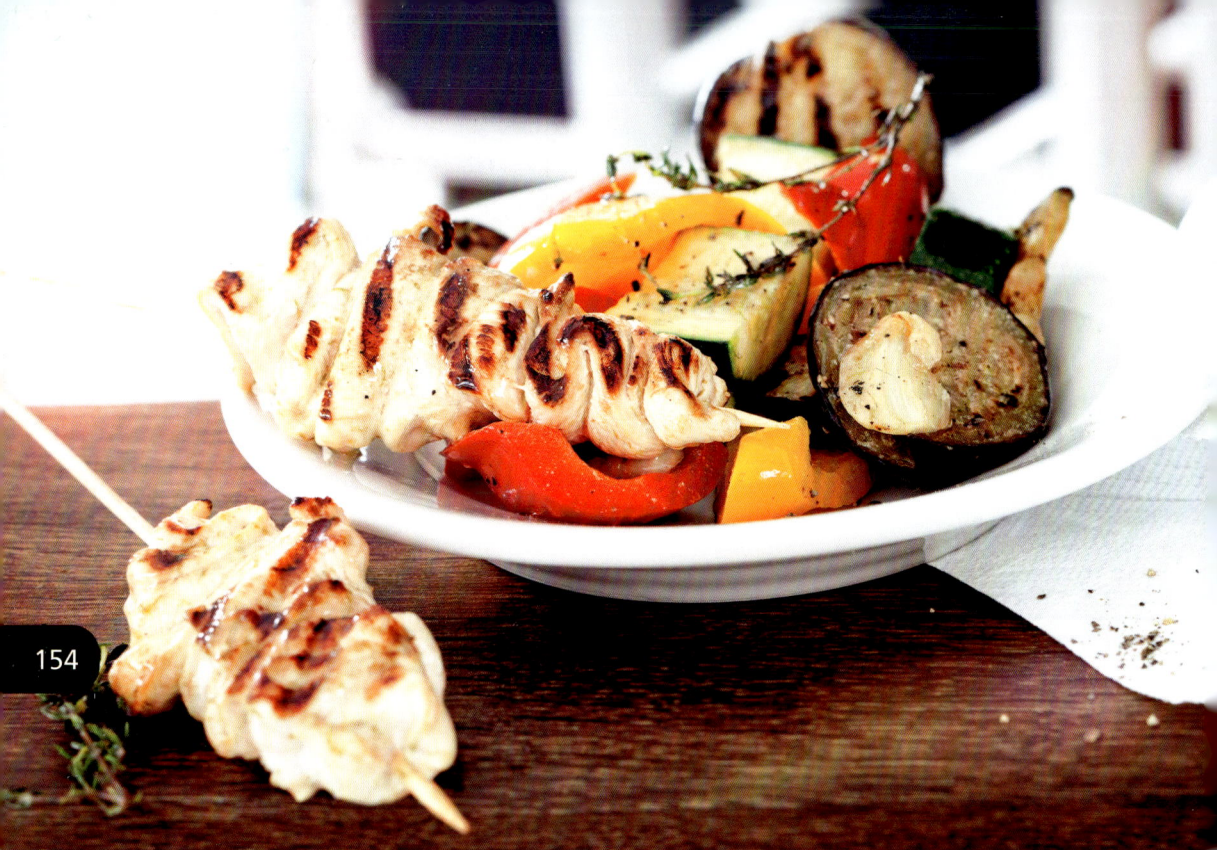

Zitronen-Hähnchenbrust & Grillgemüse

ZUTATEN

3 EL Rapsöl

Schale und Saft von 1 Bio-Zitrone

2 EL Sojasoße

2 Stiele Zitronengras

2 Hähnchenbrustfilets (à 200 g)

2 Knoblauchzehen

2 Zweige Thymian

5 EL Olivenöl

Salz

Pfeffer

2 Zucchini

je 1 rote und gelbe Paprika

2 kleinere Auberginen

Die Holzspieße in Wasser einweichen, damit sie später auf dem Grill nicht verbrennen. Zitronengras halbieren und anklopfen. Das Rapsöl mit Zitronensaft und der abgeriebenen Zitronenschale, Sojasauce sowie Zitronengras mischen. Hähnchenbrust in 1 cm dünne Streifen schneiden und mindestens 30 Minuten darin im Kühlschrank marinieren. Für das Gemüse die Knoblauchzehen schälen und zerdrücken. Mit den Thymianzweigen ins Olivenöl geben und einige Minuten ziehen lassen, salzen und pfeffern. Zucchini, Paprika und Auberginen waschen, putzen und in mundgerechte Stücke oder Scheiben schneiden. Auf den Grill legen und bei sanfter Hitze beidseitig einige Minuten grillen. Das fertige Gemüse in eine Schüssel geben, mit dem Gewürzöl beträufeln und etwas ziehen lassen. Bei Bedarf nachsalzen. Hähnchenfilets ziehharmonikaartig auf die Holzspieße stecken, von beiden Seiten grillen und zum Gemüse reichen.

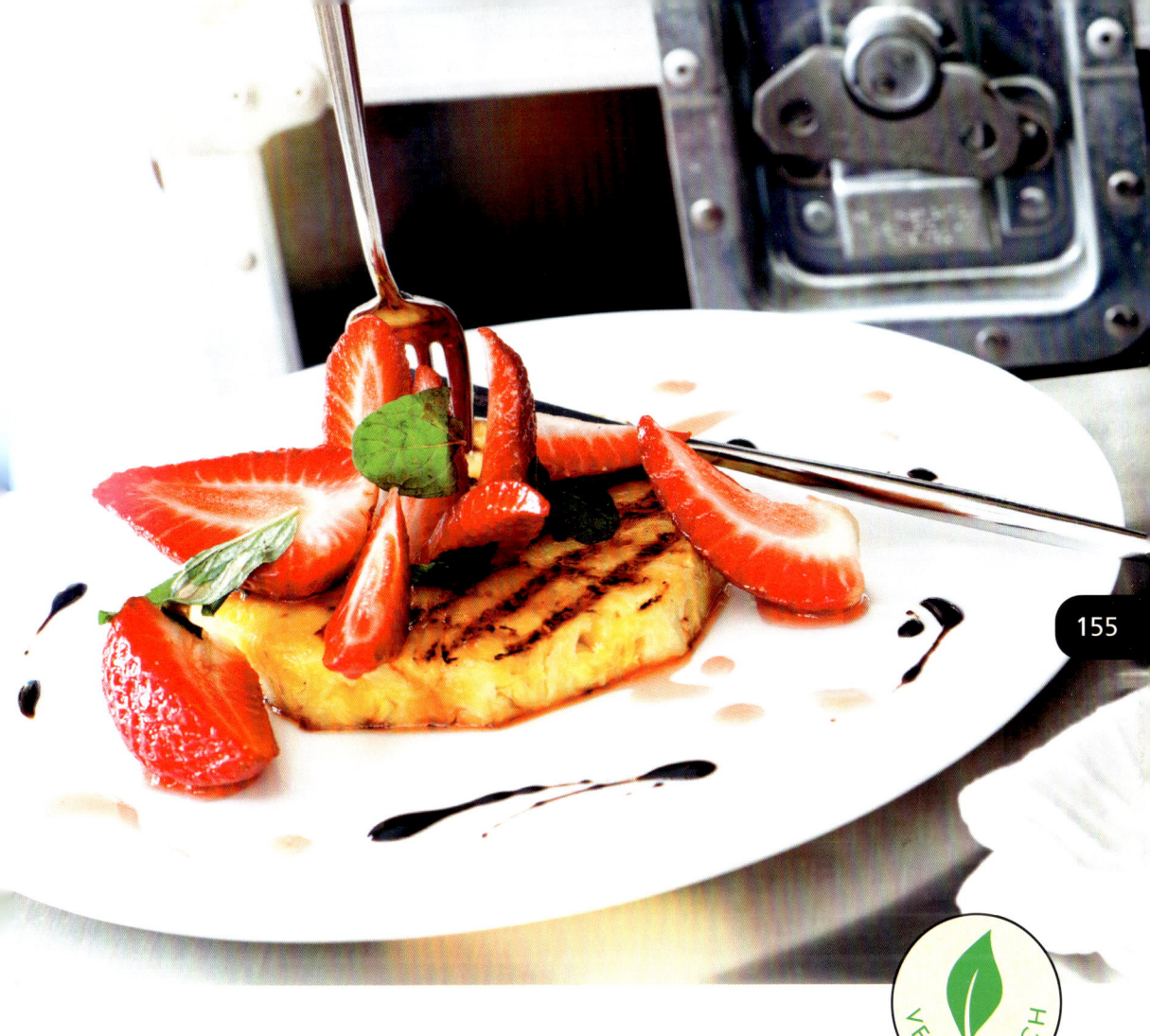

VEGETARISCH

Heiße Ananas mit Erdbeer-Minz-Marinade

ZUTATEN

200 g Erdbeeren
1 Bund Minze
½ Zitrone
1 EL Erythrit
1 Ananas
alter Balsamico-Essig

Die Erdbeeren waschen, trockentupfen und putzen. Die Minze waschen, trocknen, die Blätter von den Stielen zupfen und feinhacken. Erdbeeren halbieren, in einer Schüssel mit der Minze vermischen und nach Geschmack mit Zitronensaft und Erythrit verfeinern. Ananas schälen und in etwa 2 cm dicke Scheiben schneiden; Strunk ausstechen. Die Scheiben von beiden Seiten ca. drei Minuten grillen. Die Erdbeeren darauf anrichten und alles mit Erdbeer-Marinade und Balsamico-Essig beträufeln. Mit den restlichen Minzeblättchen dekorieren.

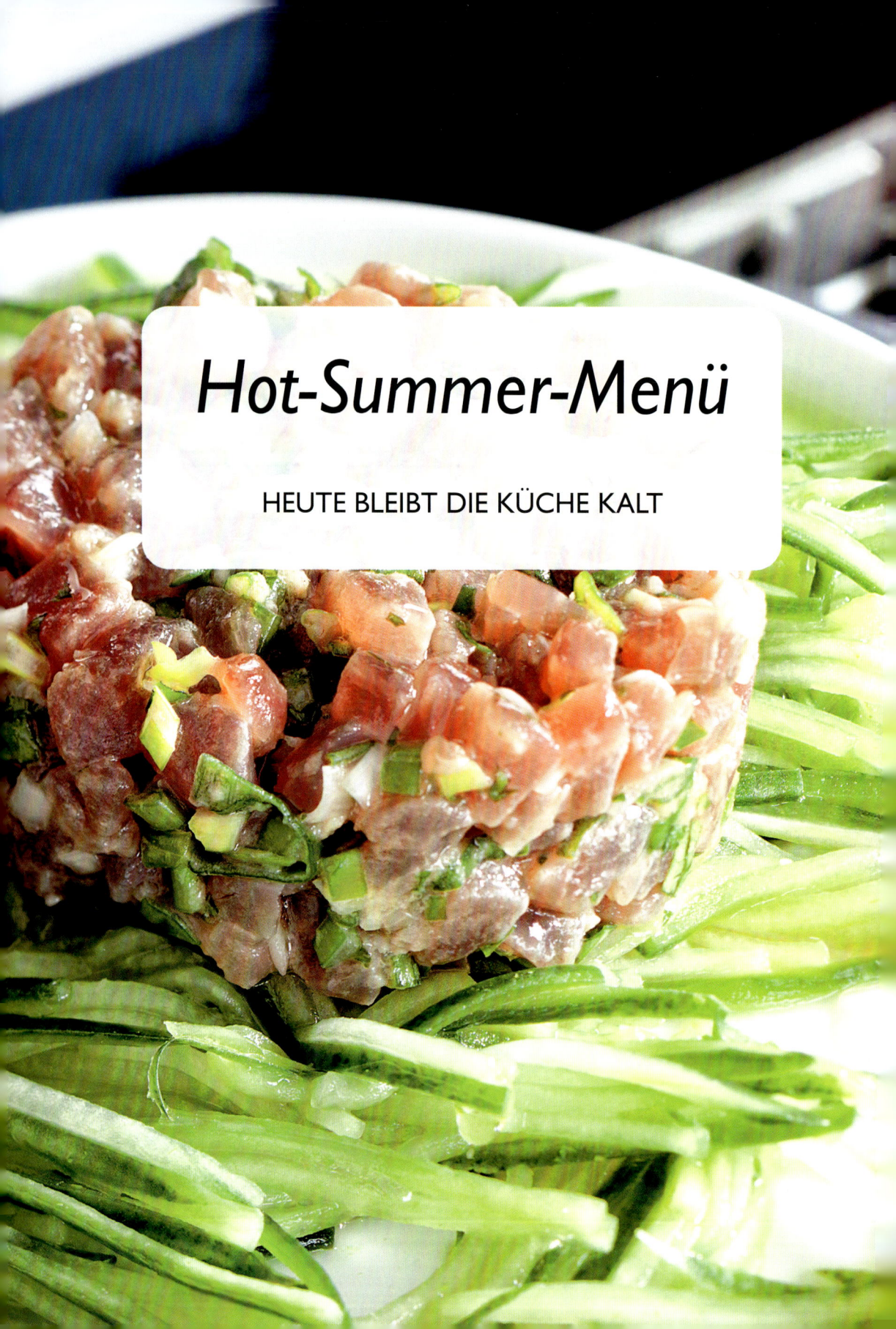

Hot-Summer-Menü

HEUTE BLEIBT DIE KÜCHE KALT

Auf ein Dessert verzichten wir gerne, wenn es draußen richtig heiß ist. Ein Stück frisches Obst genügt dann oft. Immer wieder mache ich jedoch die Erfahrung, wie schwer es vielen Menschen fällt, auf ein Stück Brot zum Essen zu verzichten. Kaum steht im Restaurant das obligate Körbchen auf dem Tisch, langen sie zu. Auch wenn es sich nur um fades Weißbrot handelt. Dabei gibt es, von purem Zucker und Gummibärchen abgesehen, kaum etwas, was so wenig wirklichen Nährwert hat und so schnell erst auf den Blutzuckerspiegel, dann auf die Hüften schlägt. Ich lasse den Brotkorb gerne zurückgehen, um gar nicht der Versuchung zu erliegen, meinen Hunger mit dem ungesunden Inhalt zu stillen, bis das erste Gericht kommt. Auch zu einer Suppe, einem Salat oder anderen kalten Speisen gehört für viele eine Scheibe Brot einfach dazu.

Nun, die Verlockung, während des nächsten Besuchs beim Italiener wieder nach dem Brotkorb zu greifen, kann ich Ihnen nicht abnehmen. Aber für zu Hause hat gerade die italienische Küche eine ausgezeichnete Alternative zur Brotbeilage zu bieten: Farinata, einen dünnen Fladen aus Kichererbsenmehl und Olivenöl, der ursprünglich zwar aus Genua stammt, aber in weiten Teilen Italiens Bestandteil der bäuerlichen Küche wurde. Man kann ihn in der Pfanne oder einem Crêpes-Eisen backen oder wie ich: ganz traditionell auf einem Blech im heißen (Pizza-)Ofen. Wenn Sie die Farinata als Beilage servieren wollen, etwa zum Tartar vom Rinderfilet oder Thunfisch, schneiden Sie sie in Dreiecke oder Quadrate, bestreuen sie mit grob geschrotetem Pfeffer und groben Meersalz und servieren sie heiß. Ich reiche sie aber auch gerne pur als Amuse-Gueule, zum Beispiel mit Kirschtomaten belegt. Sie können den Teig zudem vor dem Backen mit verschiedenen Kräutern würzen, beziehungsweise klein geschnittenes Gemüse wie Zwiebeln oder Artischocken untermischen und mitbacken.

In Nordafrika ist übrigens ein ähnliches Gebäck namens Karantita bekannt, das aber mit Eiern und Kreuzkümmel zubereitet und hinterher mit Harissa, einer höllisch scharfen Würzpaste, serviert wird.

Als Hülsenfrüchte enthalten Kichererbsen wenig leicht verdauliche Kohlenhydrate und haben damit keinen nennenswerten Einfluss auf den Blutzuckerspiegel. Dafür liefern sie jede Menge wertvolles Eiweiß, Ballaststoffe sowie große Mengen der Vitamine B1, B6 und Folsäure, außerdem die Mineralien Magnesium, Eisen und Zink. Die ganzen Erbsen gibt es getrocknet oder in Gläsern zu kaufen. Mit ihrem nussigen Geschmack und ihrem Biss schmecken sie zusammen mit Fleisch und Gemüse wunderbar in orientalisch

FLEISCH ODER FISCH

Egal, Hauptsache es geht schnell, schmeckt gut und ist schön leicht. Ideal ist da ein Tartar aus rohen Zutaten. Und weil ich mich oft selbst nicht entscheiden kann, habe Ich Ihnen einfach zwei Variationen aufgeschrieben: einmal aus feinem Rinderfilet, einmal mit Thunfisch.

gewürzten Eintöpfen. Sowohl das aromatischere geröstete als auch ungeröstetes Kichererbsenmehl bekommen Sie in Asia-Läden. Ein Hochgenuss für heiße Sommerabende ist auch Hummus, eine Paste aus gekochten Kichererbsen, Tahina (Sesammus), etwas Zitronensaft, Olivenöl sowie Salz und Knoblauch. Die Zutaten werden einfach im Mixer zu einer dicken Creme gemixt und dann mit etwas Petersilie, Paprikapulver oder Kreuzkümmel bestreut. Probieren Sie Hummus doch einmal als Dipp zu rohen Karottensticks und anderem klein geschnittenen Gemüse! Ebenfalls aus dem Nahen Osten stammen die Falafel, frittierte Bällchen aus gewürztem Kichererbsenpüree, die traditionell mit Salat, klein geschnittenem Gemüse sowie Hummus, Tahine oder Joghurt gegessen werden.

GUT ZU WISSEN

SELBST GEBACKENE FARINATA

200 g Kichererbsenmehl mit Salz vermengen und nach und nach 600 ml Wasser einrühren. Dabei aufpassen, dass sich keine Klümpchen bilden. Den Teig mindestens einen Tag stehen lassen. Immer wieder umrühren, da sich das Mehl am Boden absetzt. 50 ml Olivenöl sowie 3 EL frisch gehackten Rosmarin einrühren. Den Teig auf ein mit Backpapier ausgelegtes Backblech gießen – er sollte etwa 0,5 cm hoch stehen – und im vorgeheizten Backofen bei 250°C ca. 30 Minuten backen. Dabei das Blech eventuell einmal drehen, damit die Farinata gleichmäßig bräunt. Wenn die Oberfläche goldbraun ist, herausnehmen, in kleine Stücke schneiden, nach Geschmack mit gehackten Chiliflocken und groben Meersalz bestreuen.

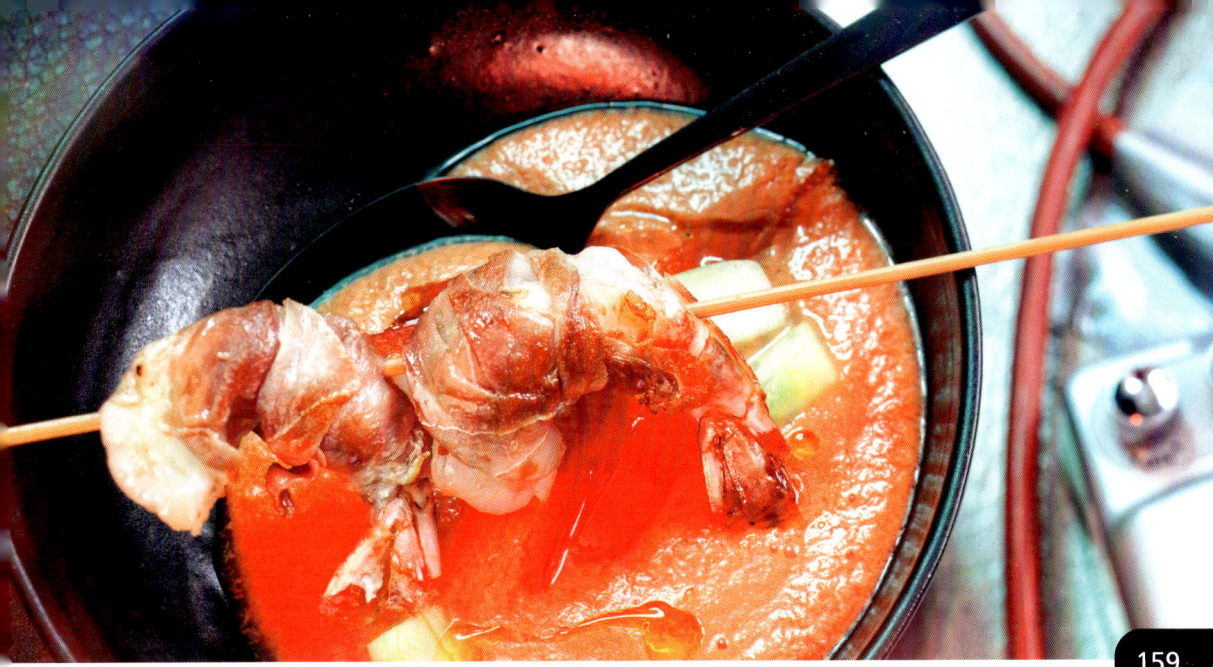

Gazpacho & Riesengarnele im Serrano-Mäntelchen

ZUTATEN

1 Salatgurke
400 g rote Paprika
500 g reife Tomaten
¼ Gemüsezwiebel
1 kleine rote Chilischote
1 Knoblauchzehe
Saft von 2 Zitronen
4-5 EL Olivenöl
200 ml Gemüsefond
Salz
Pfeffer
½ TL geräuchertes Paprikapulver
4 Riesengarnelen
4 Scheiben Serrano-Schinken
2 EL Rapsöl

Die Salatgurke schälen, der Länge nach halbieren und entkernen. Die Paprikaschoten waschen und putzen. Die Tomaten waschen und vierteln. Die Kerne beiseitelegen. Die Gemüsezwiebel schälen. Etwa ein Viertel des Gemüses fein würfeln. Knoblauch schälen. Chilischote waschen und entkernen. Mit dem restlichen Gemüse, den Tomatenkernen, Olivenöl, der Hälfte des Zitronensafts und dem Gemüsefond im Mixer sehr fein pürieren. Kräftig mit Salz, Pfeffer und dem geräucherten Paprikapulver würzen. Mindestens eine Stunde im Kühlschrank kaltstellen. Die Köpfe der Riesengarnelen abdrehen. Die Garnelen aus der Schale auslösen; dabei die Schwanzenden intakt lassen. Den dunklen Darmfaden entfernen, das Fleisch abspülen, trockentupfen und mit dem restlichen Zitronensaft beträufeln. Jede Garnele in eine Scheibe Serrano-Schinken wickeln und auf einen Holzspieß stecken. Rapsöl in einer Pfanne erhitzen und die umwickelten Garnelen darin 5-7 Minuten rundherum anbraten. Die Gazpacho in Schalen füllen und mit dem restlichen kleingewürfelten Gemüse bestreuen. Mit je einer Garnele anrichten.

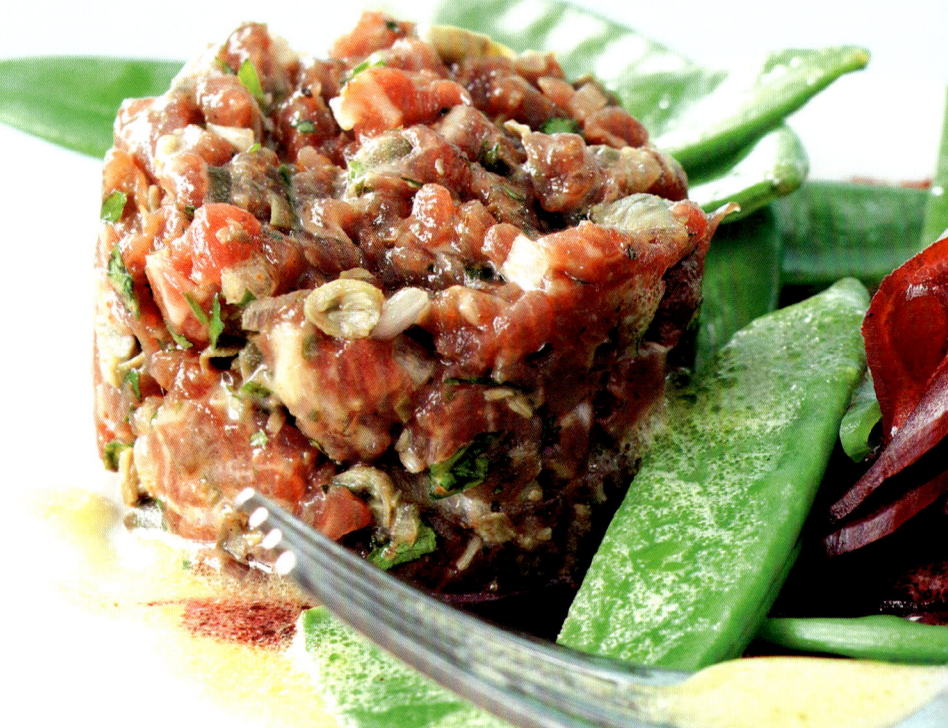

Tartar vom Rind auf
Roter Bete & Zuckerschoten

Das Rinderfilet mit einem scharfen Messer zunächst in dünne Scheiben dann in Streifen und zuletzt in kleine Würfel schneiden. Die Schalotte schälen, die Kapern abtropfen
lassen, die Petersilie waschen, abtrocknen und die Blättchen abzupfen. Alles feinwürfeln beziehungsweise -hacken. Für die Marinade die Eigelbe in einer Schüssel mit
Senf, Paprikapulver, Salz, Pfeffer sowie je ein paar Spritzern Worcestershire Sauce
und Tabasco verrühren. Olivenöl unterrühren. Zum Schluss das Fleisch hinzufügen
und mit der Marinade vermengen. Kaltstellen. Die Rote Bete waschen und in reichlich
Salzwasser ca. eine Stunde kochen. Erkalten lassen, schälen und in sehr dünne Scheiben
schneiden. Die Zuckerschoten putzen, waschen, in kochendem Wasser kurz blanchieren und sofort in eiskaltem Wasser abschrecken. Für das Dressing Estragonessig,
Gemüsefond, Senf, Salz und Pfeffer mit dem Pürierstab verquirlen. Das Olivenöl tröpfchenweise zugeben. Kurz vor dem Servieren die Zuckerschoten mit dem Dressing
mischen und mit den Roten Beten auf Tellern anrichten. Tartar in einem Setzring formen und als letztes auf das Gemüse setzen.

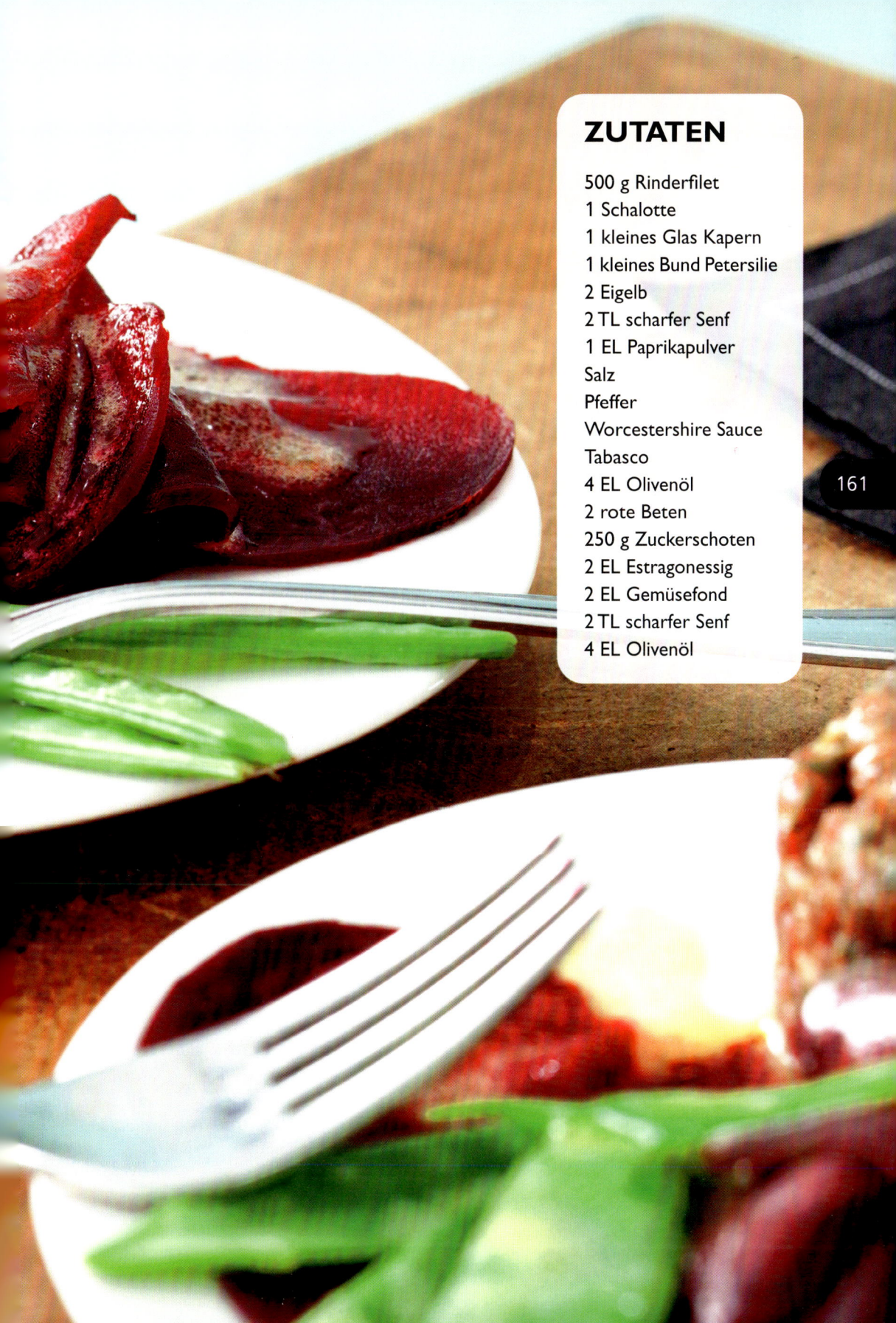

ZUTATEN

500 g Rinderfilet
1 Schalotte
1 kleines Glas Kapern
1 kleines Bund Petersilie
2 Eigelb
2 TL scharfer Senf
1 EL Paprikapulver
Salz
Pfeffer
Worcestershire Sauce
Tabasco
4 EL Olivenöl
2 rote Beten
250 g Zuckerschoten
2 EL Estragonessig
2 EL Gemüsefond
2 TL scharfer Senf
4 EL Olivenöl

161

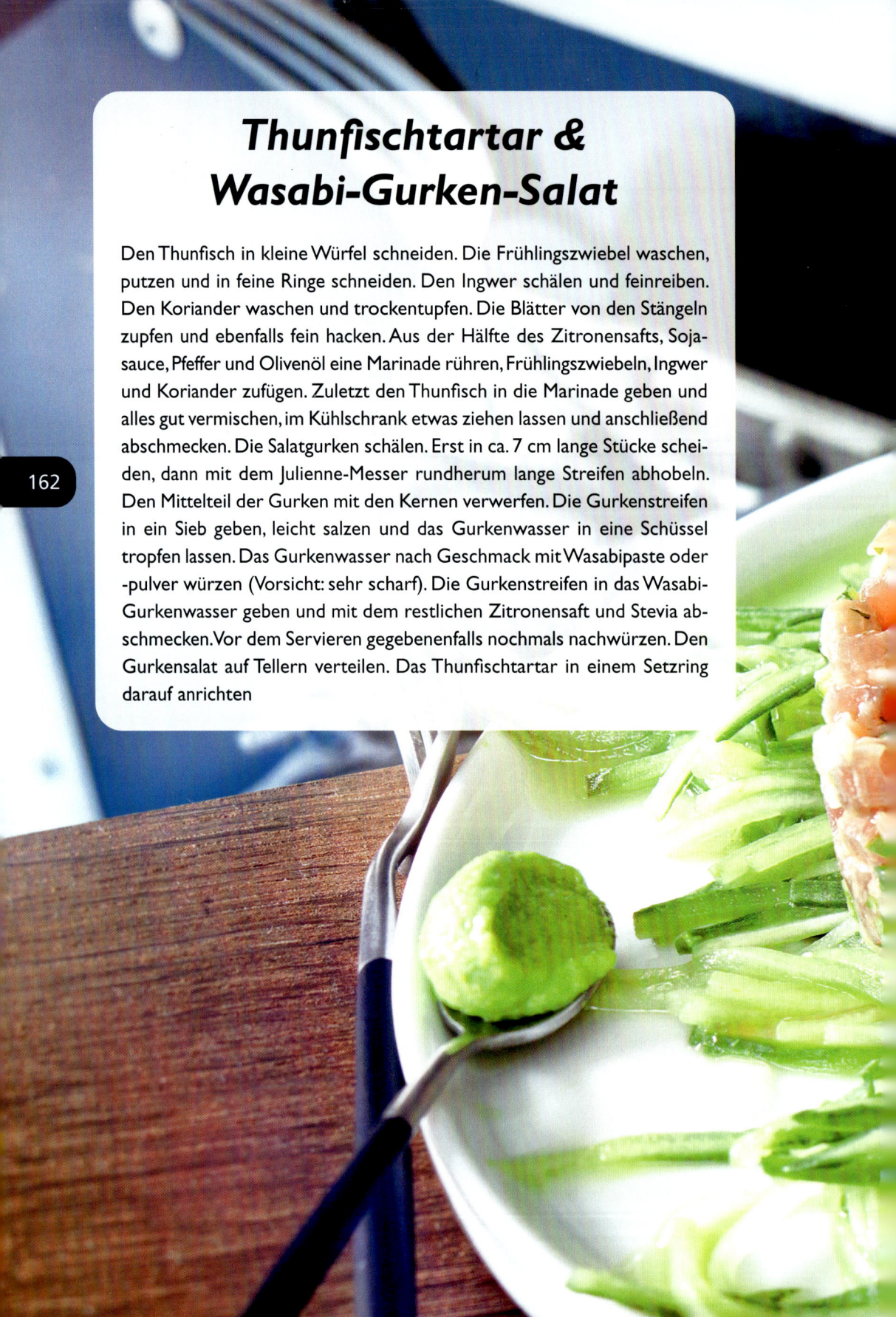

Thunfischtartar & Wasabi-Gurken-Salat

Den Thunfisch in kleine Würfel schneiden. Die Frühlingszwiebel waschen, putzen und in feine Ringe schneiden. Den Ingwer schälen und feinreiben. Den Koriander waschen und trockentupfen. Die Blätter von den Stängeln zupfen und ebenfalls fein hacken. Aus der Hälfte des Zitronensafts, Sojasauce, Pfeffer und Olivenöl eine Marinade rühren, Frühlingszwiebeln, Ingwer und Koriander zufügen. Zuletzt den Thunfisch in die Marinade geben und alles gut vermischen, im Kühlschrank etwas ziehen lassen und anschließend abschmecken. Die Salatgurken schälen. Erst in ca. 7 cm lange Stücke scheiden, dann mit dem Julienne-Messer rundherum lange Streifen abhobeln. Den Mittelteil der Gurken mit den Kernen verwerfen. Die Gurkenstreifen in ein Sieb geben, leicht salzen und das Gurkenwasser in eine Schüssel tropfen lassen. Das Gurkenwasser nach Geschmack mit Wasabipaste oder pulver würzen (Vorsicht: sehr scharf). Die Gurkenstreifen in das WasabiGurkenwasser geben und mit dem restlichen Zitronensaft und Stevia abschmecken. Vor dem Servieren gegebenenfalls nochmals nachwürzen. Den Gurkensalat auf Tellern verteilen. Das Thunfischtartar in einem Setzring darauf anrichten

ZUTATEN

400 g Thunfischfilet (Sashimiqualität)
2 Frühlingszwiebeln
5 cm frische Ingwerwurzel
4 Zweige frischer Koriander
Saft von 1 Zitrone
2 EL Sojasauce
Pfeffer

3 EL Olivenöl
2 Salatgurken
2 TL Salz
Wasabipaste oder Wasabipulver
wenige Tropfen Stevia
   (alternativ 1 EL Agavendicksaft)

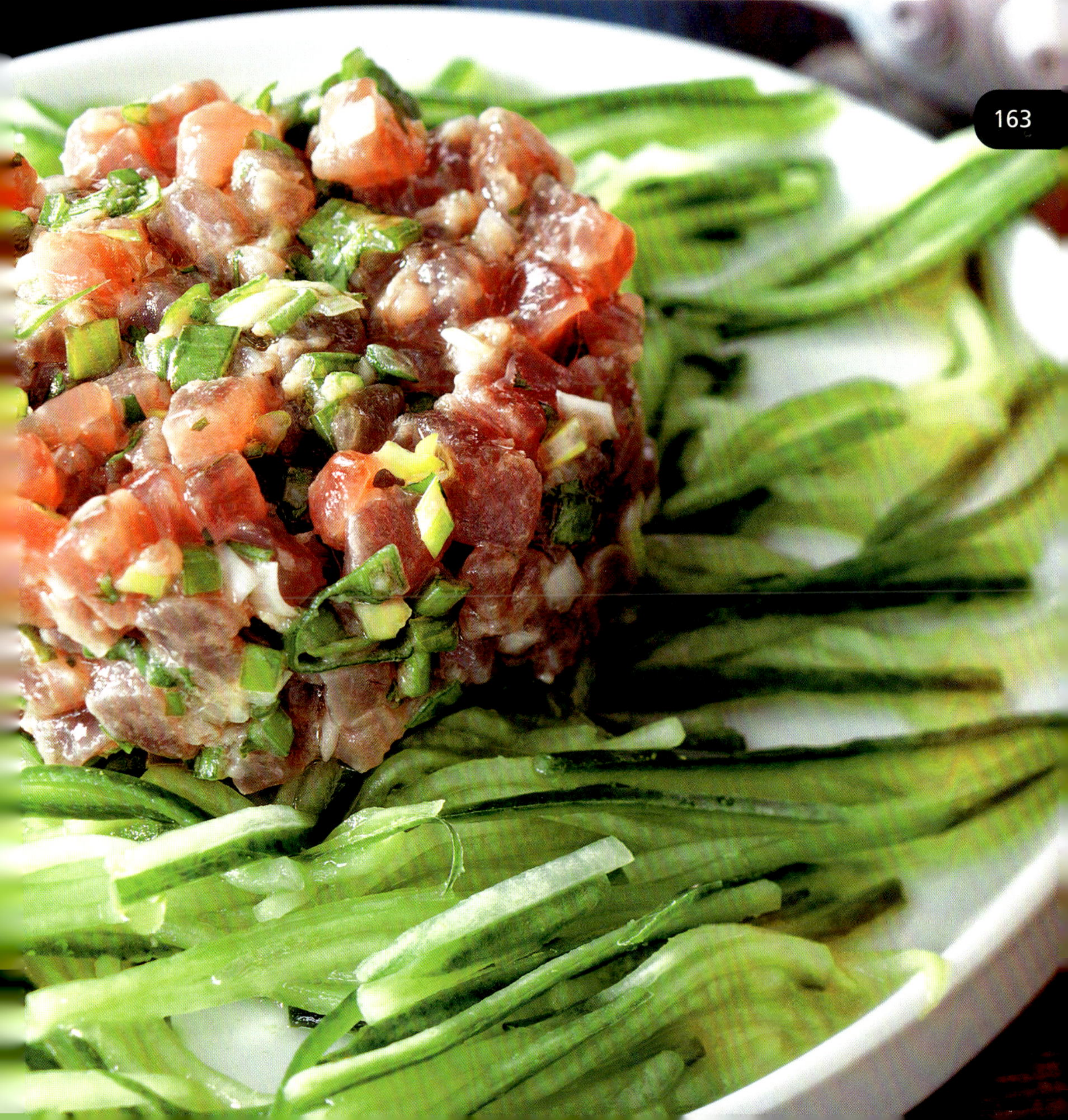

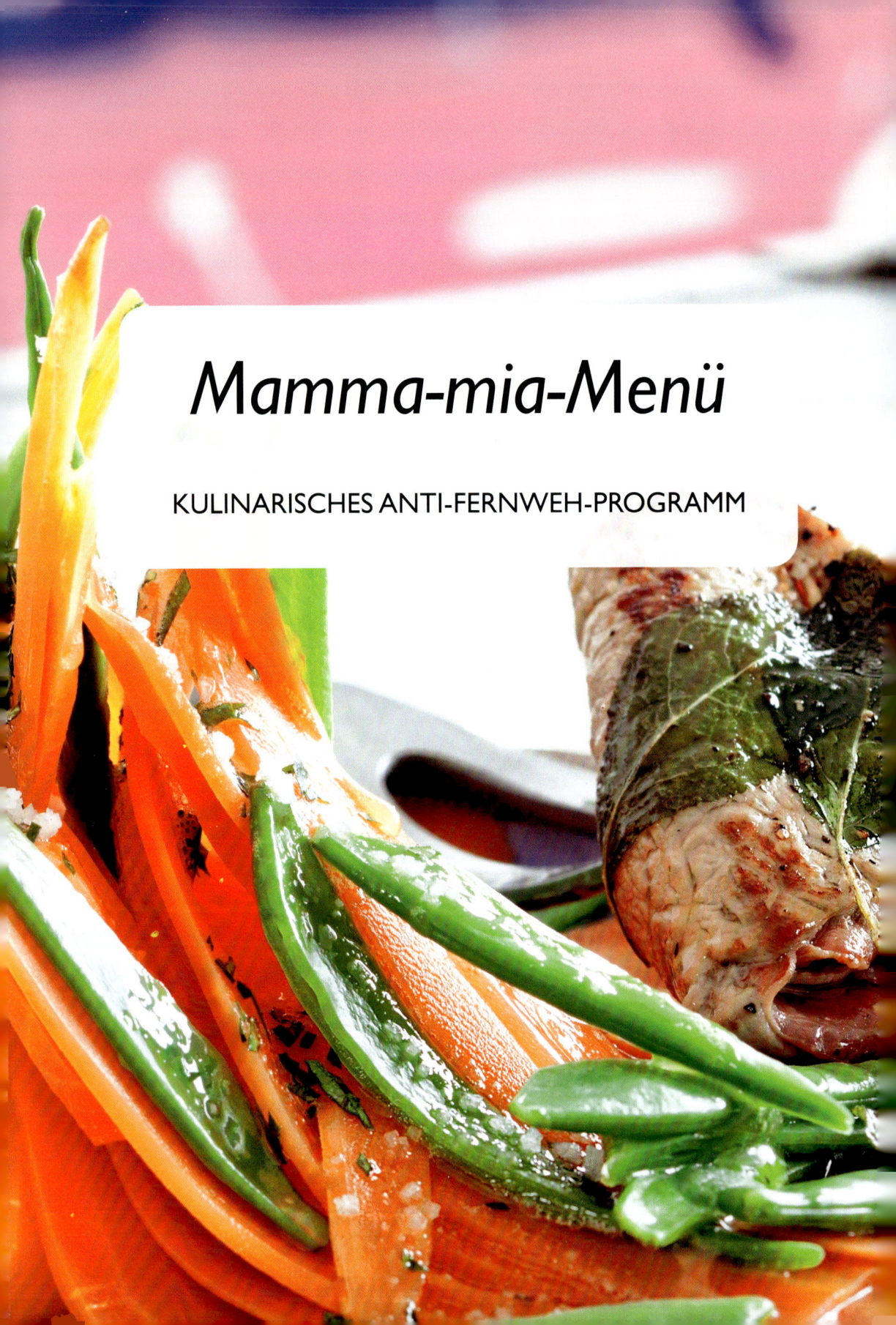

Mamma-mia-Menü

KULINARISCHES ANTI-FERNWEH-PROGRAMM

Dieses sommerliche, leichte Menü wird Sie vielleicht an Ihren letzten Italienurlaub erinnern. Ein leichtes Zucchini-Carpaccio als Vorspeise. Das Saltimbocca diesmal vom Kalbsfilet mit Parmaschinken und Salbei gewürzt mit viel knackigem Gemüse als Hauptgericht. Und zum Dessert eine leichte Mascarponecreme mit fruchtiger Beerengrütze ohne Zucker.

Zucchini sind das Sommergemüse schlechthin und finden in der italienischen Küche vielfältige Verwendung: gebraten, gekocht, gegrillt oder roh als Salat. Aus Zucchini können Sie sich mittels eines Spiralschneiders eine kalorien- und kohlenhydratarme Alternative zu herkömmlichen Spaghetti herstellen. Auch lässt sich mit Zucchini eine Lasagne ohne Pasta zubereiten. Zucchini gehören zur Familie der Kürbisgewächse und kommen als längliche oder runde Früchte vor in den Farben grün, gelb, weiß oder sind gestreift. Auch die großen gelben Blüten werden in Italien häufig gefüllt als besondere Delikatesse zubereitet.

Zucchini bestehen zu ca. 93 Prozent aus Wasser und sind kalorienarm, 100 g enthalten gerade einmal 19 kcal. Zucchini enthalten wichtige Mineralstoffe wie Kalium, Kalzium und Magnesium sowie Spurenelemente wie Eisen und Zink. Darüber hinaus enthalten sie B-Vitamine, Betacarotin, eine Vorstufe von Vitamin A und reichlich Vitamin C.

Ich verwende für ein Carpaccio gerne sehr kleine Zucchini, die einen Durchmesser von weniger als 3 bis 4 Zentimetern haben. Diese sind noch schön zart, knackig und haben kaum sichtbare Kerne. Diese Zucchini schneide ich dann mit einem scharfen Messer in hauchdünne Scheiben, einfacher geht das noch mit einem Trüffelhobel. Die Zucchinischeiben werden überlappend auf Tellern angerichtet mit altem Balsamico und einem guten Olivenöl beträufelt. Zuletzt reibe ich noch reichlich Parmesan über das Carpaccio und fertig ist eine wunderbar leichte, sommerliche Vorspeise.

Carpaccio von Baby-Zucchini

Zucchini putzen, waschen und am besten mit einem Trüffelhobel in sehr feine Scheiben schneiden. Die Scheiben ringförmig überlappend auf den Tellern anrichten. Mit Balsamico-Essig und Olivenöl beträufeln. Zum Schluss den Parmesan großzügig über das Carpaccio hobeln.

VEGETARISCH

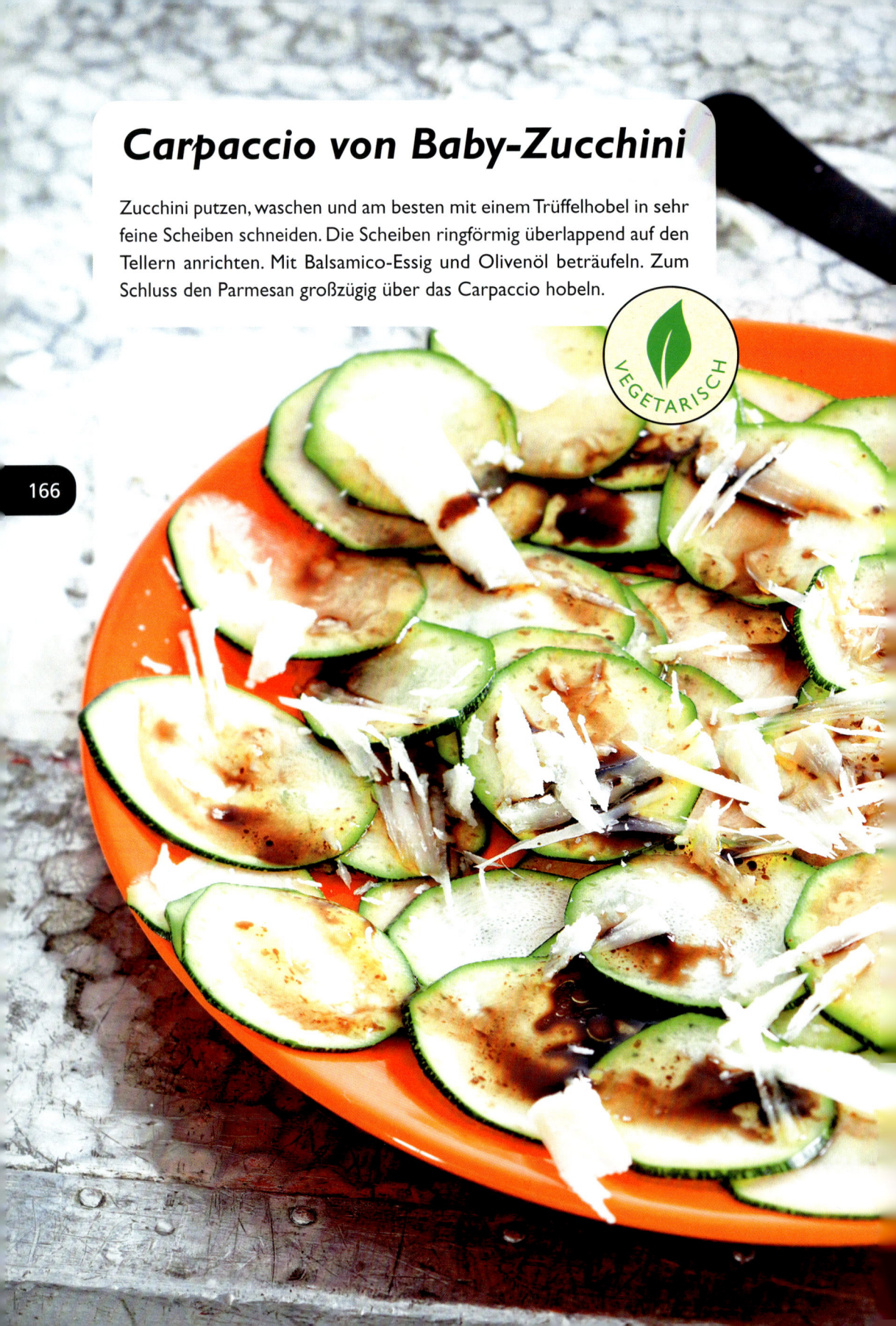

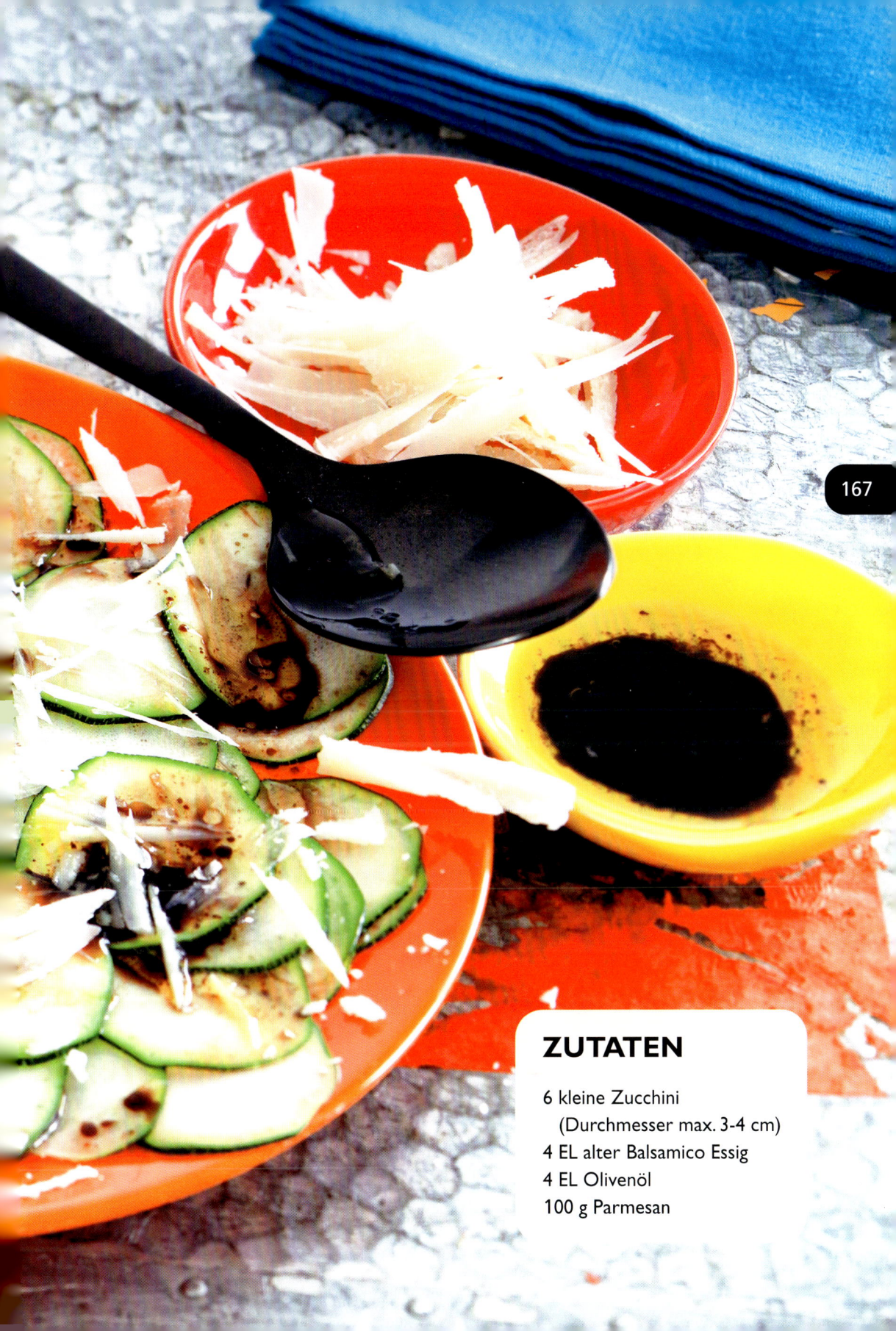

ZUTATEN

6 kleine Zucchini
   (Durchmesser max. 3-4 cm)
4 EL alter Balsamico Essig
4 EL Olivenöl
100 g Parmesan

ZUTATEN

8 Kalbsfilets (à 80-100 g)	25 g Butter
4 Scheiben Parmaschinken	500 g Möhren
16 Salbeiblätter	500 g Zuckerschoten
2 EL Rapsöl	1 Bund Petersilie
Salz	2 EL Olivenöl
Pfeffer	Fleur de Sel
¼ l trockener Weißwein	2 Zweige Thymian

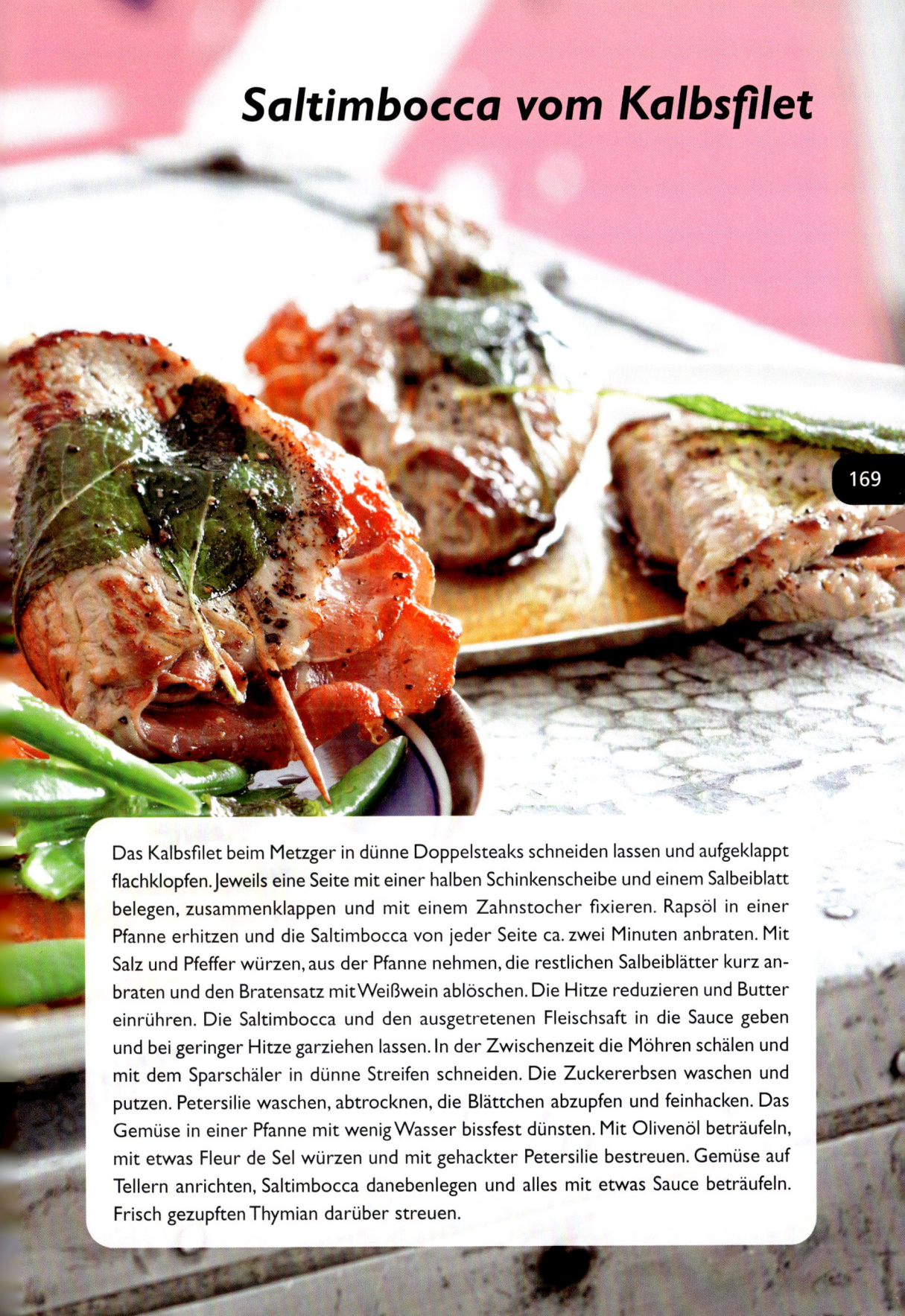

Saltimbocca vom Kalbsfilet

Das Kalbsfilet beim Metzger in dünne Doppelsteaks schneiden lassen und aufgeklappt flachklopfen. Jeweils eine Seite mit einer halben Schinkenscheibe und einem Salbeiblatt belegen, zusammenklappen und mit einem Zahnstocher fixieren. Rapsöl in einer Pfanne erhitzen und die Saltimbocca von jeder Seite ca. zwei Minuten anbraten. Mit Salz und Pfeffer würzen, aus der Pfanne nehmen, die restlichen Salbeiblätter kurz anbraten und den Bratensatz mit Weißwein ablöschen. Die Hitze reduzieren und Butter einrühren. Die Saltimbocca und den ausgetretenen Fleischsaft in die Sauce geben und bei geringer Hitze garziehen lassen. In der Zwischenzeit die Möhren schälen und mit dem Sparschäler in dünne Streifen schneiden. Die Zuckererbsen waschen und putzen. Petersilie waschen, abtrocknen, die Blättchen abzupfen und feinhacken. Das Gemüse in einer Pfanne mit wenig Wasser bissfest dünsten. Mit Olivenöl beträufeln, mit etwas Fleur de Sel würzen und mit gehackter Petersilie bestreuen. Gemüse auf Tellern anrichten, Saltimbocca danebenlegen und alles mit etwas Sauce beträufeln. Frisch gezupften Thymian darüber streuen.

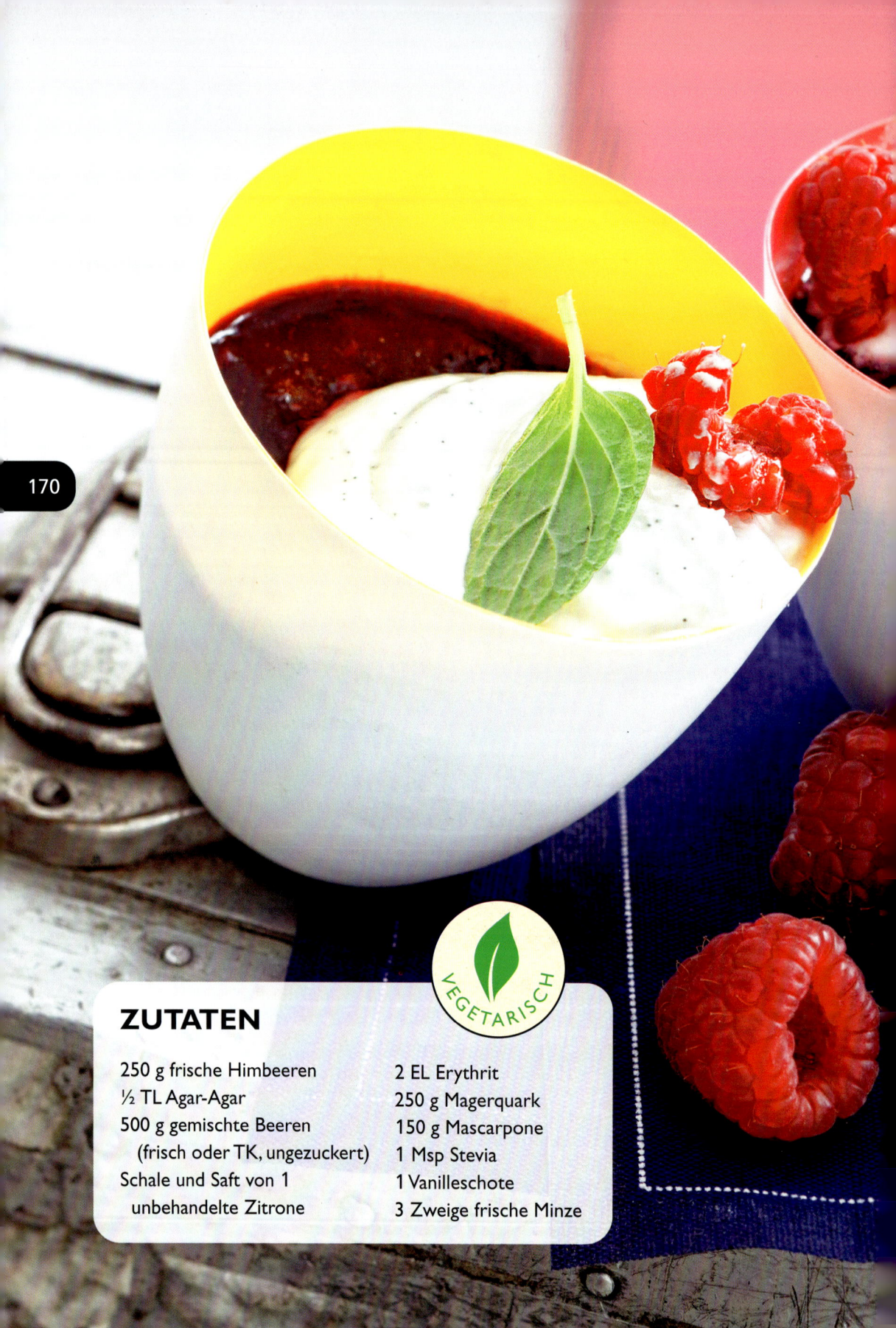

ZUTATEN

250 g frische Himbeeren

½ TL Agar-Agar

500 g gemischte Beeren
 (frisch oder TK, ungezuckert)

Schale und Saft von 1
 unbehandelte Zitrone

2 EL Erythrit

250 g Magerquark

150 g Mascarpone

1 Msp Stevia

1 Vanilleschote

3 Zweige frische Minze

VEGETARISCH

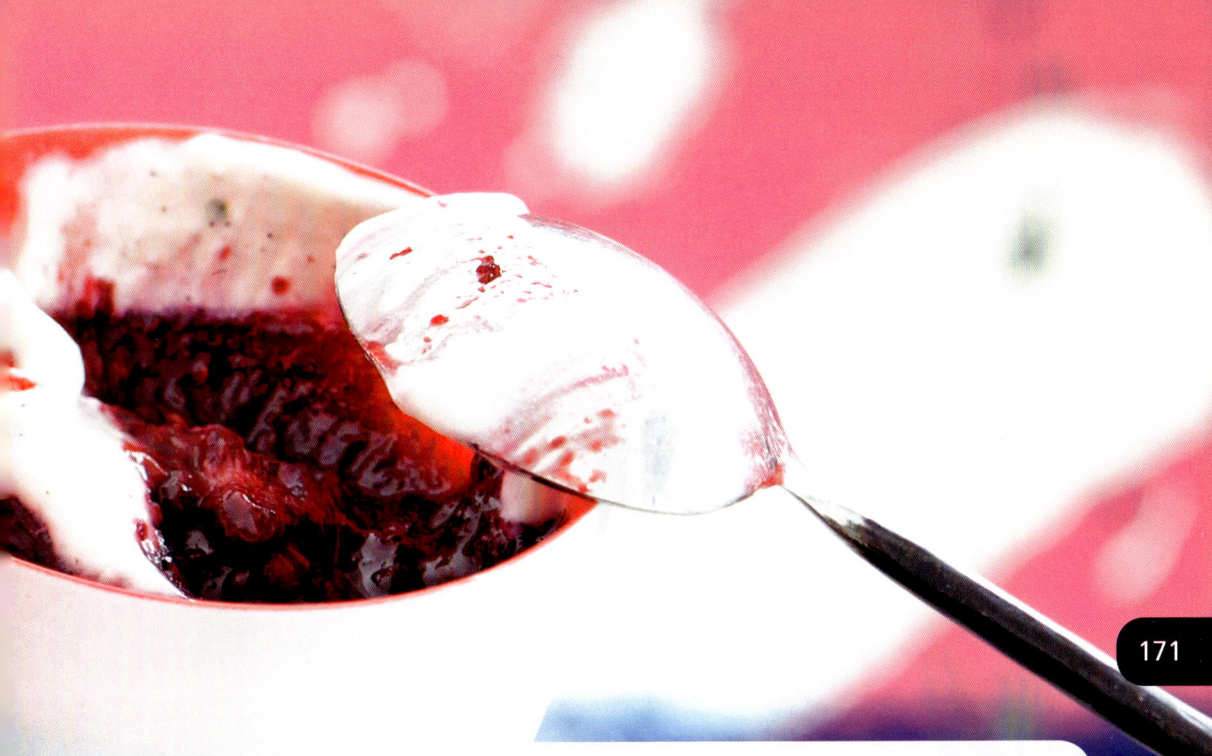

Mascarponecreme & Himbeergrütze

Die Himbeeren vorsichtig waschen, abtropfen lassen und beiseitestellen. Agar-Agar mit zwei EL lauwarmem Wasser anrühren und quellen lassen. In der Zwischenzeit frische gemischte Beeren waschen und putzen beziehungsweise TK-Früchte auftauen lassen. Die Beerenmischung in einen Topf geben und bis kurz vor dem Siedepunkt erhitzen. Das angerührte Geliermittel langsam zugeben, gut verrühren und kurz aufkochen. Die Hälfte der Zitronenschale und des Saftes sowie Erythrit hinzuzugeben und unterrühren. In Gläser füllen und kaltstellen. Quark, Mascarpone, Stevia, verbliebene Zitronenschale sowie den restlichen Zitronensaft gut vermischen. Die Vanilleschote der Länge nach aufschneiden, das Mark herauskratzen und in die Mischung geben. Alles schön cremig rühren. Die Gläser mit der Grütze aus dem Kühlschrank holen und mit der Quark-Mascarpone Creme auffüllen. Mit den frischen Himbeeren und den Minzeblättchen garnieren.

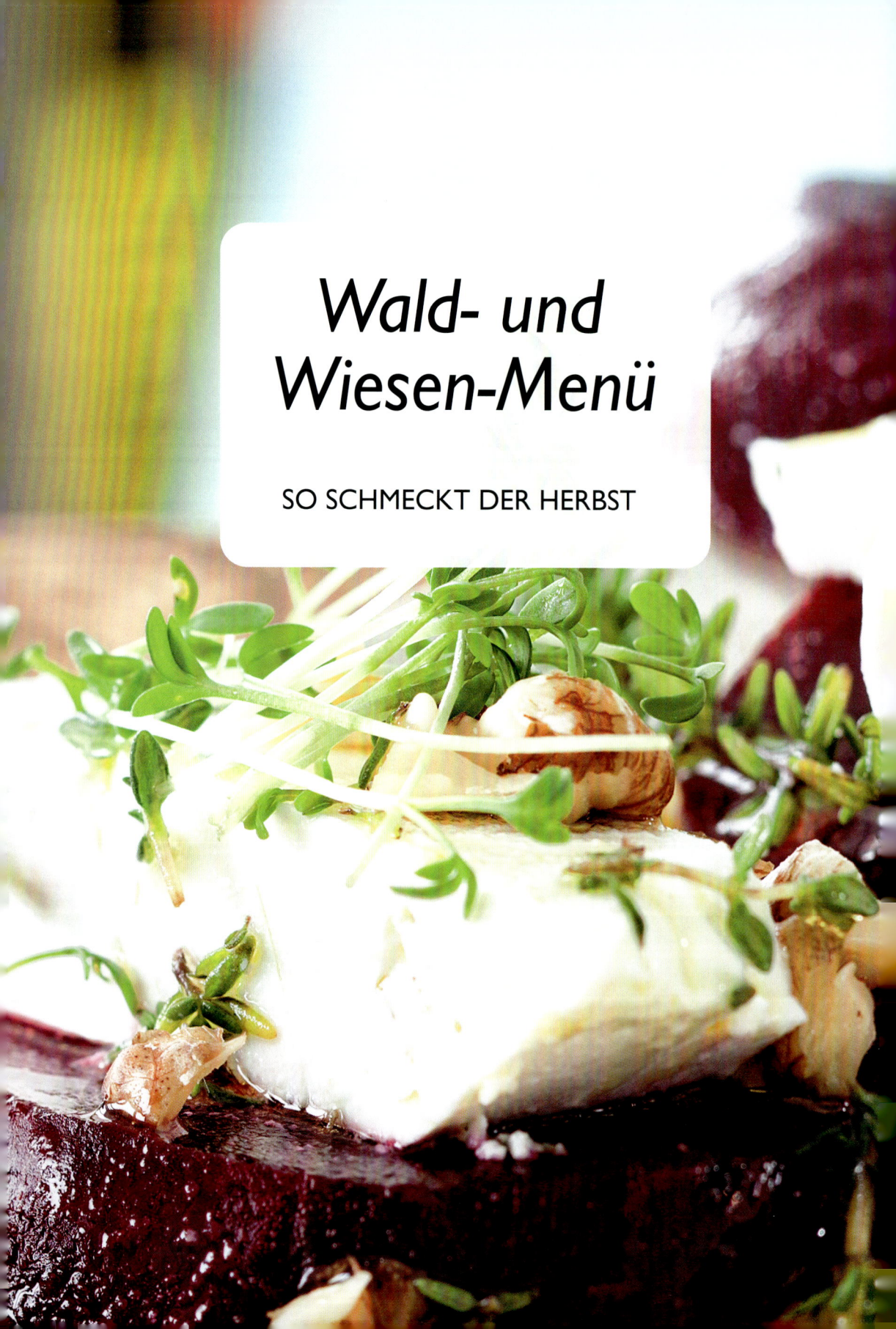

Wald- und Wiesen-Menü

SO SCHMECKT DER HERBST

Gemüsepürees sind sehr einfach hergestellt und überall dort eine prima Alternative, wo klassischerweise gerne Kartoffelbrei serviert wird. Vor allem, wenn Sie Gäste haben, die die üblichen Beilagen zum Fleisch gewohnt sind, ist püriertes Gemüse unschlagbar, weil es sowohl »Kohlenhydratevermeider« als auch »Beilagenesser« zufriedenstellt. Bei diesem Menü habe ich mich für ein Petersilienwurzelpüree zum Hauptgang entschieden. Petersilienwurzeln, die man früher oft nur in sogenannten Suppengrüngebinden bekam, sind heute meistens im guten Gemüsesortiment zu finden. Sie ähneln optisch den Pastinaken, sind aber in der Regel etwas kleiner und schlanker und haben eine geringere glykämische Last. Vom Geschmack sind sie noch ausdrucksvoller und haben ein angenehmes, nicht aufdringliches Petersilienaroma. Wenn Sie mögen, können Sie aber auch gerne ein Pastinaken-Püree kochen. Mit Kürbis oder Selleriewurzeln lassen sich ebenfalls sehr schmackhafte Resultate erzielen, wovon Sie sich auf Seite 184 und 200 überzeugen können. Eine weitere Alternative sind Kohl- oder Steckrüben. Dabei handelt es sich um ein sehr schmackhaftes Gemüse, dessen Aroma ein wenig zwischen Kartoffeln und Kohlrabi changiert.

GUT ZU WISSEN

MEIN PERSÖNLICHER TIPP

Mit mehr Gemüsebrühe wird das Petersilienwurzelpüree aus dem Hauptgang zur Püreesuppe. Toppen Sie das Süppchen mit geschäumter Milch wie einen Cappuccino und streuen Sie zum Schluss noch ein paar gebackene Petersilienwurzel-Chips (nach Art der Topinambur-Chips von Seite 117) darüber. Ach ja, Rezepte für Gemüsepürees enthalten oft viel Sahne. Dabei wäre die gar nicht unbedingt nötig. Ein bisschen gesundes Pflanzenöl sorgt genauso für eine schön cremige Konsistenz.

Obwohl ich gerne Fleisch esse, möchte ich möchte an dieser Stelle noch einmal eine Lanze für den Tofu brechen und ihnen noch eine geschmackvolle vegetarische Alternative zum Hirschkaree im Hauptgang vorstellen, die ebenfalls hervorragend zum Petersilienwurzelpüree passt: Gefüllte Paprikaschoten (siehe Seite 174).

VEGETARSICHE ALTERNATIVE

GEFÜLLTE PAPRIKASCHOTEN

ZUTATEN

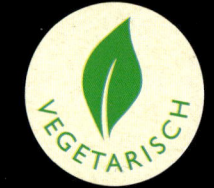

4 rote Paprikaschoten

300 g Räuchertofu

2 Knoblauchzehen

4 Schalotten

4 EL Rapsöl

¼ Glas trockenen Weißwein

2 Möhren

¼ Sellerieknolle

1 Petersilienwurzel

1 Stange Porree

Salz

Pfeffer

10 Pimentkörner

2 EL Kreuzkümmel

2 Eier

250 g frische Champignons

2 Dosen Tomaten in Stücken (á 400 g)

ZUBEREITUNG

Von den Paprikaschoten schneiden Sie die Deckel ab und lösen die Samen heraus. Ausgehöhlte Schoten ausspülen und beiseitestellen. Räuchertofu in Würfel schneiden und im Mixer zerkleinern. Knoblauch und Schalotten schälen und feinhacken. Tofu in einem EL Rapsöl scharf braun anbraten, Temperatur reduzieren, salzen, pfeffern, die Knoblauch-Schalotten-Mischung hinzufügen und glasig werden lassen. Mit einem Schuss Weißwein ablöschen und die Mischung in eine Schüssel geben. Möhren, Sellerie, Petersilienwurzel und Porree putzen, waschen, und im Mixer zerkleinern und in einem EL Rapsöl 5-8 Minuten anbraten, dabei häufig wenden. Piment und Kreuzkümmel im Mörser zerstoßen und das Gemüse damit würzen. Zu den anderen Zutaten in die Schüssel füllen, alles mischen und abschmecken. Zum Schluss die mit einer Gabel aufgeschlagenen Eier unterziehen und die Paprikaschoten mit dieser Mischung füllen. Champignons putzen und je nach Größe halbieren oder vierteln. Das restliche Öl in einem großen Topf erhitzen. Champignons darin anbraten, mit Salz und Pfeffer würzen. Die Paprikaschoten nebeneinander in den Topf stellen. Tomatenstücke dazugeben und alles bei geschlossenem Deckel auf kleiner Flamme etwa 30 Minuten gar köcheln lassen.

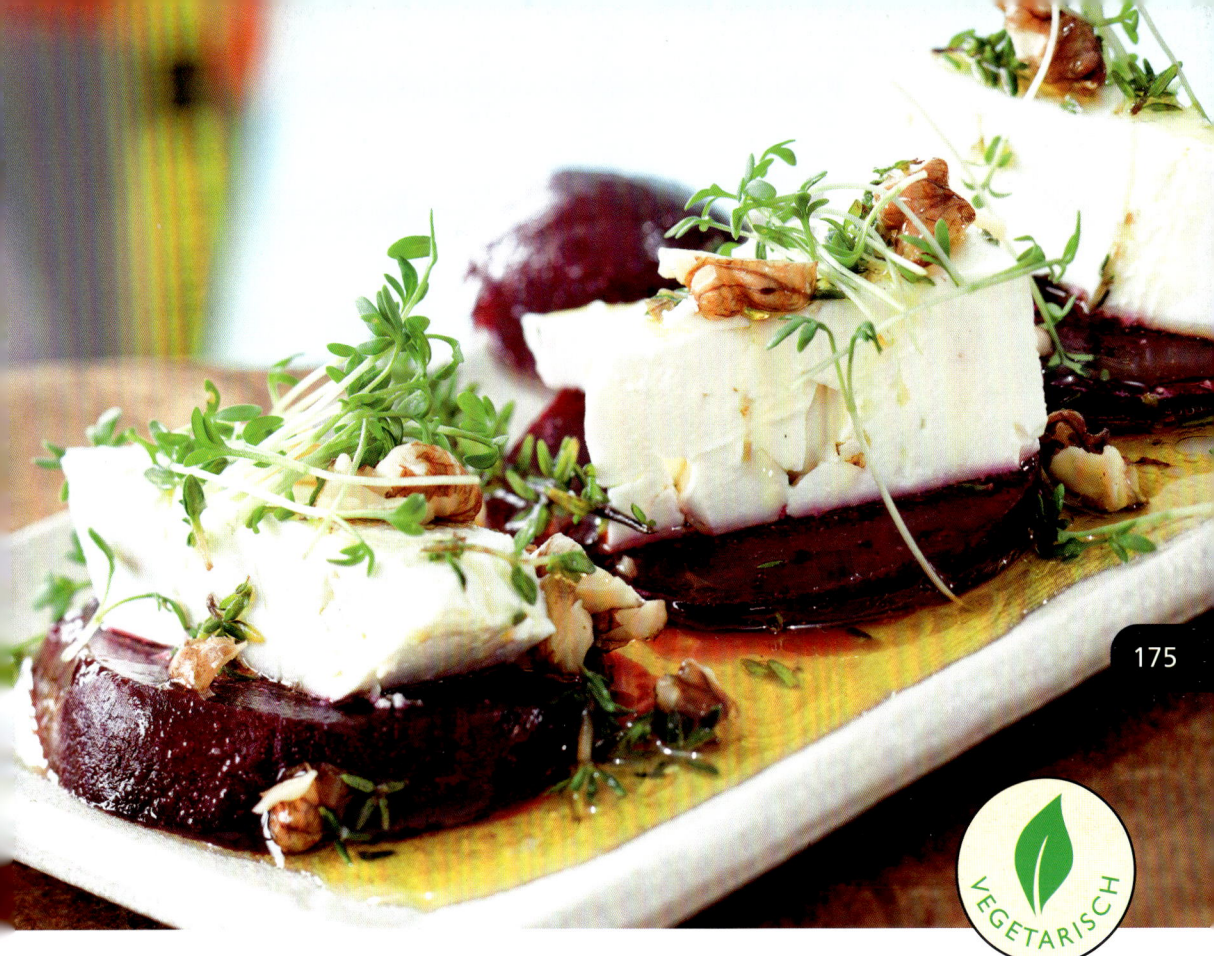

VEGETARISCH

Marinierter Schafskäse auf Roter Bete

ZUTATEN

1 Bund Thymian
200 g Feta-Käse
3 EL Olivenöl
1 kg grobes Meersalz
1 kg Rote Bete (mittelgroß)
1 TL Dijon-Senf
2 EL Estragonessig
4 EL Walnussöl
Salz
Pfeffer
6 Walnüsse
1 Beet Kresse

Am Vortag den Thymian waschen, abtrocknen und die Blättchen abzupfen. Den Feta-Käse würfeln, mit den Thymianblättern bestreuen und mit Olivenöl beträufeln. Im Kühlschrank ca. 12 Std. ziehen lassen, dabei mehrfach vorsichtig wenden. Am nächsten Tag das Meersalz auf einem Bachblech verteilen und die gesäuberten Roten Beten daraufstellen. Im vorgeheiztem Backofen bei 180°C 60-90 Minuten backen, bis die Roten Beten weich sind. Abkühlen lassen und schälen, wenn sie noch lauwarm sind. Rote Beten in Scheiben schneiden und die Schnittflächen mit Küchenpapier trocknen. Dijon-Senf, Estragonessig, Walnussöl, Pfeffer und Salz zu einem Dressing verrühren. Walnüsse ohne Fett in einer Pfanne leicht anrösten und anschließend grob hacken. Rote Bete auf Tellern verteilen und den marinierten Feta darauf anrichten. Mit Dressing beträufeln und mit Walnüssen und Kresse bestreuen.

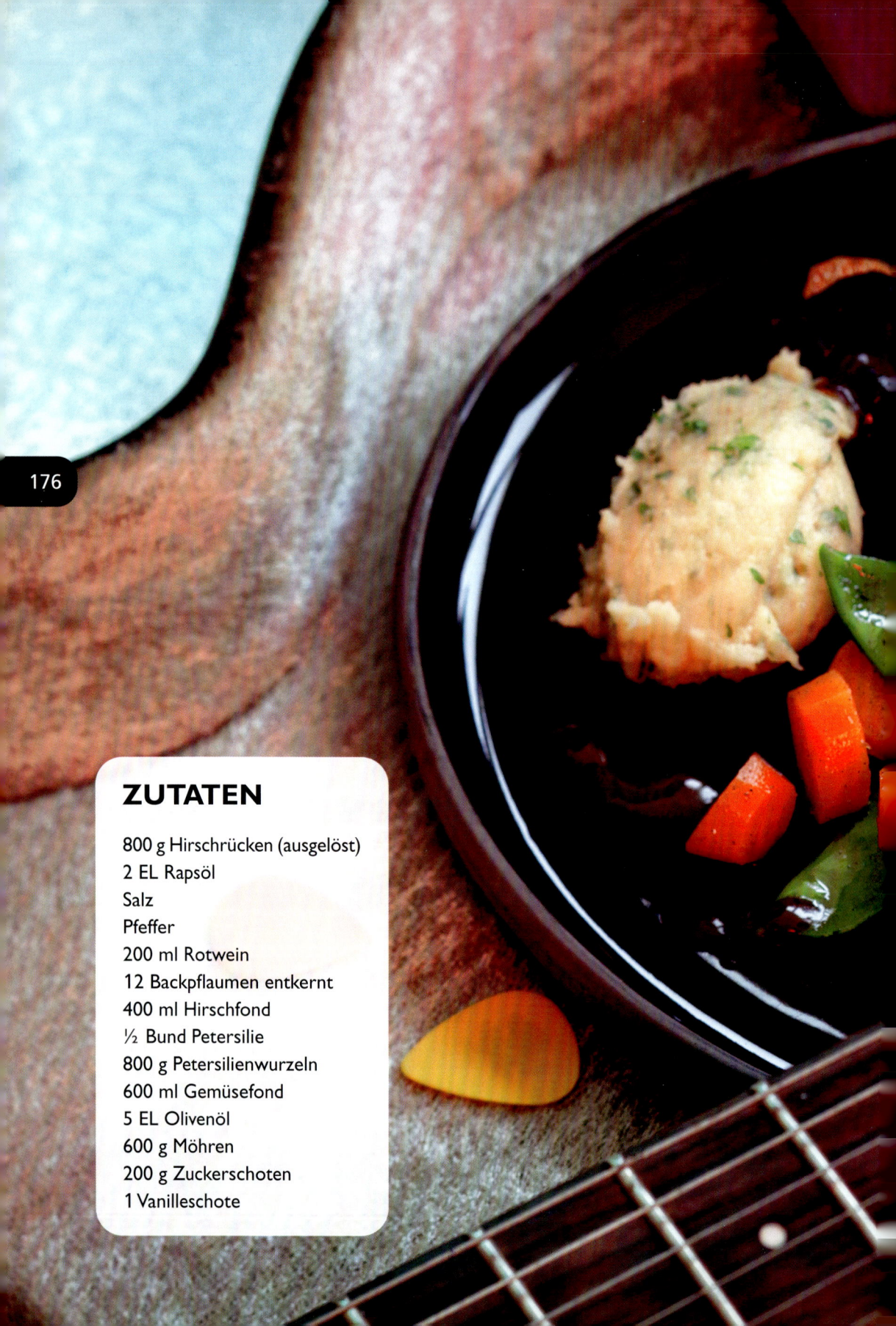

ZUTATEN

800 g Hirschrücken (ausgelöst)

2 EL Rapsöl

Salz

Pfeffer

200 ml Rotwein

12 Backpflaumen entkernt

400 ml Hirschfond

½ Bund Petersilie

800 g Petersilienwurzeln

600 ml Gemüsefond

5 EL Olivenöl

600 g Möhren

200 g Zuckerschoten

1 Vanilleschote

Hirschkarree auf Petersilienwurzelpüree & Vanille-Gemüse

Hirschrücken in Rapsöl rundherum anbraten, etwas ruhen lassen, dann im vorgeheizten Backofen bei 100°C ca. 30 Minuten garen. Aus dem Ofen nehmen, in Alufolie wickeln und 15 Minuten ruhen lassen. Erst dann salzen und pfeffern. Für die Sauce den Bratensatz mit Rotwein ablöschen und mit den Backpflaumen sowie dem Hirschfond auf etwa die Hälfte reduzieren. Acht der zwölf Backpflaumen entnehmen und die Reduktion fein pürieren, salzen und pfeffern. Wahrend das Fleisch im Ofen ist, die Petersilie waschen, abtrocknen, abzupfen und hacken. Die Petersilienwurzeln schälen, in kleine Stücke schneiden und in 400 ml Gemüsefond 15-20 Minuten garen, dann pürieren. 2-3 EL Olivenöl und die gehackte Petersilie untermischen. Möhren schälen und in Stücke schneiden. Zuckerschoten putzen und waschen. Das Mark aus der Vanilleschote kratzen und beiseitestellen. Die Möhren im restlichen Gemüsefond mit den ausgekratzten Vanilleschoten bissfest garen. Zuckerschote zugeben und etwa zwei Minuten mitgaren. Vanilleschote entfernen und das Vanillemark mit dem restlichen Olivenöl unter das Gemüse mischen. Den Hirschrücken aufschneiden und mit Gemüse, Petersilienwurzelpüree und Backpflaumen anrichten. Mit der Sauce beträufeln.

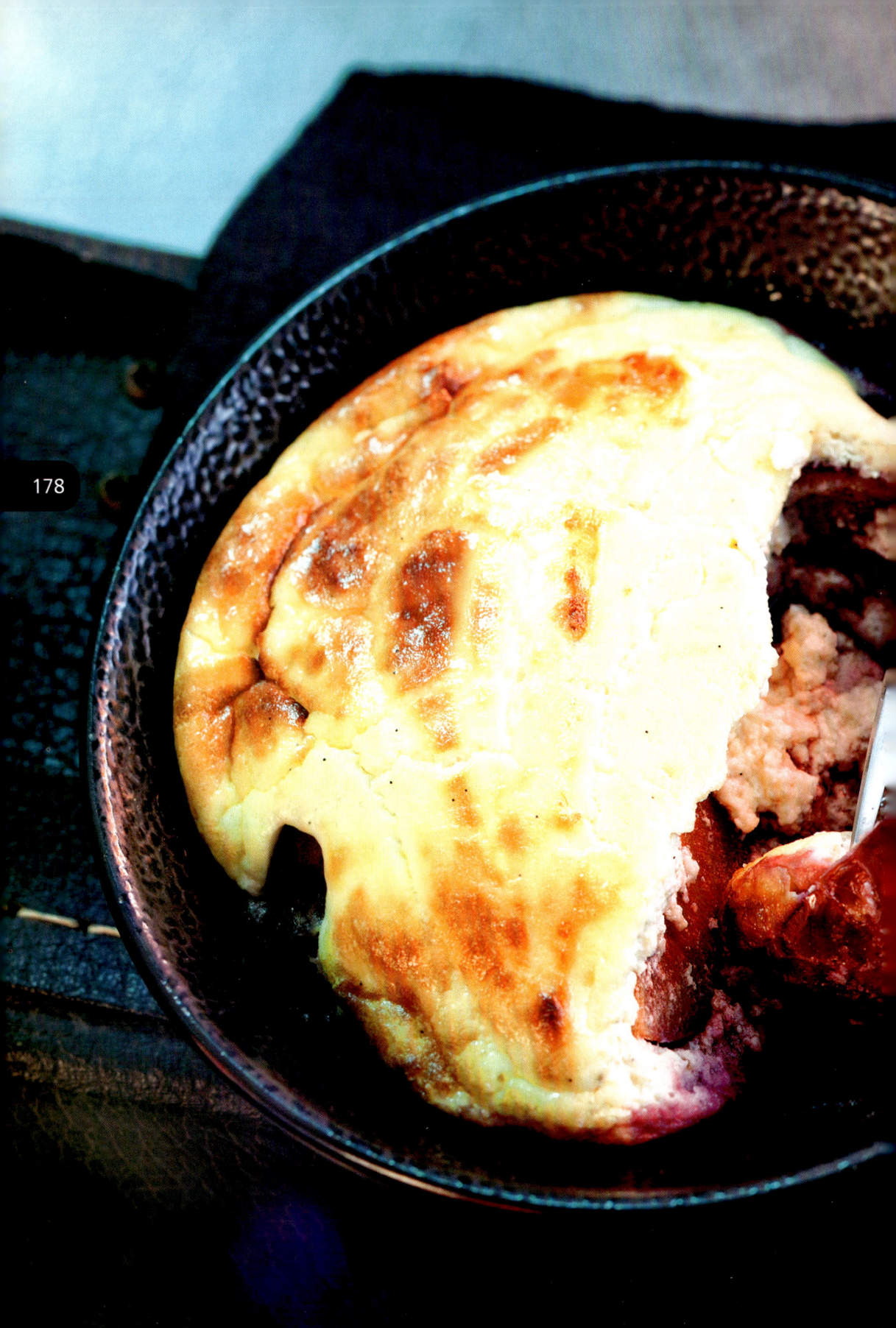

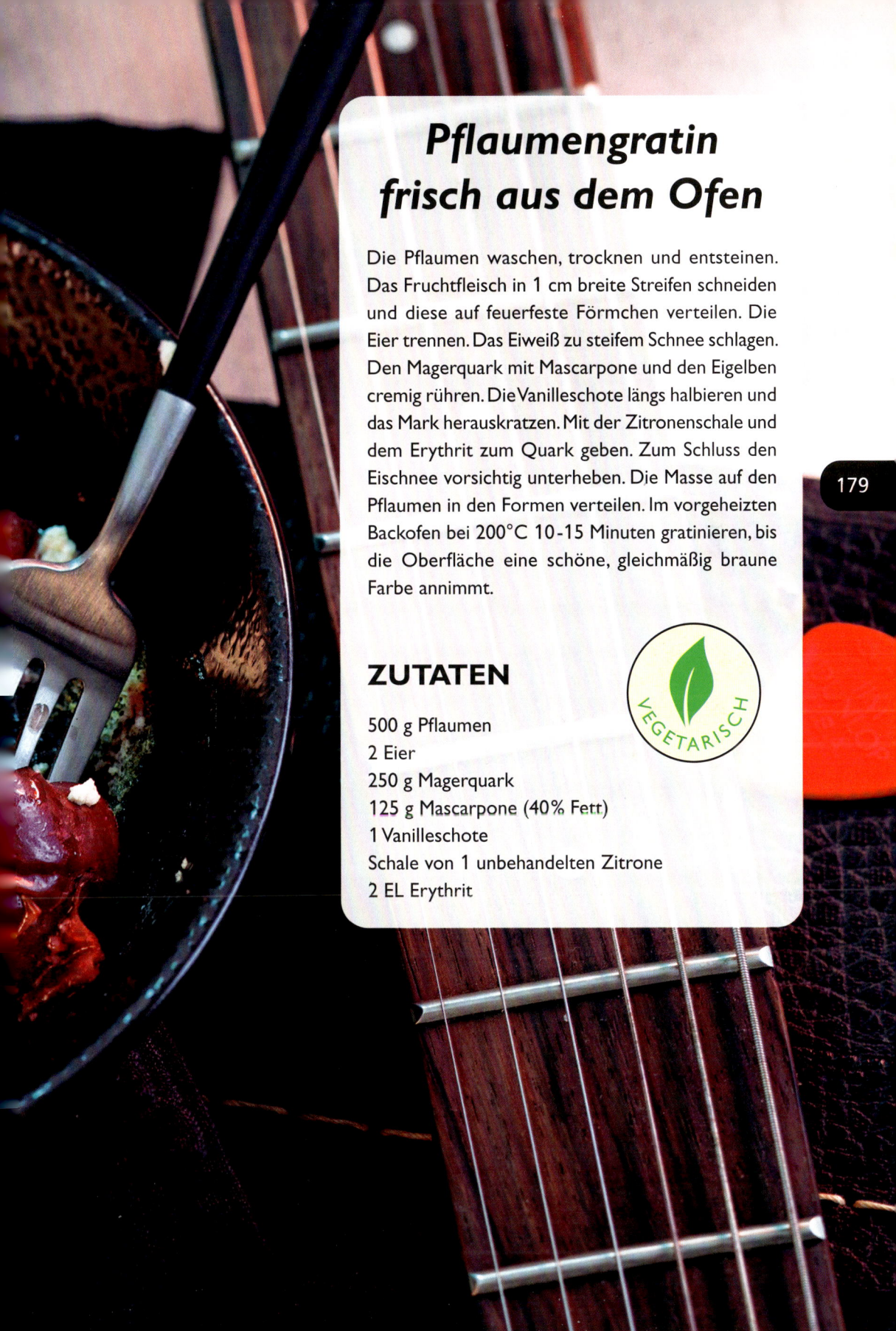

Pflaumengratin
frisch aus dem Ofen

Die Pflaumen waschen, trocknen und entsteinen. Das Fruchtfleisch in 1 cm breite Streifen schneiden und diese auf feuerfeste Förmchen verteilen. Die Eier trennen. Das Eiweiß zu steifem Schnee schlagen. Den Magerquark mit Mascarpone und den Eigelben cremig rühren. Die Vanilleschote längs halbieren und das Mark herauskratzen. Mit der Zitronenschale und dem Erythrit zum Quark geben. Zum Schluss den Eischnee vorsichtig unterheben. Die Masse auf den Pflaumen in den Formen verteilen. Im vorgeheizten Backofen bei 200°C 10-15 Minuten gratinieren, bis die Oberfläche eine schöne, gleichmäßig braune Farbe annimmt.

ZUTATEN

500 g Pflaumen
2 Eier
250 g Magerquark
125 g Mascarpone (40% Fett)
1 Vanilleschote
Schale von 1 unbehandelten Zitrone
2 EL Erythrit

VEGETARISCH

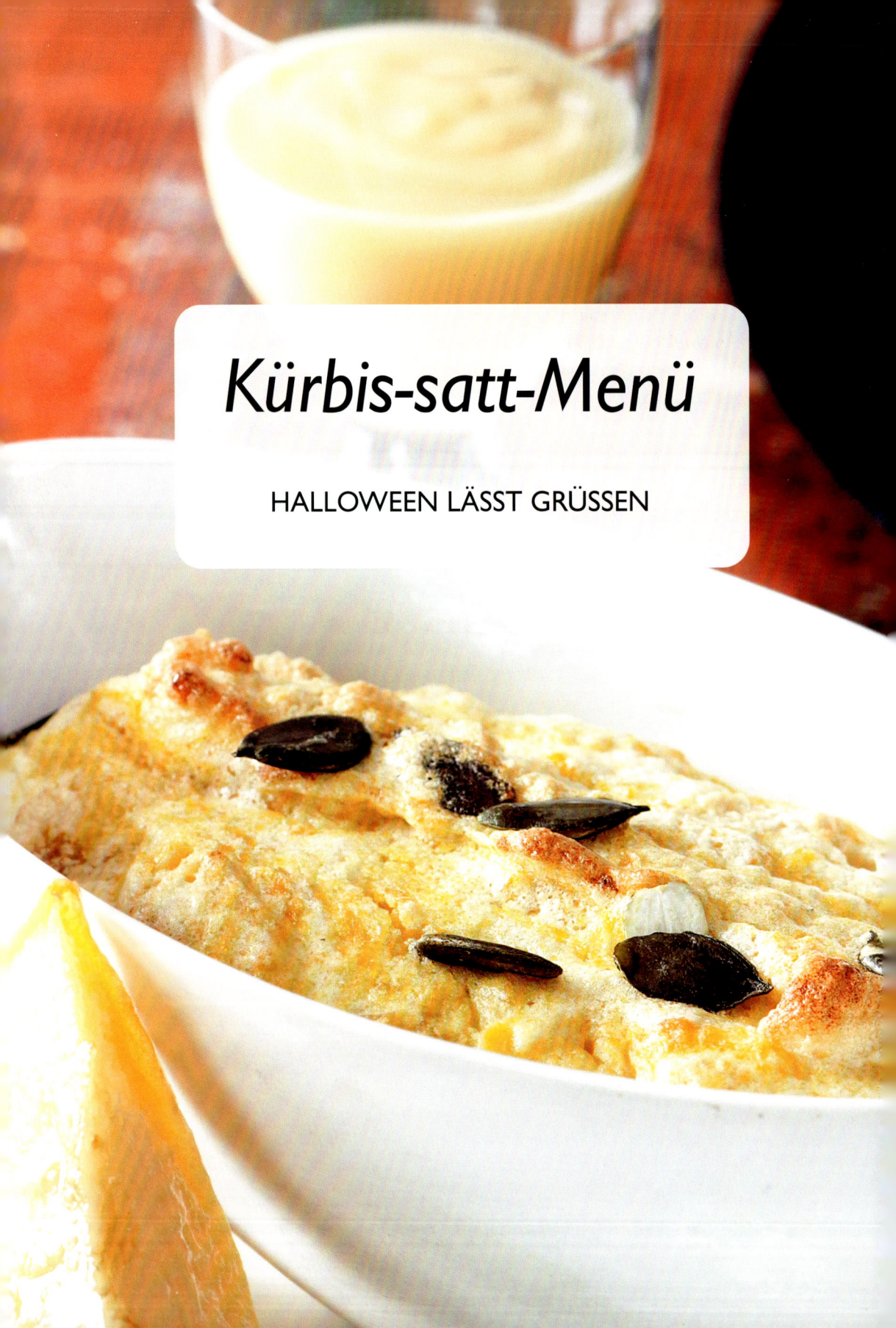

Kürbis-satt-Menü

HALLOWEEN LÄSST GRÜSSEN

Noch vor wenigen Jahren führte der Kürbis in unseren Küchen ein echtes Schatten-dasein. Wenn überhaupt bekam man nur die riesigen, unhandlichen gelben Gartenkür-bisse, deren fades Fleisch allenfalls süßsauer eingelegt schmeckt und die ansonsten nur zum Schnitzen taugen. Zum Glück hat inzwischen der schmackhafte kleine Hokkaido-Kürbis seinen Siegeszug angetreten und in seinem Gefolge eroberten auch andere Kürbis-Leckerbissen wie Butternut oder Sweet Dumpling unsere Küchen. Für Suppen bleibt jedoch der Hokkaido erste Wahl, auch weil man die Schale – so hart sie im rohen Zustand erscheinen mag – mitkochen kann. Hokkaido-Kürbis ist von Haus aus sehr aromatisch. Er schmeckt noch besser, wenn Sie ihn mit anderen Aromen mixen, etwa mit Äpfeln, Orangensaft oder Kokosmilch. Ich habe mich bei diesem Menü für Möhren, Tomaten und Birne entschieden.

Als Einlage gibt es die aromatischen Büsumer Nordseekrabben, die kleiner, fester und schmackhafter sind als Eismeer-Shrimps. Wunderbar zur Kürbissuppe machen sich auch immer geröstete Kürbiskerne und etwas Kürbiskern-Öl, obwohl beide nicht vom japanischen Hokkaido, sondern dem steirischen Ölkürbis stammen. Das grüne Kürbiskern-Öl hat einen einzigartig intensiven, rauchig-nussigen Geschmack. Deswegen

GUT ZU WISSEN

RUND UND GESUND

Kürbiskerne enthalten viel Selen, Mangan, Kupfer, Zink und Vitamin E sowie sel-tene Aminosäuren und Phytosterine. Diese sekundären Pflanzenstoffe können helfen, den Cholesterinspiegel zu senken. Im Kürbisfleisch finden sich reichlich B-Vitamine, viel Vitamin C, Kalium, Magnesium, Kalzium, Eisen und natürlich die orange färbenden Carotinoide. Kürbiskerne helfen auch gegen Blasenleiden und bei Prostatabeschwerden. Doch um hier Effekte zu erzielen, braucht es schon hochdosierte Extrakte und nicht nur ein paar Kerne, die man über den Salat oder in die Suppe streut.

hat es genauso wie Olivenöl einen festen Platz in meiner Küche – auch wenn es mit einem Gehalt von 50 Prozent Linol- und nur 2 Prozent Linolensäure eigentlich hinter meinen Ansprüchen für ein topgesundes Öl zurückbleibt.

Wenn ich schon beim Thema Suppe bin: Man hat in Untersuchungen herausgefunden, dass dicke Püreesuppen besonders gut sättigen. Man isst davon außerdem automatisch kleinere Portionen, ohne das Gefühl zu haben, auf etwas verzichtet zu haben. Bei den besagten Tests servierte man einer Gruppe von Probanden ein Mittagessen aus Fleisch, Gemüse und Kartoffeln mit einem Glas Wasser. Eine zweite Gruppe bekam genau die gleichen Zutaten, diese wurden zuvor aber im Mixer zu Suppe püriert. Die Überra-schung: Die Suppenesser blieben viel länger satt und aßen bei der nächsten Mahlzeit weniger – obwohl beide Gruppen exakt das Gleiche zu sich nahmen, auch was die Flüssigkeitsmenge betraf. Die Flüssigkeit war bei der Suppe besser mit den anderen Zutaten vermischt, weswegen sie länger im Magen blieb und für das lang anhaltende Sättigungsgefühl sorgte. Grünes Licht also für Suppen.

Zurück zum Kürbis: Als Beilage zu gebratenem Fleisch verwende ich, wie beim Hauptgang in diesem Menü, gerne den milden, leicht süßlichen Butternut-Kürbis, aus dem sich, wie der Name schon nahelegt, ganz ohne Verwendung von tierischem Fett wunderbare, buttrige Pürees kochen lassen. Hier bildet das Kürbispüree einen schönen Kontrast zum intensiven Geschmack von Lamm, Rosenkohl und Wirsing. Wichtig: Im Gegensatz zum Hokkaido kann man die Schale beim Butternut-Kürbis nicht mitessen. Sie ist sogar so hart, dass man den Kürbis nicht vorher schälen muss, sondern das weiche Kürbisfleisch nach dem Backen ganz einfach aus den Schalen herauslöffelt. In diesem Menü darf das Multitalent, das botanisch gesehen wie übrigens auch Tomaten, Paprika, Auberginen, Gurken, Avocados, Bananen und Zitrusfrüchte zu den Beeren zählt, sogar für den Nachtisch ran. Kürbis zum Dessert? Das mag Sie vielleicht etwas irritieren. Doch ich verspreche Ihnen, dass die Riesenbeere auch hier vorzüglich schmeckt. Sie lohnt sogar den zugegeben nicht geringen Aufwand, den die hier vorgestellte Süßspeise fordert: Es handelt sich um ein Soufflé aus karamellisierten, in Weißwein gedünsteten und anschließend pürierten Apfel- und Kürbisstücken. Dazu gibt es Quitten, die ebenfalls in gewürztem Wein gedünstet werden. Wie Kürbis sind auch diese Früchte ein lange Zeit in Vergessenheit geratener Gartengenuss. Sie erleben im Moment gerade eine Renaissance.

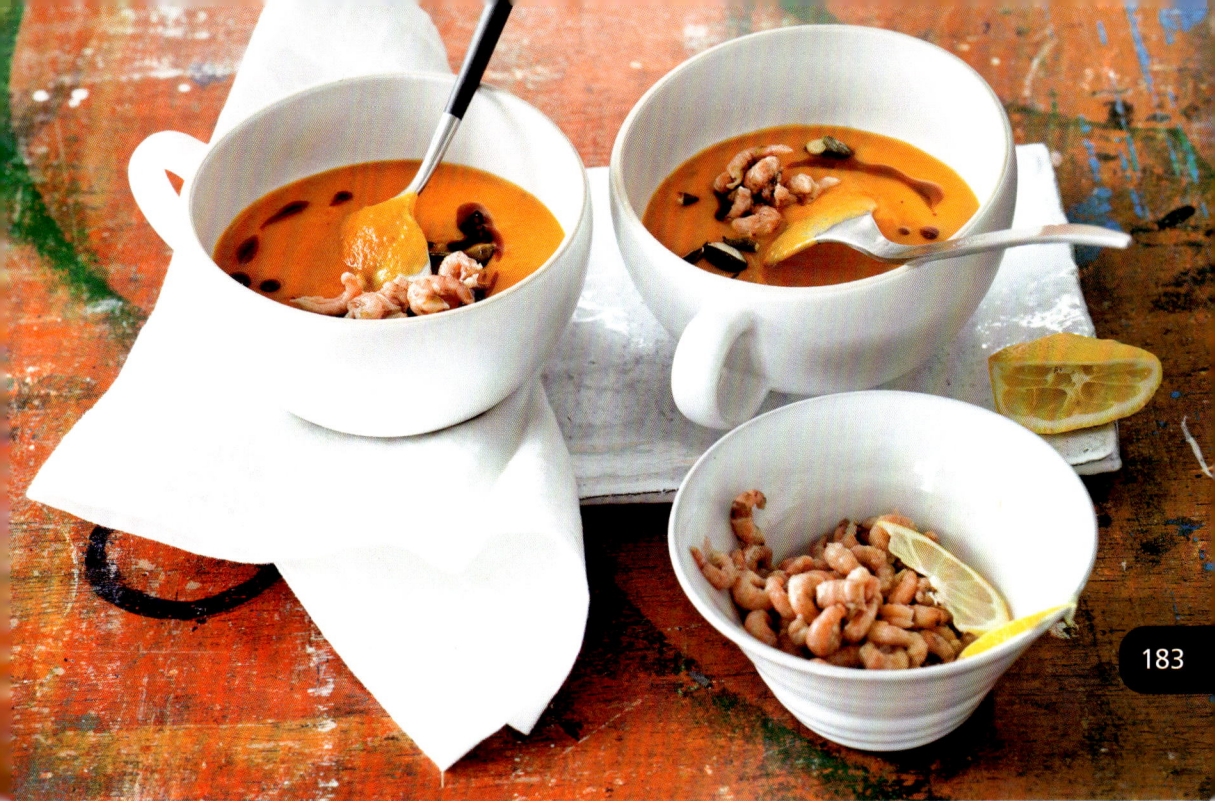

Kürbissuppe mit Krabben

ZUTATEN

1 Hokkaido-Kürbis
   (ca. 1 kg)
200 g Möhren
1 Zwiebel
1 Birne
200 g Tomaten
5 cm frische Ingwerwurzel
1 kleine, rote Chilischote
3 EL Rapsöl
1 l Gemüsefond
60 ml Kürbiskern-Öl
30 g Kürbiskerne
100 g Büsumer Krabben-
   fleisch
Saft von 1 Zitrone

Den Kürbis waschen, halbieren, entkernen und mit Schale in Würfel schneiden. Möhren und Zwiebeln schälen und würfeln. Die Birne schälen, vierteln und das Kerngehäuse entfernen. Tomaten vierteln, dabei den Strunk herausschneiden. Ingwer schälen und feinreiben. Chilischote waschen, entkernen und feinhacken. Das Rapsöl in einem großen Topf erhitzen, Ingwer und Chili darin anschwitzen. Nach und nach den Kürbis und das restliche Gemüse sowie die Birne hinzufügen und unter Rühren alles anschwitzen. Mit der Hälfte des Gemüsefonds ablöschen und auf kleiner Hitze etwa 20 Minuten kochen lassen. Mit dem Mixstab pürieren. 50 ml Kürbiskern-Öl sowie weiterer Gemüsefond zufügen, bis die gewünschte Konsistenz der Suppe erreicht ist. Das Krabbenfleisch nach Geschmack mit Zitronensaft marinieren. Die Kürbiskerne in einer beschichteten Pfanne ohne Fett anrösten. Krabbenfleisch und Kürbiskerne auf die Suppe streuen und mit restlichem Kürbiskern-Öl beträufeln. Wenn Sie die Krabben weglassen und die Suppe mit etwas mehr gerösteten Kürbiskernen bestreuen, haben Sie ein schmackhaftes vegetarisches Gericht.

Lammkarree auf zweierlei Rosenkohl, Wirsing & Kürbispüree

Kürbiswaschen, halbieren und die Kerne entfernen. Im vorgeheizten Backofen bei 180°C auf einem Backblech mit etwas Flüssigkeit ca. 20 Minuten garen. Das weiche Kürbisfleisch aus der Schale löffeln und in einem Topf mit etwas Gemüsefond und zwei EL Olivenöl zu einem Püree rühren.

Rosenkohl waschen und putzen. Einen Teil der Blätter abtrennen und in Rapsöl knusprig braten. Auf Küchenpapier abtropfen lassen und mit Salz und wenig Chilipulver würzen. Den restlichen Rosenkohl in kochendem Salzwasser ca. 5 Minuten garen. In einem Sieb abtropfen lassen, mit Salz, Pfeffer und Muskatnuss würzen.

Für das Wirsinggemüse zuerst die harten, dunkelgrünen Blätter großzügig abblättern und verwerfen. Von den hellen inneren Wirsingblättern den mittleren, dicken Strunk herausschneiden. Die Blätter in dünne Streifen schneiden. Frühlingszwiebeln waschen, putzen und in feine Ringe schneiden. In einem großen Topf zwei EL Rapsöl erhitzen. Die Zwiebeln darin hellgelb anschwitzen. Wirsing dazugeben und unter häufigem Umrühren ca. 15 Minuten schmoren; salzen und pfeffern.

Für die Sauce Schalotten und Knoblauch schälen und hacken. Möhre schälen und würfeln. zwei EL Olivenöl erhitzen und das kleingeschnittene Gemüse darin anschwitzen. Mit Lammfond und Rotwein ablöschen, 2 Rosmarinzweige hinzufügen und auf etwa 100 ml einkochen. Durch ein Sieb passieren, salzen, pfeffern und nach Geschmack mit etwas Agavendicksaft abschmecken.

Lammkarree mit Küchenpapier trockentupfen, und mit einem Messer die dünne Fettschicht leicht einritzen. Zwei EL Rapsöl in einer Pfanne erhitzen, den restlichen Rosmarin dazugeben. Das Fleisch von allen Seiten anbraten, dann mit dem Rosmarin auf ein Backblech legen, salzen, pfeffern. Im vorgeheizten Backofen bei 200°C etwa zwölf Minuten garen. Aus dem Backofen nehmen, in Alufolie wickeln und vier Minuten ruhen lassen. Pinienkerne in einer beschichteten Pfanne ohne Fett goldgelb rösten. Die knusprig gebratenen Rosenkohlblättchen unter den Rosenkohl mischen. Rosenkohl und Wirsing auf den Tellern verteilen. Mit Pinienkernen bestreuen. Kürbispüree und Lamm auf das Gemüse setzen. Sauce mit dem Pürierstab aufschlagen und über das Fleisch träufeln.

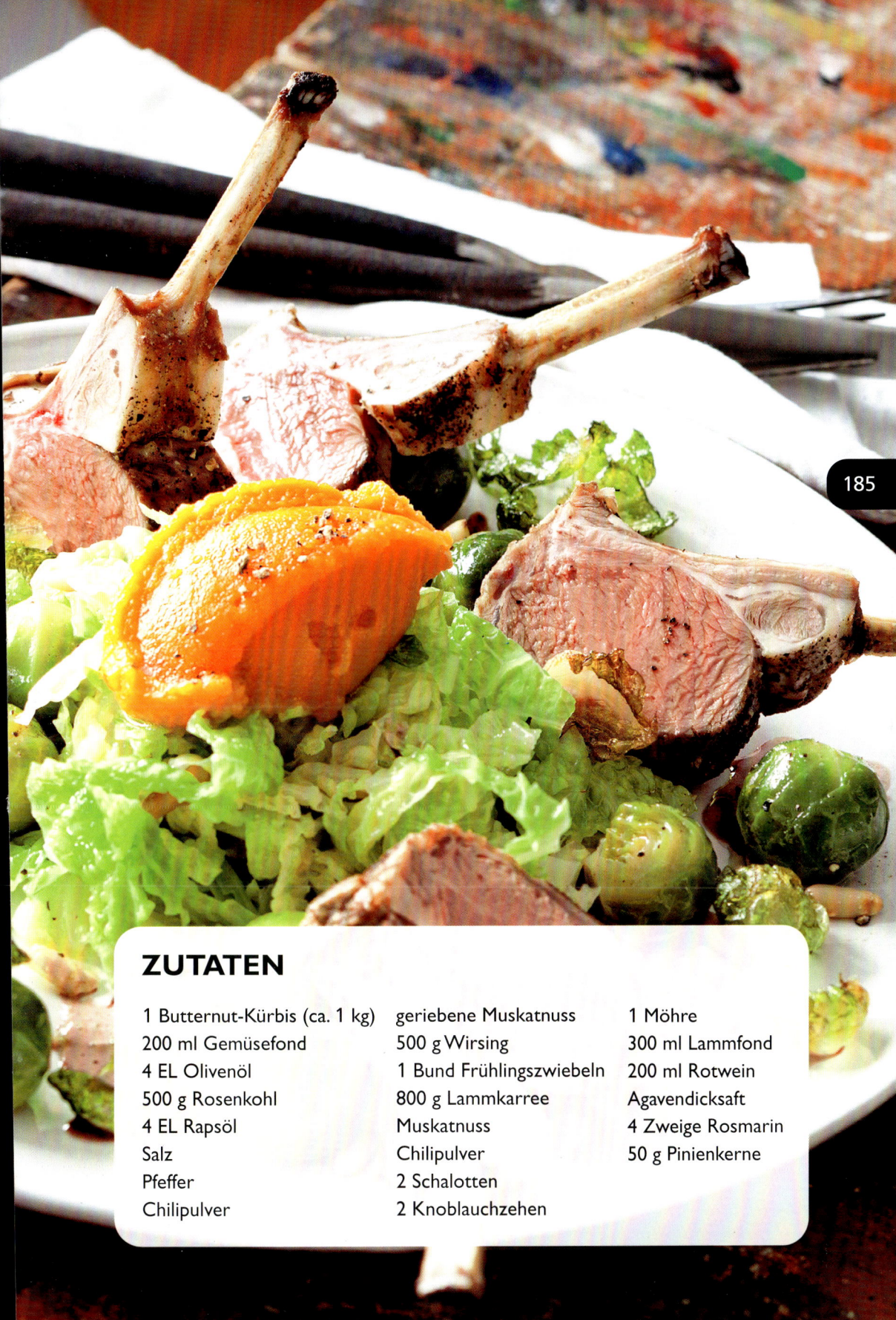

ZUTATEN

1 Butternut-Kürbis (ca. 1 kg)	geriebene Muskatnuss	1 Möhre
200 ml Gemüsefond	500 g Wirsing	300 ml Lammfond
4 EL Olivenöl	1 Bund Frühlingszwiebeln	200 ml Rotwein
500 g Rosenkohl	800 g Lammkarree	Agavendicksaft
4 EL Rapsöl	Muskatnuss	4 Zweige Rosmarin
Salz	Chilipulver	50 g Pinienkerne
Pfeffer	2 Schalotten	
Chilipulver	2 Knoblauchzehen	

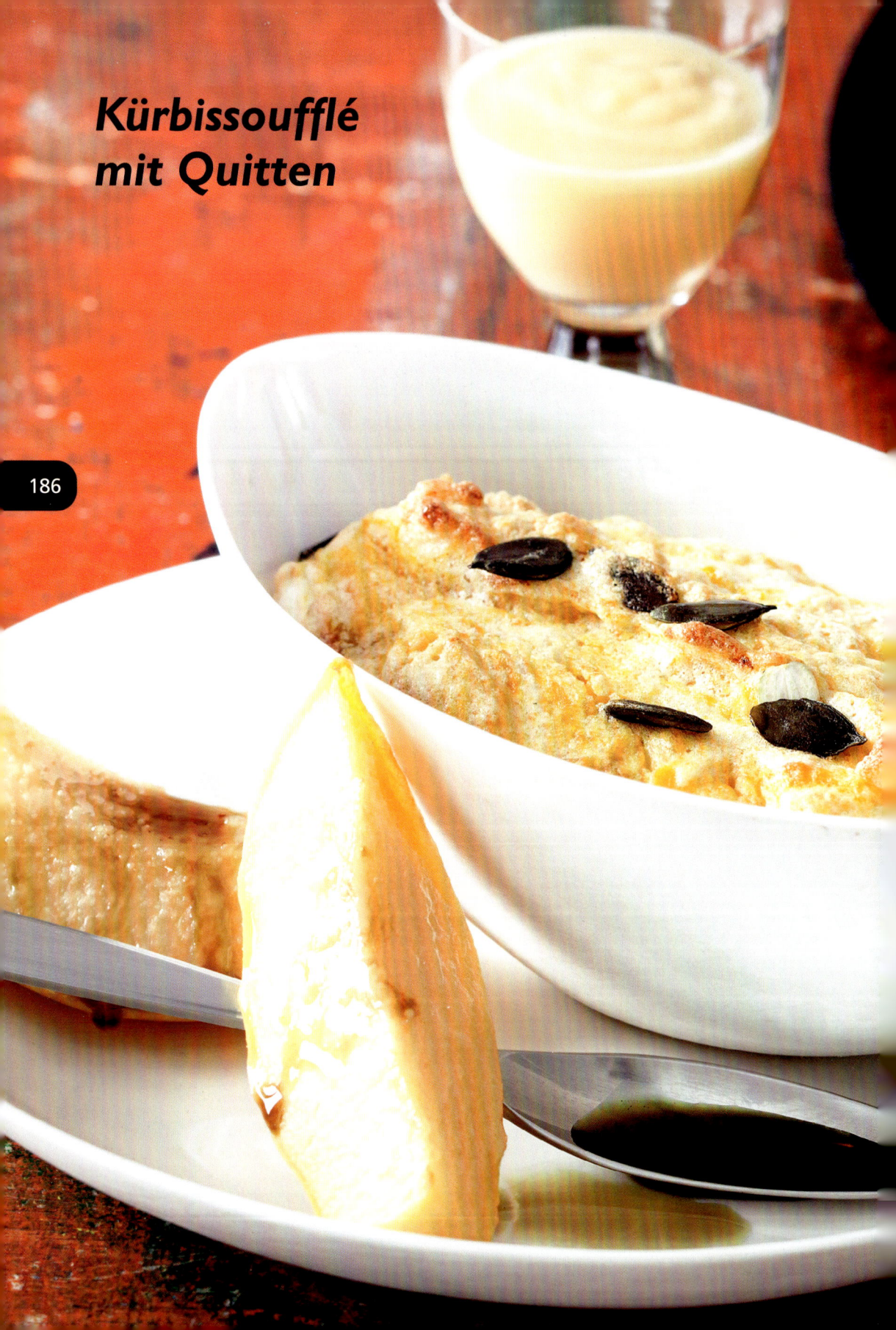

Kürbissoufflé
mit Quitten

Die Quitten waschen, vierteln und das Kerngehäuse entfernen. Früchte mit der Fleischseite nach unten in eine Auflaufform legen und mit Sternanis sowie Zimtpulver und Wachholderbeeren bestreuen. Ca. 500 ml Weißwein angießen, sodass die Quitten zu einem Viertel in Flüssigkeit liegen. Mit Alufolie abdecken und im vorgeheizten Backofen bei 200°C ca. 30 Minuten garen. Den Quittensud aus der Auflaufform in einen kleinen Topf füllen, reduzieren, mit einem EL Agavendicksaft binden und wieder über die Quitten geben.

Den Hokkaido-Kürbis waschen, teilen, entkernen und in ca. 4 cm große Stücke würfeln. Den Apfel schälen, das Kerngehäuse entfernen und das Fruchtfleisch ebenfalls würfeln. In einem Topf den restlichen Agavendicksaft karamellisieren. Mit Zitronensaft ablöschen, Hokkaido- und Apfelwürfel, Zimtstange und längs aufgeschnittene Vanilleschote dazugeben und weichgaren. Gelegentlich mit etwas Weißwein ablöschen und dabei ständig rühren, damit nichts anbrennt. Zimtstange und Vanilleschote herausnehmen und die Kürbis-Apfel Mischung mit einem Mixstab fein pürieren. Auskühlen lassen. Die Eier trennen. Quark, Kürbiskern-Öl, 20 g Kürbiskerne, Eigelbe und Backpulver unter die Kürbis-Apfel-Mischung rühren. Zum Schluss das Eiweiß zu steifem Schnee schlagen und vorsichtig unterziehen. Die Masse in gefettete Förmchen füllen und im heißen Ofen im Wasserbad ca. 35 Minuten bei 180°C backen. Die restlichen Kürbiskerne ohne Fett in einer Pfanne rösten und auf das fertige Soufflé streuen. Mit den gebackenen Quitten servieren.

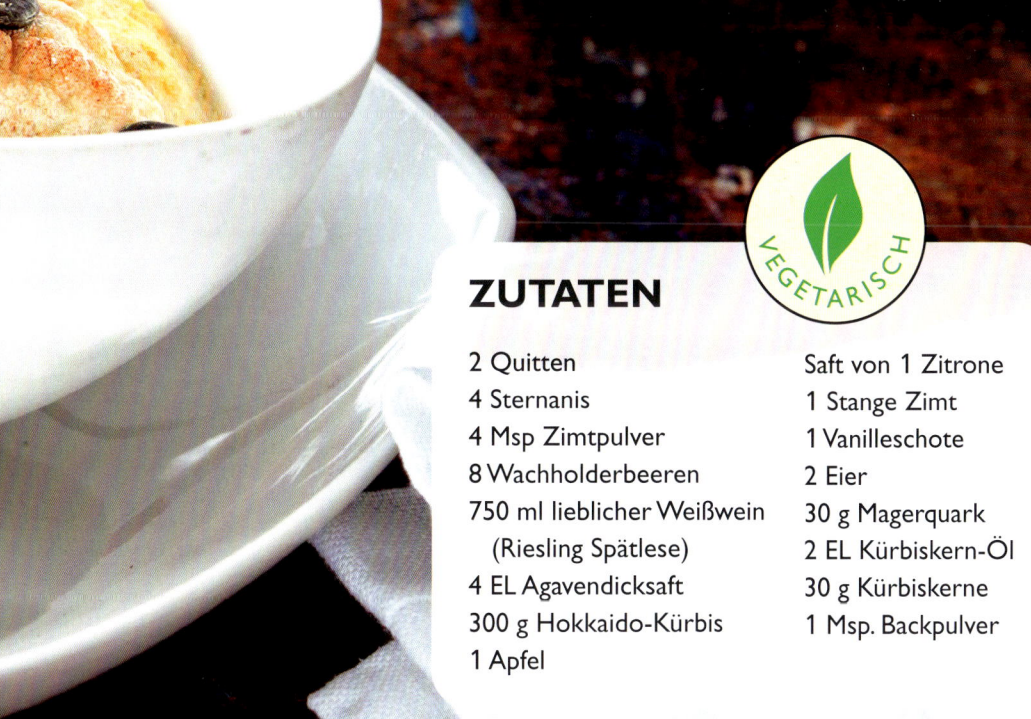

ZUTATEN

VEGETARISCH

2 Quitten	Saft von 1 Zitrone
4 Sternanis	1 Stange Zimt
4 Msp Zimtpulver	1 Vanilleschote
8 Wachholderbeeren	2 Eier
750 ml lieblicher Weißwein	30 g Magerquark
(Riesling Spätlese)	2 EL Kürbiskern-Öl
4 EL Agavendicksaft	30 g Kürbiskerne
300 g Hokkaido-Kürbis	1 Msp. Backpulver
1 Apfel	

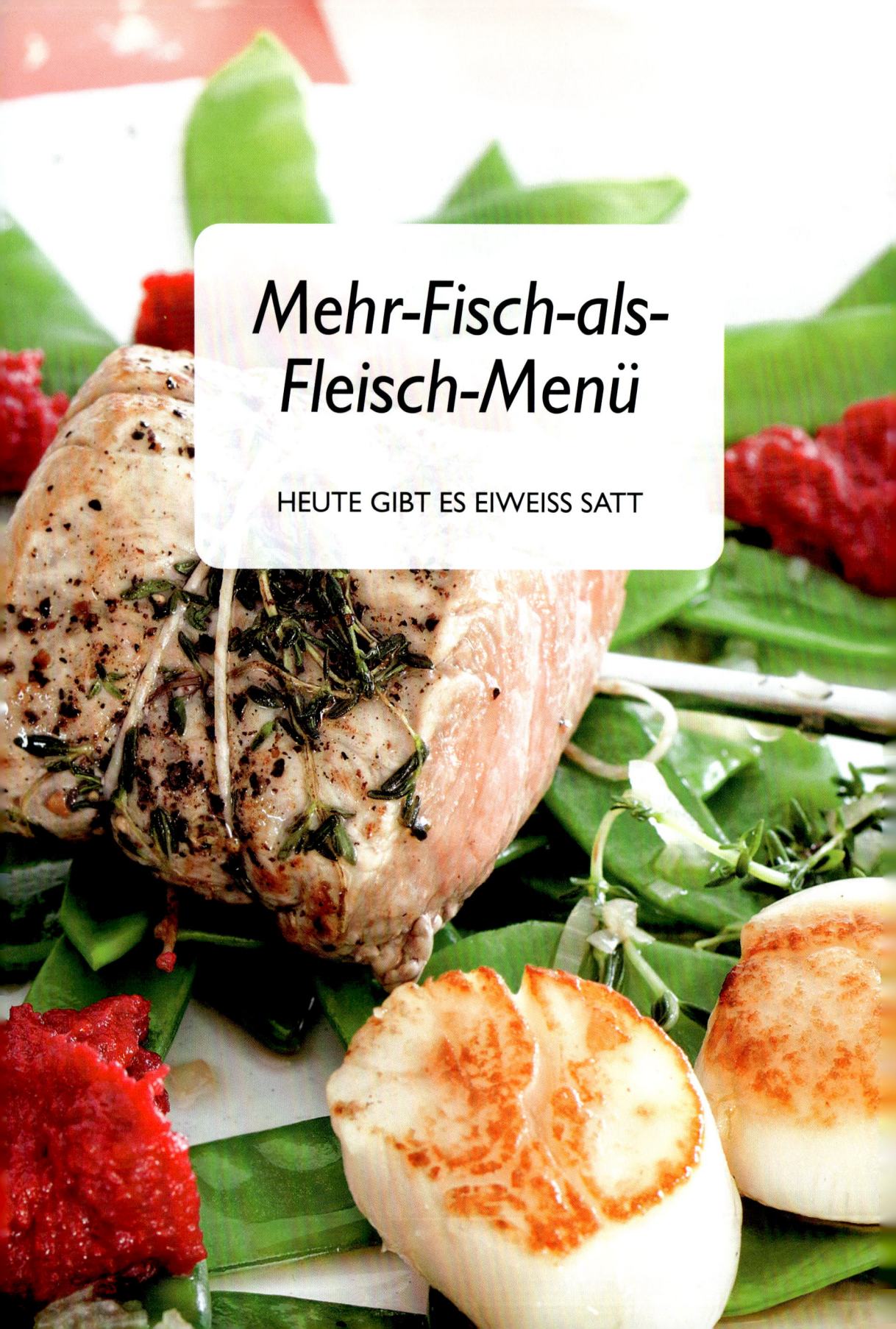

Mehr-Fisch-als-Fleisch-Menü

HEUTE GIBT ES EIWEISS SATT

In diesem Menü finden wir reichlich Eiweißlieferanten: Der Zander, auch Hechtbarsch genannt, ist ein Süßwasserfisch mit besonders festem, weißen Fleisch, das 19 g Eiweiß pro 100 g liefert und nur ein Gramm Fett. Ich kombiniere ihn bei diesem Gericht mit herzhaften, gebratenen Shiitake-Pilzen. Shiitake kommen wildwachsend nur in Asien vor. Der japanische Name Shiitake bedeutet Pilz, der am Pasania Baum wächst. Neben dem Champignon ist er der beliebteste Speisepilz weltweit und wird heute überall in Kulturen gezüchtet. In der traditionellen chinesischen Medizin wird ihm schon seit über 2000 Jahren heilende Wirkung bei Entzündungen, Tumoren und Magenbeschwerden zugeschrieben. Der Inhaltsstoff Eritadenin wirkt Cholesterin-senkend und der Inhaltsstoff Lentinan ist ein effizienter Stimulator des Immunsystems und hemmt das Wachstum von Tumoren. Als Speisepilz punktet der Shiitake-Pilz mit wenig Kalorien und einem Eiweißgehalt von 2 Prozent. Das Hauptgericht hat ebenfalls sehr gute Proteinquellen, das Kalbsfilet mit 20 Gramm Eiweiß und die Jakobsmuscheln mit 11 Gramm pro 100 Gramm. Dazu gibt es ein Püree aus Roten Beten und Petersilienwurzeln und als weitere Beilage in Butter geschwenkte Zuckerschoten. Auch beim Dessert haben wir wieder zwei eiweißreiche Komponenten: Magerquark mit 14 g und Eier mit 13 g Eiweiß pro 100 g bedecken als gratinierte Haube die Beeren.

GUT ZU WISSEN

WAS SIND EIGENTLICH PROTEINE?

Proteine, umgangssprachlich Eiweiße, sind große Moleküle, die aus vielen aneinander gereihten Aminosäuren bestehen. In den Proteinen sind hunderte bis tausende dieser Bausteine, Aminosäuren, durch chemische Verbindungen miteinander verknüpft. Es gibt 21 verschiedene Aminosäuren, von denen acht als essentiell bezeichnet werden, das heißt, dass der menschliche Körper sie nicht selbst herstellen kann, wir müssen sie mit der Nahrung zu uns nehmen. Proteine sind die Bausteine unserer Zellen und Organe. Da unsere Zellen ständig erneuert werden, sind wir auf die regelmäßige Zufuhr von Proteinen angewiesen.

Knuspriger Zander &
Shiitake-Pilze

Die Shiitake-Pilze mit einem Tuch abwischen (nicht in Wasser waschen, da sie sonst quellen) und in Scheiben schneiden. Den Knoblauch schälen und feinhacken. Die Petersilie waschen, trockenschütteln, die Blätter abzupfen und grobhacken. In einer Pfanne drei EL Rapsöl erhitzen und die Pilze mit dem Knoblauch kräftig anbraten. Mit Weißwein ablöschen und mit Salz und Pfeffer würzen. Gehackte Petersilie zu den Pilzen geben und ca. zwei Minuten mitbraten. Die Zanderfilets waschen, trockentupfen und portionieren. Die Haut mit einem scharfen Messer kreuzweise einritzen. Die Fleischseite mit dem Saft von einer Zitrone beträufeln. Die Filets auf der Hautseite im restlichen Rapsöl krossbraten. Hitze reduzieren und die Filets für die letzten 30 Sekunden auf die Fleischseite drehen. Mit Salz und Pfeffer würzen. Restliche Zitronen halbieren und mit der Schnittfläche nach unten kurz in Olivenöl anbraten. Zanderfilets auf dem Pilzbett anrichten und mit gebratenen Zitronenhälften garnieren.

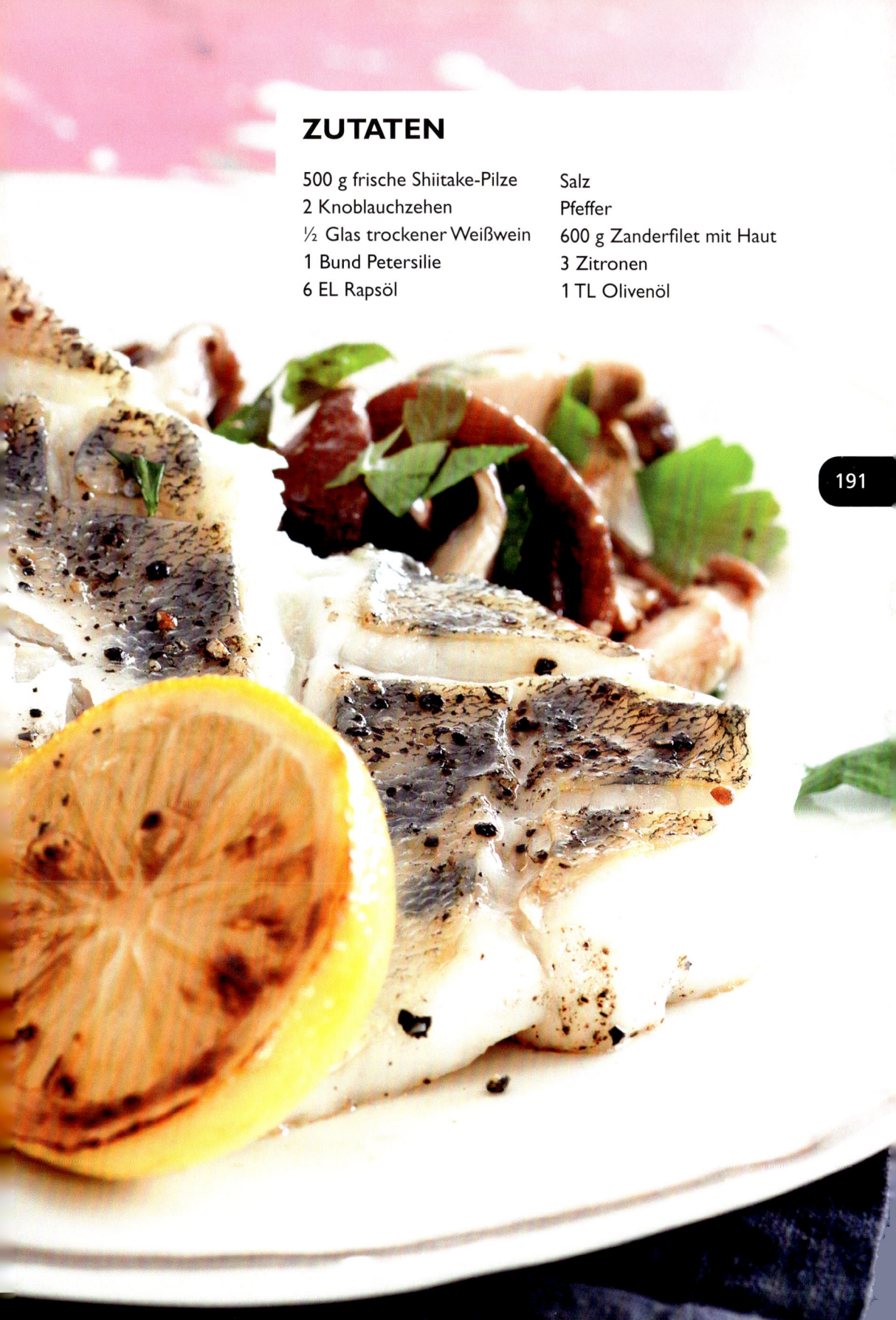

ZUTATEN

500 g frische Shiitake-Pilze
2 Knoblauchzehen
½ Glas trockener Weißwein
1 Bund Petersilie
6 EL Rapsöl

Salz
Pfeffer
600 g Zanderfilet mit Haut
3 Zitronen
1 TL Olivenöl

Kalbsmedaillons & Jakobsmuscheln auf Wurzelgemüsepüree & Zuckerschoten

Für das Püree Rote Bete und Petersilienwurzeln schälen, in Stücke schneiden und in 300 ml Gemüsefond ca. 35 Minuten weichgaren. Sud und Gemüse mit dem Mixstab pürieren, dabei 20 g Butter untermischen. Kalbsmedaillons mit Küchengarn in Form binden, dabei jeweils einen Stiel Thymian mit einbinden. Zwei EL Rapsöl in einer Pfanne erhitzen und die Kalbsmedaillons bei mittlerer Hitze von beiden Seiten je ca. eine Minute braun anbraten. Die Medaillons auf ein Backblech setzen und im vorgeheizten Ofen auf der zweiten Schiene von unten bei 140°C in 12-14 Minuten zu Ende garen. Herausnehmen, mit Salz und Pfeffer würzen und in Alufolie gewickelt fünf Minuten ruhen lassen. Währenddessen die Schalotte für die Sauce schälen und in kleine Würfel schneiden. In zehn Gramm Butter glasig anschwitzen. Restlichen Thymian hinzugeben und mit Weißwein und Kalbsfond ablöschen. Bei großer Hitze auf ca. 150 ml reduzieren. Die Jakobsmuscheln in zwei EL Rapsöl auf beiden Seiten goldgelb anbraten, pfeffern und salzen. Zuckerschoten waschen und putzen. In wenig Wasser zwei bis drei Minuten bissfest garen. Kalt abschrecken und in 10 g Butter schwenken. Zuckerschoten auf Tellern verteilen. Kleine Klekse Wurzelgemüsepüree dekorieren und je ein Kalbsmedaillon sowie zwei Jakobsmuscheln darauf anrichten.

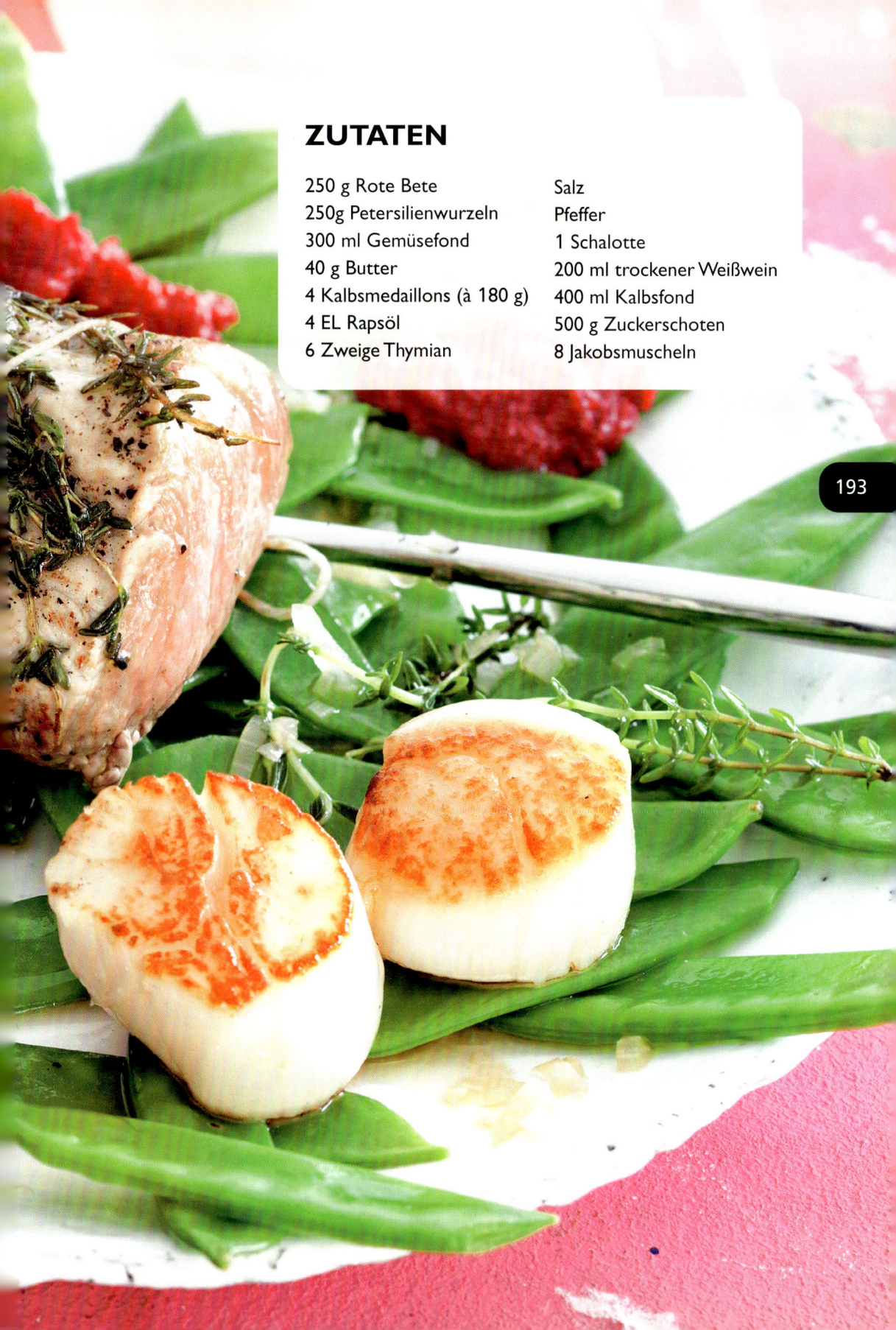

ZUTATEN

250 g Rote Bete	Salz
250g Petersilienwurzeln	Pfeffer
300 ml Gemüsefond	1 Schalotte
40 g Butter	200 ml trockener Weißwein
4 Kalbsmedaillons (à 180 g)	400 ml Kalbsfond
4 EL Rapsöl	500 g Zuckerschoten
6 Zweige Thymian	8 Jakobsmuscheln

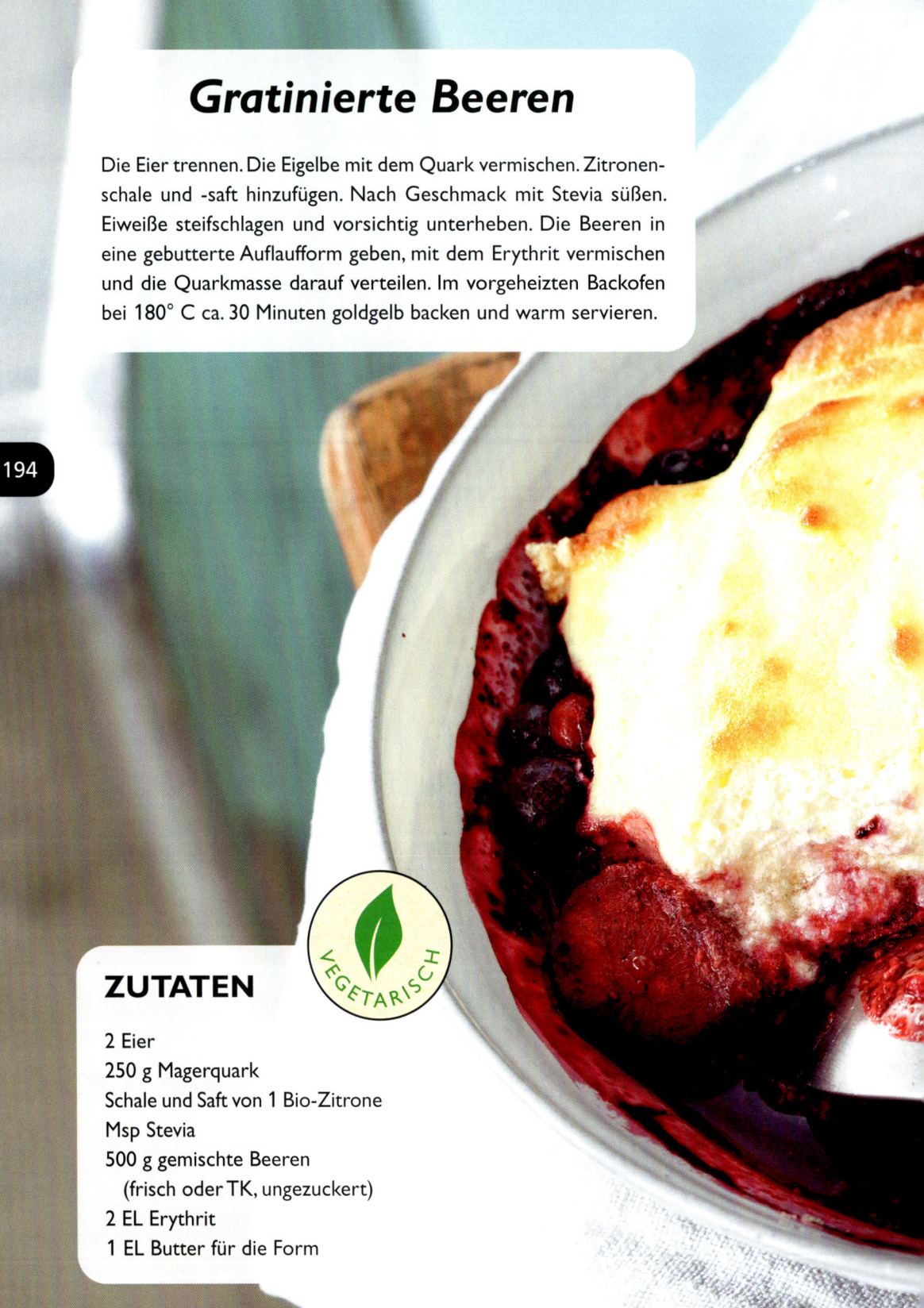

Gratinierte Beeren

Die Eier trennen. Die Eigelbe mit dem Quark vermischen. Zitronenschale und -saft hinzufügen. Nach Geschmack mit Stevia süßen. Eiweiße steifschlagen und vorsichtig unterheben. Die Beeren in eine gebutterte Auflaufform geben, mit dem Erythrit vermischen und die Quarkmasse darauf verteilen. Im vorgeheizten Backofen bei 180° C ca. 30 Minuten goldgelb backen und warm servieren.

VEGETARISCH

ZUTATEN

2 Eier

250 g Magerquark

Schale und Saft von 1 Bio-Zitrone

Msp Stevia

500 g gemischte Beeren
(frisch oder TK, ungezuckert)

2 EL Erythrit

1 EL Butter für die Form

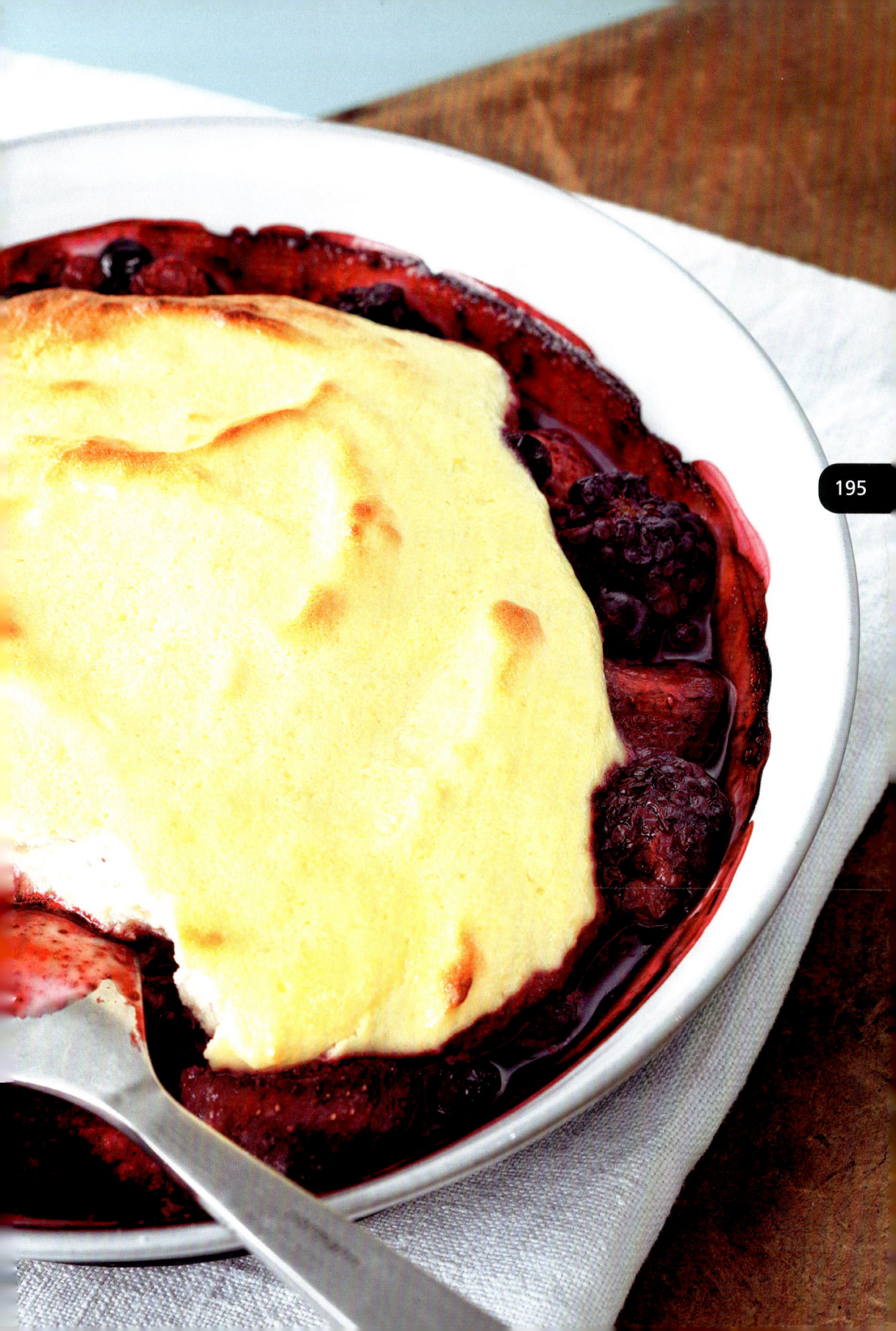

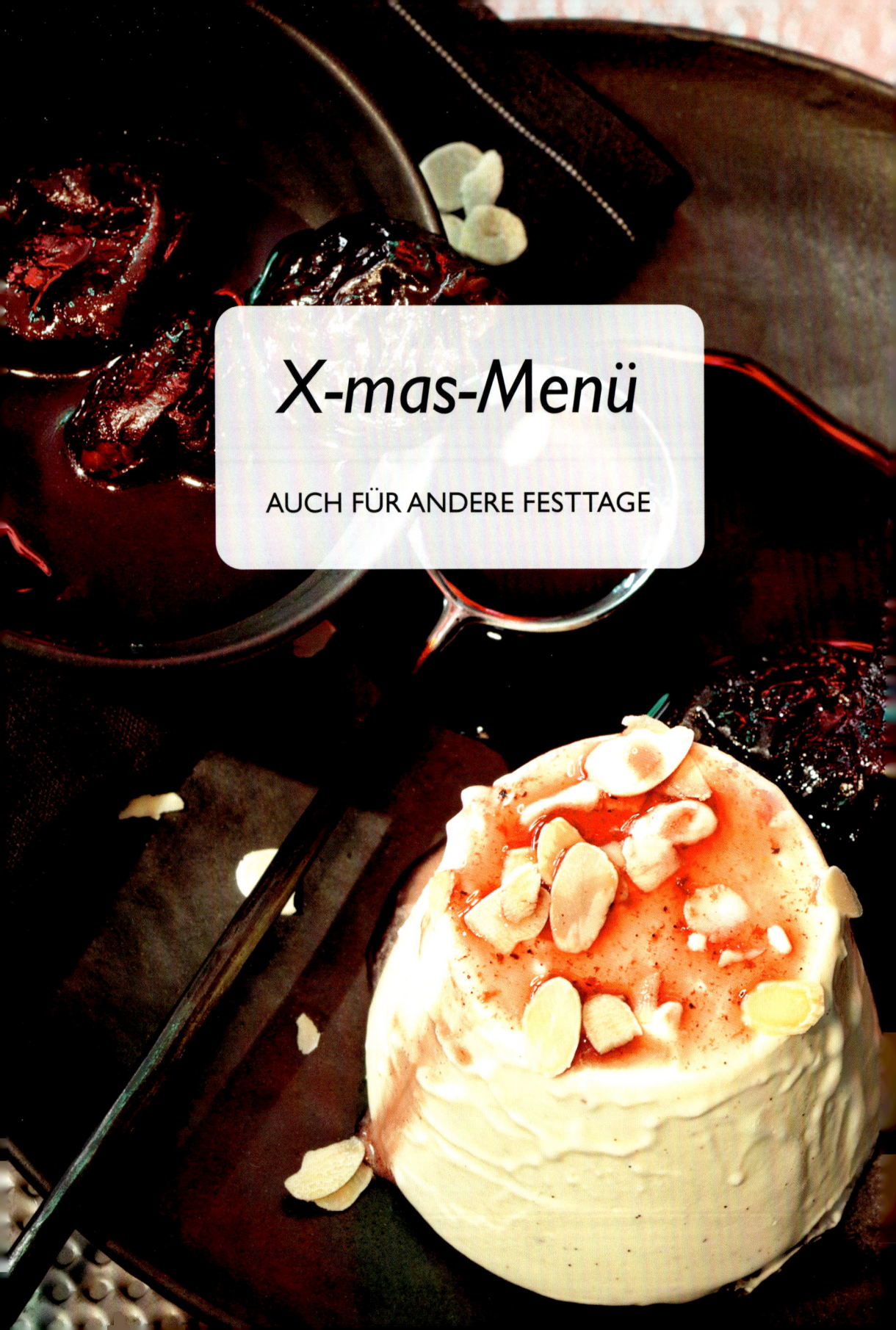

X-mas-Menü

AUCH FÜR ANDERE FESTTAGE

Als Vorspeise bei diesem Festessen gibt es kleine, aromatische Tintenfische auf feinem Salat und Linsengemüse. Sie finden Linsen nicht gerade festlich? Aber ja doch! Die roten und gelben Linsen, die ich verwende, bekommen Sie im Bio- oder Asia-Laden. Sie sind im Gegensatz zu den hierzulande üblichen braunen oder grünbraunen Linsen geschält. Das hat zum einen den Vorteil, dass sie leichter das Aroma von Kräutern und Gewürzen aufnehmen, als Hülsenfrüchte dies üblicherweise tun. Zum anderen werden rote und gelbe Linsen viel schneller weich als ungeschälte Linsen. Für unser Rezept sollen sie jedoch noch eine leicht feste Konsistenz behalten, weshalb sie nur zehn Minuten gekocht werden. Verlängert man die Garzeit, werden die ungeschälten Linsen schnell breiig. So ein Linsenbrei harmoniert perfekt mit orientalischen Gewürzen wie Kreuzkümmel oder Koriander. Er gibt dann eine prima Beilage ab, kann aber auch als Füllung für Gemüse oder als nahrhafte Schicht für einen Auflauf verwendet werden. In Indien werden die geschälten Linsen auch gerne für Currys oder gewürzte Suppen,

GUT ZU WISSEN

DAS LINSEN-WHO-IS-WHO

Die bekanntesten Linsen hierzulande sind wohl die flachen, braunen Tellerlinsen, die von allen ungeschälten Linsen am weichsten werden. Man verwendet sie deshalb gerne für Linseneintöpfe. Inzwischen sind aber viele andere Sorten erhältlich, etwa die kleinen schwarzen Beluga-Linsen, die nach dem gleichnamigen Kaviar benannt sind, die grünen französischen Puy-Linsen, die rotbraunen Berglinsen oder die hellbraunen Chateau-Linsen, wegen ihrer Herkunft auch Champagner-Linsen genannt. All diese Sorten bleiben beim Kochen fester als Tellerlinsen und eignen sich daher sehr gut für Salate. Sie haben ihr jeweils eigenes nussiges Aroma. Welche Sorte am besten abschneidet, ist Geschmackssache. Allen Linsen aber ist gemein, dass sie zu den gesündesten Lebensmitteln der Welt zählen. Von allen gängigen Hülsenfrüchten haben sie den höchsten Anteil an Eiweiß, nur Sojabohnen sind noch proteinreicher. Dazu kommt ein hoher Anteil an Eisen, Zink, Folsäure und anderen B-Vitaminen.

Dal genannt, benutzt. Für unser Rezept werden die beiden Linsensorten, die sich pur im Geschmack nicht sonderlich unterscheiden, unterschiedlich gewürzt: Die gelbe Sorte mit aromatischem indischen Kurkuma, die rote mit pikantem, ungarischen Paprikapulver. Haben Sie keine Angst, Ihren Gästen Hülsenfrüchte zu servieren. Linsen, zumal geschälte, sind wesentlich leichter verdaulich als die berüchtigten Bohnen.
Zur klassischen Entenbrust á l'orange im Hauptgang gibt es dann ein Gemüsepüree, diesmal mit Sellerie, dessen intensives Aroma einen schönen Kontrast zu der fruchtigen Orangensauce ergibt. Am Rotkohl darf selbst bei einem Zuckerverächter wie mir die

süße Komponente nicht fehlen. Zum einen koche ich ihn mit reichlich Obst – nicht nur mit den üblichen Äpfeln, sondern auch noch mit Orangen. Damit der Geschmack mit den vielen weihnachtlichen Gewürzen so richtig rund wird, darf zum anderen mit Agavensirup abgeschmeckt werden. Im Ausgleich sollte die Orangensauce nicht zu süß sein. Eine Mischung aus frischem Orangensaft und Gemüsefond im Verhältnis 1:1 reicht völlig. Wichtig ist, die Sauce wirklich kräftig einzukochen, damit sie einen intensiven Geschmack bekommt. Süß darf es dann wieder zum Nachtisch werden. In das Zimtparfait kommt für meine Verhältnisse relativ viel Agavensirup, da es halbgefroren serviert wird und sich der süße Geschmack bei Kälte weniger stark entfaltet. Für das würzige Pflaumenkompott reicht dafür der in den Trockenpflaumen enthaltene Fruchtzucker vollkommen aus. Auch ihre »normal« essenden Gäste werden es zu schätzen wissen, wenn sie während der Weihnachtstage mal nicht mit einer Überdosis Zucker traktiert werden. Überhaupt werden Sie das routinemäßig alle Jahre erklingende weihnachtliche Klagelied: »zu viel, zu süß, zu schwer, zu fett« nun mit anderen Ohren hören. Nutzen Sie doch die Gelegenheit und erzählen Sie Ihren Bekannten, wie unbeschwert sich die Festtage ohne Zucker und ungesunde Kohlenhydrate genießen lassen. Eine bessere Gelegenheit, die Ernährung umzustellen als gerade nach den Feiertagen, wo viele Menschen mit guten Vorsätzen ins neue Jahr starten wollen, gibt es gar nicht.

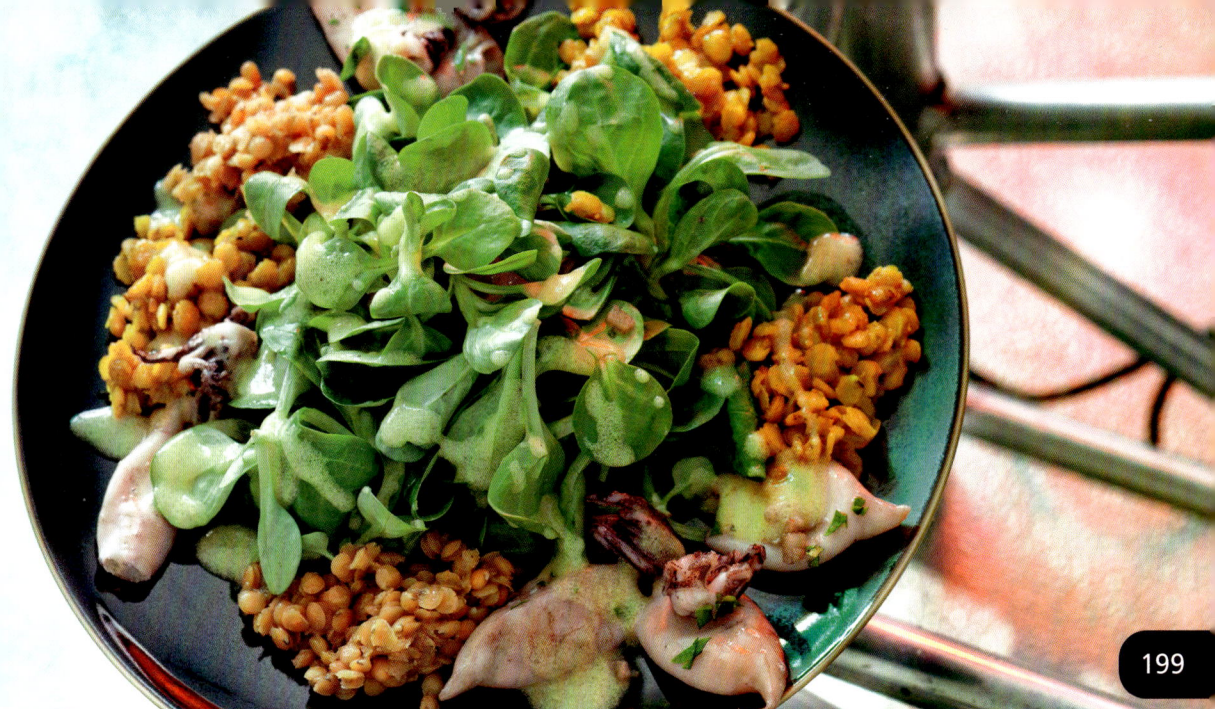

Calamaretti & zweierlei Linsen

ZUTATEN

16 Calamaretti (küchenfertig)
2 mittelgroße Knoblauchzehen
1 kleines Bund Petersilie
4 EL Rapsöl
Salz
Pfeffer
2 Schalotten
je 100 g gelbe und rote Linsen
400 ml Gemüsefond
1 EL Kurkuma
1 EL Paprikapulver, rosenscharf
2 EL weißer Balsamico-Essig
100 g Feldsalat oder Rucola
2 EL Estragon-Essig
2 TL Dijon-Senf
4 EL Walnussöl

Calamaretti kalt abbrausen und trockentupfen. Fangarme mit einem scharfen Messer knapp über den Augen so vom Kopf trennen, dass sie noch durch einen schmalen Ring verbunden bleiben. Knoblauch schälen und fein hacken. Petersilie waschen, trocknen, die Blättchen abzupfen und feinhacken. Zwei EL Rapsöl im Wok erhitzen und die Calamaretti zusammen mit dem Knoblauch für zwei bis drei Minuten bei starker Hitze braten. Hitze reduzieren, Petersilie dazugeben und alles unter Rühren weitere zwei bis drei Minuten fertig garen; salzen und pfeffern. Schalotten schälen und feinwürfeln. In zwei Töpfen je ein EL Rapsöl erhitzen und jeweils die Hälfte der Schalottenwürfel mit den gelben beziehungsweise roten Linsen glasig anschwitzen. Mit je 200 ml Gemüsefond ablöschen und etwa zehn Minuten köcheln lassen. Die gelben Linsen mit Kurkuma, die roten mit Rosenpaprika würzen. Mit weißem Balsamico-Essig und Salz abschmecken. Den Salat waschen, putzen und trockenschleudern. Aus den restlichen Zutaten, Pfeffer und Salz ein Dressing rühren. Kurz vor dem Servieren den Salat im Dressing wenden und auf Tellern anrichten. Die gelben und roten Linsen sowie Calamaretti darauf verteilen.

Entenbrust à l'orange
mit Apfel-Rotkohl & Selleriepüree

Den Rotkohl waschen, hobeln oder fein schneiden und in eine Schüssel geben. Die Äpfel schälen, die Kerngehäuse entfernen und das Fruchtfleisch in dünne Scheiben schneiden. Die Zwiebeln schälen und in Streifen schneiden. Die Orangen schälen, dabei auch die dicke weiße Innenhaut entfernen und die einzelnen Fruchtfleischfilets herauslösen. Lorbeerblätter mit den Nelken und der Zimtstange in einen Teefilter oder ein Stück Musselinstoff geben und diesen mit Bindfaden zubinden. Äpfel, Zwiebeln, Orangenfilets, Gewürzbeutel, Rotwein und Balsamico-Essig mit dem Rotkohl vermengen, in einen großen Topf geben und auf kleiner Flamme etwa 45 Minuten garen. Anschließend mit einer Prise Salz und etwas Agavendicksaft abschmecken. Während der Rotkohl gart, den Knollensellerie schälen und in ca. 2 cm große Würfel schneiden. Mit Zitronensaft beträufeln und in 200 ml Gemüsefond 15-20 Minuten weichgaren. Zwischenzeitlich den Staudensellerie waschen, putzen und sehr fein hacken. Die weichen Selleriewürfel mit dem Gemüsefond und dem Olivenöl pürieren. Zum Schluss die Staudenselleriewürfel untermischen und alles mit Salz und Pfeffer würzen. Die Entenbrüste auf der Hautseite rautenförmig einritzen und mit der Haut nach unten ohne Fett in ca. fünf Minuten haselnussbraun braten. Wenden und eine Minute auf der anderen Seite braten. Anschließend mit Salz und Pfeffer würzen und im vorgeheizten Backofen bei 100°C ca. 20 Minuten nachgaren lassen. Das Fleisch herausnehmen und drei Minuten ruhen lassen. Für die Orangensauce den Bratensaft der Entenbrüste mit dem Orangensaft und dem restlichen Gemüsefond aufkochen und auf etwa ein Viertel reduzieren. Zum Schluss die abgeriebene Orangenschale unterrühren und mit Salz und Pfeffer abschmecken. Apfel-Rotkohl und Selleriepüree auf Tellern anrichten. Die Entenbrust aufschneiden und darauf verteilen. Das Fleisch mit Orangensauce beträufeln und alles nach Geschmack mit grob geschrotetem Pfeffer garnieren.

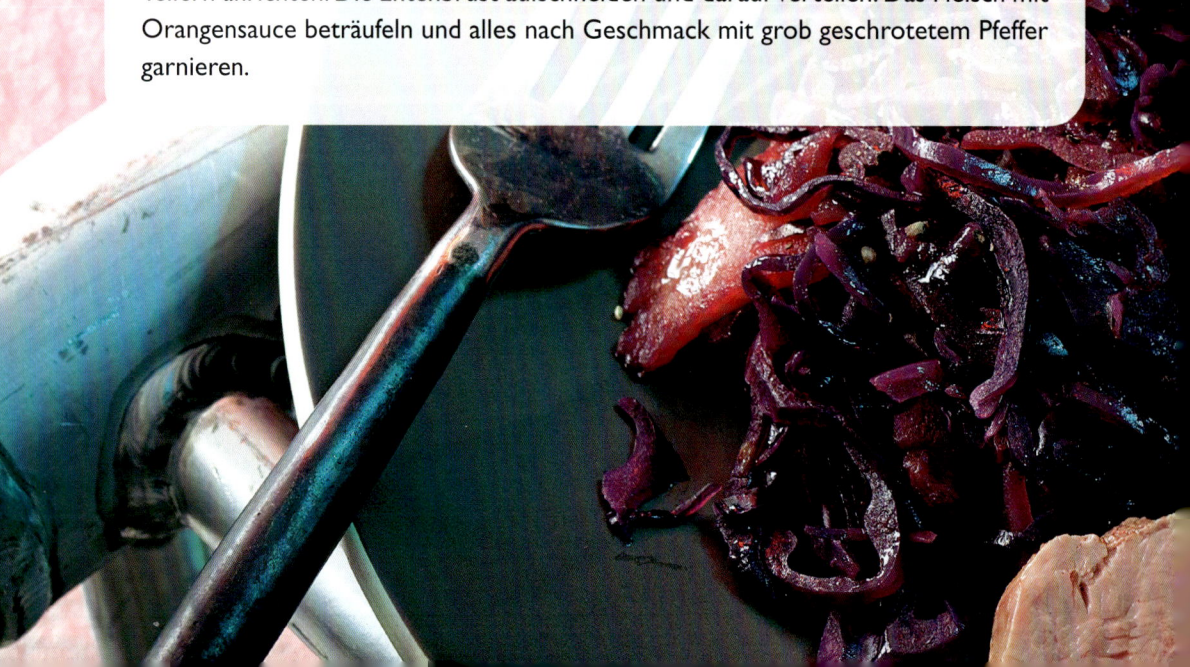

ZUTATEN

2 Barbarie-Entenbrüste (je ca. 350 g)
Salz
Pfeffer
800 g Rotkohl
2 säuerliche Äpfel (z. B. Boskoop)
2 kleine rote Zwiebeln
2 Orangen
2 Lorbeerblätter
3 Nelken
1 Zimtstange
¼ l Rotwein
3 EL Balsamico-Essig

Salz
2 EL Agavendicksaft
800 g Knollensellerie
1 EL Zitronensaft
600 ml Gemüsefond
2 Stangen Staudensellerie
3-4 EL Olivenöl
400 ml Orangensaft, frisch gepresst
abgeriebene Schale von
   unbehandelter Orange (Zesten)
grob geschroteter Pfeffer

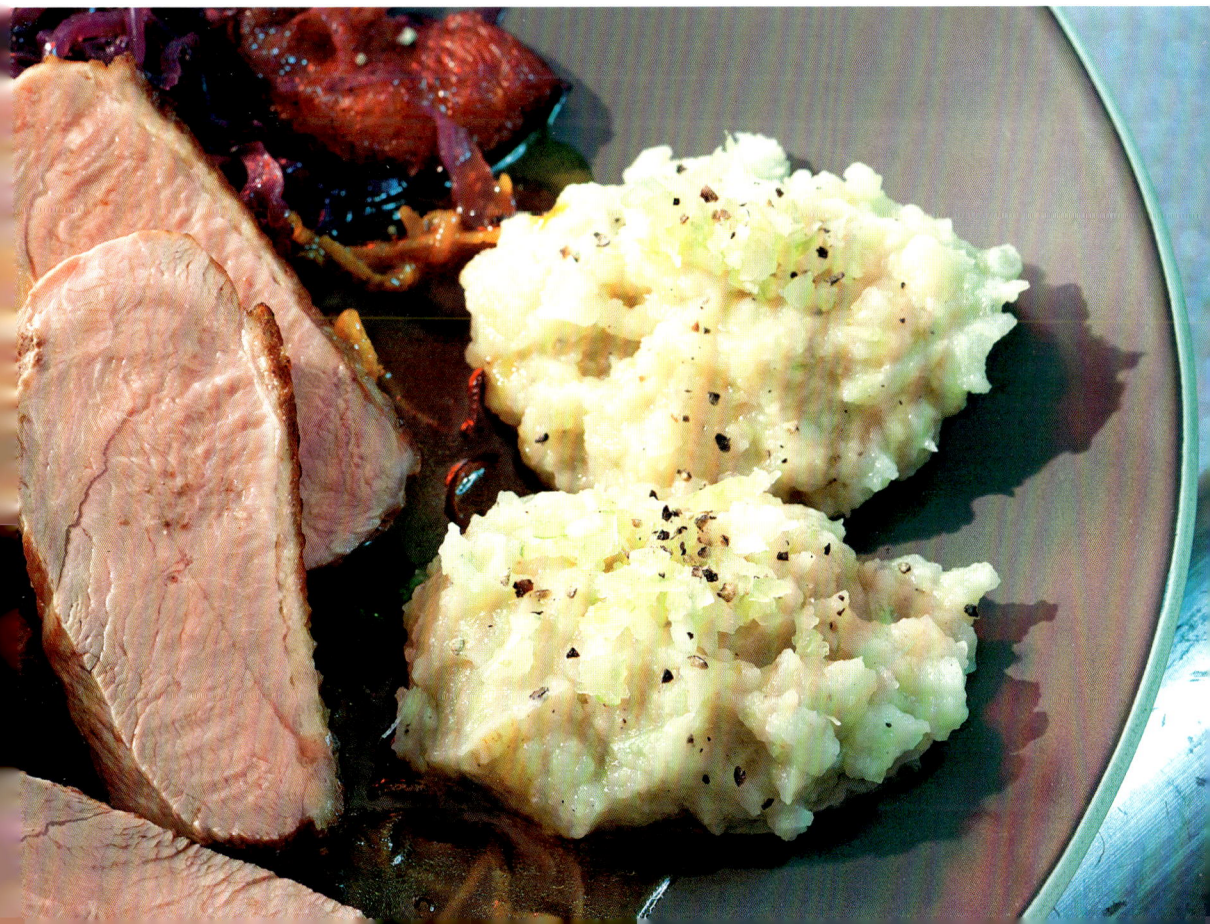

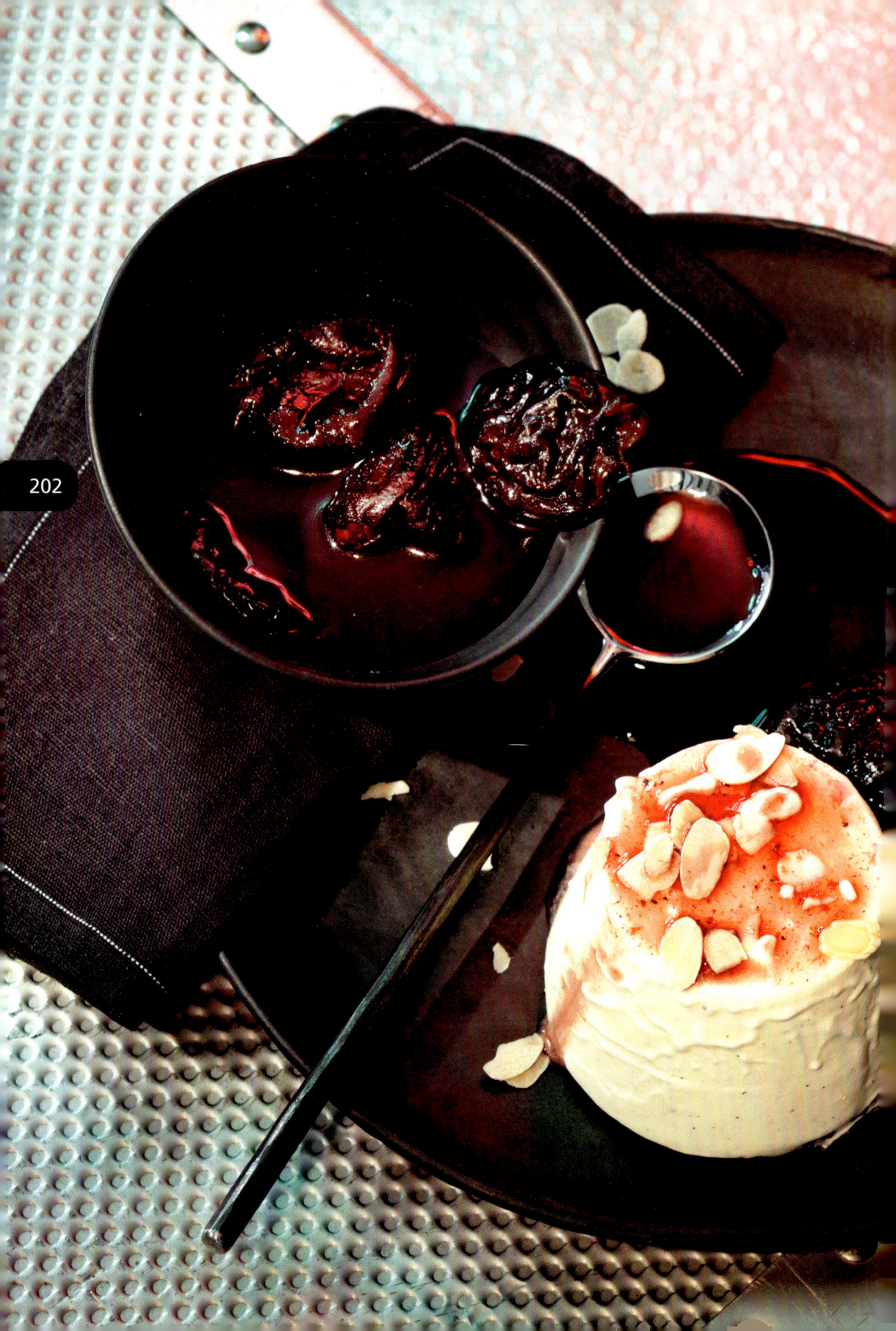

Trunkenes Zimtparfait

Am Vortag Rotwein, Sternanis, Nelken und Zimtstange langsam zum Kochen bringen. Die Trockenpflaumen dazugeben und etwa fünf Minuten sanft köcheln lassen. Vom Herd nehmen und den Portwein dazu gießen. Abgedeckt über Nacht ziehen lassen. Die Vanilleschote längs halbieren und das Mark herauskratzen. Vanillemark und Agavendicksaft mit etwas Wasser in einem kleinen Topf erhitzen und zu Sirup einkochen. Die Eigelbe mit dem Zimtpulver in eine Schüssel geben und unter ständigem Rühren den Sirup langsam dazugeben. Abkühlen lassen. Die Sahne steifschlagen und unter die Eimasse heben. Die Masse in Förmchen füllen und im Tiefkühlschrank mindestens zwei Stunden kaltstellen. Vor dem Servieren im Kühlschrank temperieren. Mandelblättchen ohne Fett in einer beschichteten Pfanne rösten. Das Parfait aus den Förmchen stürzen und mit den Burgunderpflaumen anrichten. Die gerösteten Mandeln darüber streuen.

ZUTATEN (für 6 Personen)

250 ml Spätburgunder Rotwein
4 Nelken
1 Zimtstange
4 Sternanis
450 g Trockenpflaumen, ohne Stein
125 ml Portwein
½ Vanilleschote
75 ml Agavendicksaft
4 Eigelb
1 EL Zimtpulver
500 ml Sahne
2 EL gehobelte Mandeln

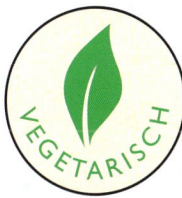
VEGETARISCH

Doc Paulys Ernährungspyramide

SELTEN
Zucker- und Weißmehlprodukte wie Kuchen und Süßigkeiten.
Kartoffeln, Mais und Cerealien, wie z.B. Cornflakes.

WENIG
Vollkornprodukte: Brot, Nudeln, Reis und andere
Getreideprodukte, z.B. Vollkornhaferflocken.

HÄUFIG
Eier, Milchprodukte, Fisch, mageres Fleisch, Hülsenfrüchte,
Nüsse und Ölsaaten, z.B. Lein-, Sesam- oder Chiasamen.

OFT
Obst, außer Bananen, gesunde Öle
wie Raps-, Walnuss- und Leinöl. Alle Gemüse.

VIEL
Täglich 2-3 Liter Wasser, Früchte- oder Kräutertees.
Kaffee und schwarzer Tee in Maßen,
gelegentlich 1-2 Gläser Wein.

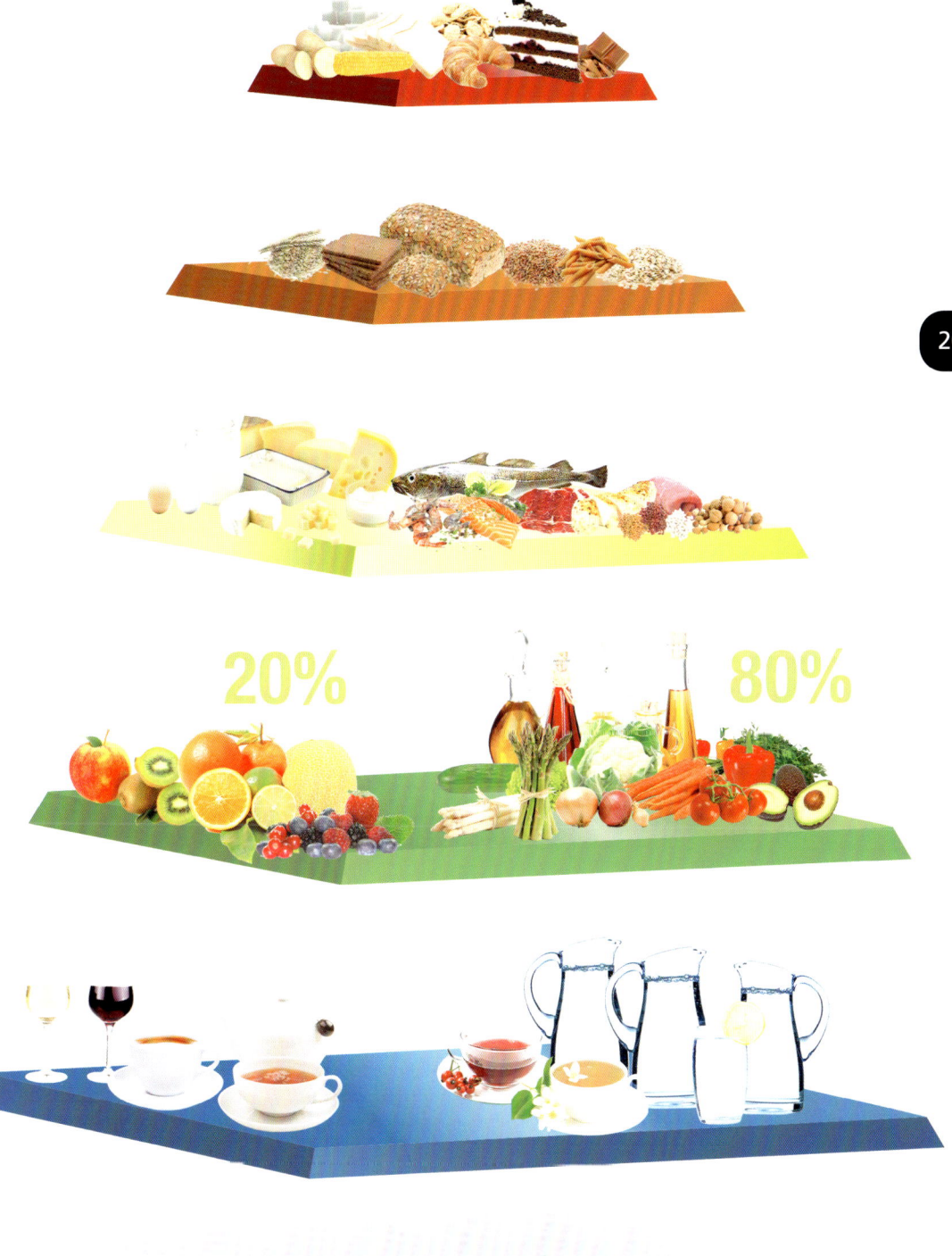

20%   80%

Stichwortverzeichnis

GERICHTE, BEILAGEN & ZUTATEN

207

🌿 = Vegetarisch

Weiterführende Literatur & Internetseiten

Lenz M, Richter T, Mühlhauser I: Morbidität und Mortalität bei Übergewicht und Adipositas im Erwachsenenalter; Dtsch Arztebl Int 2009; 106(40): 641–8

Montignac M: Glycemic Index Diet; Alpen Editions 2010; ISBN 978-2-35934-037-2

Zeeb H, Greinert R: Bedeutung von Vitamin D in der Krebsprävention, Konflikt zwischen UV-Schutz und Anhebung niedriger Vitamin-D-Spiegel? Dtsch Arztebl Int 2010; 107(37): 638–43

Bode T: Die Essensfälscher; S. Fischer 2010; ISBN 978-3-10-004308-5

Grimm H-U: Chemie im Essen. Lebensmittel-Zusatzstoffe; Knaur 2013; ISBN 978-3-426-78561-4

Worm N: Menschenstopfleber; Systemed 2013; ISBN 978-3-927372-78-8

The Global BMI Mortality Collaboration: Body-mass index and all-cause mortality: individual participant-data meta-analysis of 239 prospective studies in four continents; Lancet 2016; 388:776–86

Estruch R et al. for the PREDIMED study Investigators: Effect of a high-fat Mediterranean diet on bodyweight and waist circumference: a prespecified secondary outcomes analysis of the PREDIMED randomised controlled trial; Lancet Diabetes Endocrinol 2016; 4: 666–76

Dr. Johanna Budwig: Die Original Öl-Eiweiß-Kost: Das Grundlagenbuch; Knaur 2017; ISBN 978-3-426-65809-3

Krug S, Finger JD, Lange C, Richter A, Mensink GBM: Sport- und Ernährungsverhalten bei Kindern und Jugendlichen in Deutschland – Querschnittergebnisse aus KiGGS Welle 2 und Trends; Journal of Health Monitoring 2018 3(2): 3–22. DOI 10.17886/RKI-GBE-2018-065

Schienkiewitz A , Brettschneider A-K, Damerow S, Schaffrath Rosario A: Übergewicht und Adipositas im Kindes- und Jugendalter in Deutschland – Querschnittergebnisse aus KiGGS Welle 2 und Trends; Journal of Health Monitoring 2018 3(1): DOI 10.17886/RKI-GBE-2018-005.2

Ebbeling CB, Feldman HA, Klein GL, Wong JMW, Bielak L, Steltz SK, Luoto PK, Wolfe RR, Wong WW, Ludwig DS: Effects of a low carbohydrate diet on energy expenditure during weight loss maintenance: randomized trial; BMJ 2018;363:k4583 http://dx.doi.org/10.1136/bmj.k4583

Deutscher Gesundheitsbericht Diabetes 2019; Deutsche Diabetes Gesellschaft; Verlag Kirchheim; ISSN 1614-824X

Robert Koch-Institut: Gesundheitsmonitoring: Übergewicht und Adipositas (Studie DEGS1). https://www.rki.de/DE/Content/Gesundheitsmonitoring/Themen/Uebergewicht_Adipositas/ Uebergewicht_Adipositas_node.html